《金匮要略》病因学研究

张光霁　朱爱松　主编

U0222483

科学出版社

北京

内 容 简 介

　　《金匮要略》病因学说上承《黄帝内经》病因学说之奥旨，下开陈言三因分类之先河，在中医病因学说发展史上起着承前启后的作用，占有重要地位。《〈金匮要略〉病因学研究》沿用《金匮要略》的篇章形式，选取各章节中与病因相关的条文，分列古代与近现代医家对条文的注释并加以评述，继而对各篇章疾病进行病因方面的总结性分析，再列医案加以佐证，多方位多角度展示《金匮要略》在病因学方面的突出贡献。《金匮要略》作为《伤寒杂病论》的杂病部分，对疾病的诊断、病因病机、辨证论治、预防调护等方面均有系统论述，且病因学特色明显。本书深入剖析张仲景《金匮要略》病因学内容，以期从中医经典中汲取精华，把握中医病因学理论体系的精髓，为临床杂病的审因论治提供更为详实可靠的理论依据，以便更好地指导临床。

　　本书可作为中医临床、教学、科研之参考，适合中医、中西医结合医疗、科研人员及中医院校师生阅读。

图书在版编目（CIP）数据

《金匮要略》病因学研究 / 张光霁，朱爱松主编. —北京：科学出版社，2019.01
　　ISBN 978-7-03-060350-0

　　Ⅰ. ①金… Ⅱ. ①张… ②朱… Ⅲ. ①《金匮要略方论》–病因学–研究
Ⅳ. ①R222.39

中国版本图书馆 CIP 数据核字(2018)第 300759 号

责任编辑：刘　亚 / 责任校对：张凤琴
责任印制：李　彤 / 封面设计：北京图阅盛世文化传媒有限公司

科 学 出 版 社 出版
北京东黄城根北街 16 号
邮政编码：100717
http://www.sciencep.com
北京虎诚则铭印刷科技有限公司 印刷
科学出版社发行　各地新华书店经销

＊

2019 年 1 月第　一　版　　开本：787×1092　1/16
2022 年 8 月第三次印刷　　印张：14 1/2
字数：312 000
定价：78.00 元
（如有印装质量问题，我社负责调换）

本书编委会

主　编　张光霁　朱爱松

副主编　申　力　何伟明

编　委　（按姓氏笔画顺序）

于宗博　申　力　白　洁　朱爱松　刘　磊

许继文　李　静　李金霞　李晓娟　杨敏春

肖　倩　何伟明　张广顺　张仕杰　张光霁

陈滨海　钟明珍

范　序

　　《金匮要略》是东汉著名医学家张仲景著《伤寒杂病论》的杂病部分，也是我国现存最早的一部治疗杂病的专书。该书建立了以病为纲、病证结合、辨证施治的杂病诊疗体系，创制了应用广泛、配伍严谨、疗效显著的杂病治疗经方，对中医临床学科的发展影响深远，故被古今医家称为"医方之经""方书之祖"。

　　《金匮要略》前22篇，计原文398条，共载方剂205首，用药155味，仅篇名中的病名就有40多种。无疑这是一部临床实用性强的经典著作，然就目前临床医者而言，重视方证相合的多，留心病因作用的少。徐大椿在《医学源流论》中说："凡人之所苦谓之病，所以致此病者，谓之因。如同一身热也，有风、有寒、有痰、有食、有阴虚火升，有郁怒、忧思、劳怯、虫病，此谓之因。知其因则不得专此寒凉治热病矣。盖热同而所以致热者不同，则药亦迥异"，说明辨明病因病机在诊治疾病中具有重要作用。其实，《金匮要略》除了《金匮要略·脏腑经络先后病脉证第一》有专论病因病机外，其余各篇均把病因病机作为重要内容，论述时脉因证治合为一体。譬如《金匮要略·痉湿暍病脉证第二》第27条原文"太阳中暍，身热疼痛，而脉微弱，此以夏月伤冷水，水行皮中所致也，一物瓜蒂汤主之"，"夏月伤冷水，水行皮中"，就是指病因病机。又如《金匮要略·腹满寒疝宿食病脉证治第十》第15条原文"胁下偏痛，发热，其脉紧弦，此寒也，以温药下之，宜大黄附子汤"，"寒"，既断其证候，也言其病因。这样的例子不胜枚举。

　　浙江中医药大学副校长张光霁教授一直致力于病因病机研究，有颇多成果。此次他又带领团队围绕《金匮要略》的病因展开系统研究，编写了《〈金匮要略〉病因学研究》一书。该书系统收集了古今医家研究《金匮要略》病因方面文献，深入剖析了《金匮要略》各个疾病的病理机制，对深入理解《金匮要略》病因病机学说大有裨益。该书的面世填补了《金匮要略》病因研究领域的空白，对《金匮要略》学术体系的完善及指导中医临床具有重要的作用，也希望在未来的中医发展进程中，会有更多学者加入《金匮要略》病因学研究中来，以此推动中医药事业更加蓬勃发展。

　　因于此，故乐为之序！

戊戌年立夏于浙江中医药大学

连　序

　　提到病因，许多中医学者脑海中首先浮现的一定是陈无择和其所撰写的《三因极一病证方论》，的确，陈无择提出的"三因理论"，标志着病因学说的基本形成，对后世病因学的发展产生了深远的影响。然而，任何学术高度都不是一蹴而就的，套用现代的话来讲，陈无择也是站在巨人的肩膀上，才能有如此的成就。追本溯源，在陈无择之前，病因学也经历了漫长的发展过程。早在春秋时期，《左传·昭公元年》中就有关于六淫病因的记载，"天有六气，降生五味，发为五色，徵为五声，淫生六疾"。然而当时病因的概念也仅仅是萌芽，直到战国时期，《黄帝内经》问世，局面才大有改观。《黄帝内经》中的病因"二分法""三分法"，汉代《金匮要略》中的"千般疢难，不越三条"，乃至隋代《诸病源候论》中的"乖戾之气""转相染易"等，均对病因学说的发展有着不可忽视的推动作用，于陈无择而言更是莫大的启发。

　　《金匮要略》作为"方书之祖"，病因理论鲜为人所关注，最值得称道的便是首篇"客气邪风，中人多死，千般疢难，不越三条"的三因理论。"一者，经络受邪，入脏腑，为内所因也；二者，四肢九窍，血脉相传，壅塞不通，为外皮肤所中也；三者，房室金刃，虫兽所伤，以凡详之，病由都尽"。许多学者认为，张仲景所述三因，内因和外因虽从不同角度描述，但本质都为六淫致病，三因归结起来其实仅为"客气邪风"和"房室、金刃、虫兽所伤"，至陈无择加入"七情"为内因后，三因理论才算完整。但从另一方面考虑，《伤寒杂病论》本是一个整体，《金匮要略》虽述杂病，但与《伤寒论》所述伤寒病也有着千丝万缕的联系。正如清·尤在泾所言："盖仲景之论，以客气、邪风为主，故不从内伤、外感为内外，而以经络、脏腑为内外。"从某种层面来讲，如果说《伤寒论》主要从六经的角度探讨疾病的发生、传变规律，那么《金匮要略》则可看作是从脏腑的角度，探求各病的因机证治。从宏观角度看待《伤寒杂病论》，甚至可以大胆推测，张仲景所作《伤寒论》，更多偏向于经络传变，为"外皮肤所中也"，而《金匮要略》则更多为脏腑疾病，"为内所因也"。这样也许可将《伤寒杂病论》的体系融会贯通，也从侧面反映出张仲景缜密的逻辑思维。

　　正如上文所言，《金匮要略》的内因不同于《三因极一病证方论》之后的内因概念，但若仔细研读就会发现，张仲景在《金匮要略》中其实不乏有关后世意义上内因的表达。陈无择在《三因极一病证方论》中提到"七情，人之常性，动之则先自脏腑郁发，外形与肢体，为内所因"，将七情列为内因的主要表现形式。在《金匮要略》中，虽未明确提及"七情"，但确有关于情志致病的条文。如《金匮要略·奔豚气病脉证治第八》曰："奔豚病从少腹起，上冲咽喉，发作欲死，复还止，皆从惊恐得之"，明确指出"惊恐"可以致病。不仅如此，《金匮要略》中关于饮食不当、劳逸失度及痰饮、瘀血等基本病因均有较为深入的认识，甚至还对某些疾病的病因提出了自己的观点。在《金匮要略·血痹虚劳病脉证并治第六》中，仲景承《黄帝内经》"五劳"，即"久视伤血，久卧伤气，久坐伤肉，久立伤骨，久行伤筋"之说，提出了"七伤"的病因观点，"五劳虚极羸瘦，腹满不能饮食，食伤、忧伤、饮伤、房室伤、饥伤、劳伤、经络营卫气伤，内有干血，肌肤甲错，两目黯黑"。针对"七伤"所致的虚劳干血，以缓中补虚之法治之，时至今日仍有极高的临床应用价值。再如《金匮要略·妇人杂病脉证并治第二十二》曰："妇人之病，因虚积冷结气……"，"虚""积冷""结气"，亦将妇人杂病病因概括得较为全面。由此可见，《金匮要略》各章节中有关病因的论述不乏精妙之语，值得深入剖析。

　　中医历来强调辨证审因，治病必求其本，方能妙手回春，药到病除。面对患者时，"头痛医头，脚痛医脚"，是医者极不负责任的一种行为。《〈金匮要略〉病因学研究》一书的刊行，为《金匮要略》的研究方向增添了新的思路，也为现代中医临床工作者敲响了晨钟。在倍感欣慰的同时，也希望能有更多学者关注，并投身于《金匮要略》乃至更多古籍的病因研究中来，从病因这一本源中探求疾病的论治方法，也许可以打破现今某些难治性疾病的治疗困境。届时，将有更多患者减轻病痛，早日康复，从中受益，这也是我们作为医者，最乐意看到的结果。故乐为之序。

　　　　　　　　　　　　　　　　　　　　　连建伟

　　　　　　　　　　　　　　　　2018 年 4 月 5 日于杭州无我斋

前　言

　　《金匮要略》是"医圣"张仲景所著《伤寒杂病论》中的杂病部分，约成书于公元 205 年。《金匮要略》是张仲景治疗杂病毕生诊疗思路与经验的高度凝练，书中总结了汉代以前丰富的临证经验，提供了辨证论治及方药配伍的一些基本原则，具有很高的理论学术价值及临床指导意义，为后世中医各学科的发展奠定了坚实的基础。除杂疗方、禽兽鱼虫禁忌、果实菜谷禁忌外，《金匮要略》前 22 篇共载条文 398 条，陈方 205 首，是我国现存最早的杂病专书。自北宋刊行（1065 年）以来，历朝历代，系统研究《金匮要略》者屡见不鲜，据不完全统计，历代注释、方论及歌括已有百余家之多。时至今日，《金匮要略》仍是每个中医学者必读书目之一，其对现代临床依然具有十分重要的指导意义，足见其深远的影响力。

　　《金匮要略》论杂病，理法方药齐备，本书主要探讨《金匮要略》在病因学方面的突出贡献。张仲景在《金匮要略》首篇提出病因的三因分类法，即"千般疢难，不越三条：一者，经络受邪，入脏腑，为内所因也；二者，四肢九窍，血脉相传，壅塞不通，为外皮肤所中也；三者，房室金刃，虫兽所伤，以此详之，病由都尽"。上观《黄帝内经》，病因学说的内容已有所体现。《素问·调经论》曰："夫邪之生也，或生于阴，或生于阳。其生于阳者，得之风雨寒暑。其生于阴者，得之饮食居处，阴阳喜怒"，将病因分为阴阳两个方面。《灵枢·百病始生》亦有曰："夫百病之始生也，皆生于风雨寒暑，清湿喜怒……喜怒不节则伤脏，脏伤则病起于阴也；清湿袭虚则病起于下；风雨袭虚则病起于上，是谓三部。"《黄帝内经》病因三部分类法，是在阴阳分类的基础上，将外邪与内因的概念融入其中，使病因的分类更加明晰。张仲景《金匮要略》承袭《黄帝内经》，在三部分类法的基础上，提出了三因之法，将《黄帝内经》中较为模糊的病因学轮廓变得清晰。不仅如此，《金匮要略》病因相关内容也为后世病因学说的发展起到了不可忽视的奠基作用。南宋·陈无择所撰《三因极一病证方论》是我国现存最早的病因学专著，将病因归纳为内因、外因及不内外因，即"六淫，天之常气，冒之则先自经络流入，内合于脏腑，为外所因；七情，人之常性，动之则先自脏腑郁发，外形于肢体，为内所因；其如饮食饥饱，叫呼伤气，尽神度量，疲极筋力，阴阳违逆，乃至虎狼毒虫，金疮踒折，疰忤附着，畏压溺等，有背常理，为不内外因"。陈无择在深入研究张仲景三因的基础上，结合《黄帝内经》五志太过致病的理论，提出了"内则七情，外则六淫，不内不外，乃背经常"的观点，至此，中医病因学说基本成形。可见，张仲景《金匮要略》对病因学的发展起着承前启后的重要作用，除首篇提出"三因"之外，各篇中的具体病因亦值得深入研究与探讨。深入解读《金匮要略》各疾病形成原因，必将对进一步丰富《金匮要略》研究学术内涵有所贡献，尤其对中医临床工作者大有裨益，这也是本书刊行的初衷所在。

　　本书编写体例沿用《金匮要略》的篇章形式，每章节选取与病因相关的条文，条分缕析，分列古代医家及近现代医家对条文的注解并加以评述，在每章结尾处进行病因总结性分析，并附相关医案，希望可以对病因学乃至中医学的发展贡献绵薄之力。由于水平所限，在注释、讨论、文字等方面，难免存在不当之处，匆促付印，衷心希望读者多提出宝贵意见，以便今后进一步修改与完善。

编　者

2018 年 3 月 16 日

目　录

脏腑经络先后病脉证治第一

本篇是论述脏腑经络疾病及其脉证的一般法则，主要提出了脏腑经络的辨证方法及对疾病的先后传变作了原则性的提示，具有纲领性的意义。本篇中关于病因的条文有三条，体现了仲景对于疾病发病学的认识，其中提出的病因"三途径说"在中医病因发展史上具有承上启下的作用。

病因原文

夫人禀五常，因风气而生长，风气虽能生万物，亦能害万物，如水能浮舟，亦能覆舟。若五脏元真通畅，人即安和，客气邪风，中人多死。千般疢难，不越三条：一者，经络受邪，入脏腑，为内所因也；二者，四肢九窍，血脉相传，壅塞不通，为外皮肤所中也；三者，房室金刃，虫兽所伤，以此详之，病由都尽。（二）

1 古代注解与病因探究

1.1 古代注解

明·赵以德《金匮方论衍义》云："所谓五常者，五行经常之气也……人在气交中，秉地之刚柔以成五脏百骸之形；秉天之阴阳以成六经之气……其外感者，皆客气也。主客之气，各有正、不正，主气正则不受邪，不正则邪乘之；客气正则助其生长，不正则害之。主气不正者，由七情动中，服食不节，房欲过度，金刃虫兽，伤其气血，尽足以虚之；客气之不正者，由气运兴衰，八风不常，尽足以虚之……《灵枢》曰：'虚邪不能独伤人，必因身形之虚，而后客之'，又云：'风寒伤人，自孙络传入经脉、肌肉、筋骨，内伤五脏。'仲景所谓人能养慎，不令邪中，为内外所因者，盖取诸此，以分表里者也，非后世分三因之内因也。语同而理异。三因之内因，由七情房室，虚其元真，以致经络脏腑之气，自相克伐者也。"

清·尤在泾《金匮要略心典》云："人禀阴阳五行之常，而其生其长，则实由风与气。盖非八风，则无以动荡而协和；非六气，则无以变易而长养。然有正气，即有客气；有和风，即有邪风。其生物害物，并出一机，如浮舟覆舟，统为一水。故得其和则为正气，失其和即为客气，得其正则为和风，失其正即为邪风，其生物有力，则其害物亦有力，所以中人多死。然风有轻重，病有浅深，约而言之，不越三条：一者邪从经络入脏腑而深，为内所因；二者邪在四肢九窍、皮肤、沿流血脉而浅，为外所因；三者病从王法、房室、金刃、虫兽而生，为不内外因，所谓病之由也。"

清·陈修园《金匮要略浅注》云："此以风气二字，提出全书之大主脑也。上论肝病，按虚实体用之治法，为开宗第一义，可知独重者在此。此节即畅发之，风气二字宜串讲，切不可泥旧注以八风六气板之也。六气之害人，在风尤为亲切，但五气有损无益，风则生长因之。《内经》云：'风生木，木生肝。'又云：'神在天为风。'又云：'大气举之。'佛经以风轮主持天地。人得风气以生，日在风中而不见风，鼻息出入，顷刻离风即死。可知人之所以生者，风也。推而言之，木无风，则无以遂其条达之情；火无风，则无以遂其炎上之性；金无风，则无以成其坚劲之体；水无风，则潮不上；土无风，则植不蕃。书中切切以风为训，意者，和风一布，到处皆春矣。所患者，风失其和，即为客气邪风，所以特立三因救治之法。考后贤陈无择《三因极一病证方论》，以六淫邪气所触，病从外来者为外因；五脏情志所感，病从内生者为内因；饮食房室，跌扑金刃所伤，不从邪气情志所生者，为不内外因。而不知仲景以客气邪风为主，故不以外感内伤为内外，而以经络脏腑为内外也。"

1.2　病因探究

"天人合一"，人时时刻刻处在自然环境之中，与自然环境可谓是相互依存。《素问·上古天真论》云："上古之人，其知道者，法于阴阳，和于术数，食饮有节，起居有常，不妄作劳，故能形与神俱，而尽终其天年，度百岁乃去"，此为总论，本篇最后作者又详列真人、至人、圣人如何遵循自然规律，与自然界形成"天人合一"的境界。《素问·四气调神大论》云："春三月，此为发陈……夜卧早起，广步于庭，被发缓形……养生之道也……夏三月，此为蕃秀……夜卧早起，无厌于日，使志无怒……养长之道也……秋三月，此谓容平……早卧早起，与鸡俱兴，使志安宁……养收之道也……冬三月，此为闭藏……早卧晚起，必待日光，使志若伏若匿……养藏之道也……"，此处作者具体说明人如何适应自然四季，随四季的变化而调整自己的作息。

《黄帝内经》(以下简称《内经》)中就提出了"正气存内，邪不可干"(《素问·刺法论》)，"邪之所凑，其气必虚"(《素问·评热病论》)等强调内因的发病学观点。可见，《内经》已经认识到了"正虚邪中"。另外，《素问·调经论》云："夫邪之生也，或生于阴，或生于阳。其生于阳者，得之风雨寒暑，其生于阴者，得之饮食居处，阴阳喜怒"，把病因分成阴阳两类，奠定了病因二分类法的基石。宋·陈无择对仲景病因"三分类"法推崇备至，如《三因极一病证方论·五科凡例》中言："《金匮》之言，实为要道。"然而陈无择认为仲景所论有所欠缺，因此在继承仲景的基础上，结合《内经》五志太过致病的理论，对病因做出了更合理的分类，将七情内伤概括为"内因"类，对外因与不内外因的论述，仍袭仲景之说。因此，可以说，仲景的病因分类法在中医病因学分类史上有着承前启后的重要学术地位。

2　近现代诠释与病因探究

2.1　近现代诠释

曹颖甫在《金匮发微》中曰："人禀五常，不过言人之禀五德耳，《浅注》谓日在五气之中，非也。玩以下方说到风气，便知所谓因风气而生长者，人得风中空气，则精神爽健，然必清晨吸受，方为有益，故昔人多有吹卯时风而得大寿者，然亦不可太过，过则为病。譬如今人多喜吸受空气，甚至天寒地冻，夜中开窗眠睡，有不病伤寒者乎！此即风气生万物，亦能害万物之说也。是何异'水能载舟，亦能覆舟'乎？要惟本体强者，乃能无病，故藏府元气充足，呼息调畅，然后眠食安而营卫和。若外来之客气邪风，亦当思患预防，否则中人多死。假如风中皮毛肌腠，则病伤寒中风。风中于筋，则病拘挛；风中府藏，即口噤不识人；风中于头，则颠眩，或疼痛，或口眼不正；风中于体，则半身不遂，是谓邪风。且风为百病长，合于燥则病燥，合于湿则病湿，合于寒则病寒，合于暑则病暑，是谓客气。然治之得法，犹有不死者。若夫疫疠之气、暴疾之风，中人往往致死。此节为全书大纲，故特与外因、内因、不外不内因三条以为之冠。"

刘渡舟在《金匮要略诠解》中曰："本条论述人与自然环境是一个统一的整体，'人禀五常'是说人禀五行之常，而其生长存活，则胥赖于风气。所以，'因风气而生长'这句话，指出了生命的条件离不开空气，空气，也就是风气。四时风气流行，适宜于自然界气候的要求，便能生长万物；若是不正常的自然气候，则能毒害万物，对人来说，就将变为一种致病因素。虽然如此，致病因素能否导致疾病的发生，还决定于人体的正气抗邪能力。只要五脏的元真之气充实，营卫通畅，抗病能力强，就能适应反常气候，而不受邪气影响，反之，邪气病毒才能乘虚而入，侵害人的机体，甚至造成死亡。致病原因有三：一是正气已虚，经络受邪传入脏腑；二是正气未虚，客气邪风中于皮肤，传于血脉，使四肢九窍脉络，壅塞不通；三是由于房室过度，内损其精，另外金刃虫兽外伤其形，这是另一种致病因素，与上述的原因不同。"可见，仲景从"天人合一"的角度论述"风气"可养人，亦可害人，以"水能浮舟，亦能覆舟"来做形象的比喻。后以"客气邪风"中人之浅深为异分为"外皮肤所中"与"内所因"，将非外邪所中之"房室、金刃、虫兽"另归一因。

2.2 病因探究

现代有学者从人与自然相关出发，将外邪统称为"风气"，并指出"风气"与人体系统相互作用的正反两面，即人与自然和谐则"生万物"，人与自然不和谐则"害万物"，这不仅是后世提出六气与六淫相互转化关系的基础，也客观指出人与所处自然环境相互依存、相互协调的关系。

李致重认为在讲内因和外因时，首先要区分"常和变"的问题，或者说"常和邪"的问题。《金匮要略》说："夫人禀五常，因风气而生长，风气虽能生万物，亦能害万物，如水能浮舟，亦能覆舟。"这里所讲的"五常"指天地间的五行，"风气"指四时风、寒、暑、湿、燥、火六气。正常情况下的五行变化和六气更复，是其常，是人的生生之本，故曰"水能浮舟"。而五行的异常变化和六气的太过与不及，是其变，是致病的因素，故曰"亦能覆舟"。所以讲病因的时候提到六淫邪气，就是指四时主气的太过或不及。曲夷从正邪胜负观点出发，认为内在的体质因素与外邪因素，究竟谁对外感病发病的影响占主导地位，要视正邪双方相互作用的情况而定。

吕志杰教授认为本条条文仲景在"天人相应"的基础上，认为感受外邪，而人体正气不足，则邪气内传，此为"内所因"；若感受外邪，正气充足，邪停滞于四肢九窍，延留血脉，并未内传，为"外皮肤所中"，以上邪气感人之后内传与否与正气强弱有关。"房室、金刃、虫兽所伤",则与外邪无关。可见,仲景的病因学说强调了"客气邪风",也指出了"内所因",但并未明确何为"内所因"。后世陈无择在仲景的基础上明确指出外感六淫之邪"为外所因";内伤七情"为内所因";而六淫、七情之外的诸多致病因素"为不内外因"。

病因原文

问曰:有未至而至,有至而不至,有至而不去,有至而太过,何谓也?师曰:冬至之后,甲子夜半少阳起,少阳之时阳始生,天得温和。以未得甲子,天因温和,此为未至而至也;以得甲子而天未温和,为至而不至也;以得甲子而天大寒不解,此为至而不去也;以得甲子,而天温如盛夏五六月时,此为至而太过也。(八)

1 古代注解与病因探究

1.1 古代注解

清·徐忠可在《金匮要略论注》中曰:"此论天气之来,有过不及,不言及医,然而随时制宜在其中。"又云:"四时之序,成功者退,将来者进,故概曰至。然参差不齐,故有先至、不至、不去、太过之问。因言岁功之成,以冬至后甲子起少阳,六十日阳明,六十日太阳,六十日太阴,六十日少阴,六十日厥阴。王各六十日,六六三十六,而岁功成。即少阳王时言之,则以未当温和而温和者,为先至;已当温和而不温和者,为不至;或大寒不解,为不去;温热太甚,为太过。其于他时甲子日,亦概以此法推之。若人在气交之中,有因时而顺应着;有反时而衰王者;有即因非时异气而致病者,故须熟审时令之气机。"

清·尤在泾在《金匮要略心典》中曰:"上之至谓时至,下之至谓气至,盖时有常数而不移,气无定刻而或迁也。冬至之后甲子,谓冬至后六十日也……当以冬至后六十日花甲一周,正当雨水之候为正……云少阳起者,阳方起而出地,阳始生者。阳始盛而生物,非冬至一阳初生之谓也,窃尝论之矣。夏至一阴生,而后有小暑、大暑;冬至一阳生,而后有小寒、大寒。非阴生而反热,阳生而反寒也。天地之道,否不极则不泰;阴阳之气,剥不极则不复。夏至六阴尽于地上,而后一阴生于地下,是阴生之时,正阳极之时也;冬至六阳尽于地上,而后一阳生于地下,是阳生之时,正阴极之时也。阳极而大热,阴极而大寒,自然之道也。则所谓阳始生天得温和者,其不得与冬至阳生同论也审矣。至未得甲子而天已温,或已得甲子而天反未温,及已得甲子而天大寒不解,或如盛夏五六月时,则气之有盈有缩,为候之或后或先,而人在气交之中者,往往因之而病。惟至人为能与时消息而无忤耳。"

清·黄元御在《金匮悬解》中曰:"《难经》:冬至后,得甲子,少阳旺,复得甲子,阳明旺,复得甲子,太阳旺,复得甲子,太阴旺,复得甲子,少阴旺,复得甲子,厥阴旺。旺各六十日,六六三百六十日,以成一岁,此天人之所同也。五行之序,成功者退,将来者进。冬至之后,甲子之日,夜半之时,少阳初起。少阳之时,一阳始生,天气渐向温和,节候之正也。以未得甲子，而天因温和，来气太早，此为未应至而已至也。以得甲子，而天未温和，来气太迟，此为应至而不至也。以既得甲子，而天大寒不能解，此为已至而不去也。以方得甲子，而天温如盛夏五六月时，此为应至而太过也。此天气之不正。天人同气，人之六气，随天之六气而递迁。《难经》：少阳之至，乍大乍小，乍短乍长，阳明之至，浮大而短，太阳之至，洪大而长，太阴之至，紧大而长，少阴之至，紧细而微，厥阴之至，沉短而敦。人气不正，则脉不应时，而太过不及之诊见矣。"

1.2　病因探究

《素问·四气调神大论》曰："阴阳四时者，万物之终始也，死生之本也，逆之则灾害生，从之则苛疾不起，是谓得道"，此即上条"风气虽能生万物，亦能害万物，如水能浮舟，亦能覆舟"之义。将其运用于本条亦通，即对于气候有常有变，我们要随其变而变，所谓"从之则苛疾不起"。

2　近现代诠释与病因探究

2.1　近现代诠释

刘渡舟在《金匮要略诠解》中曰："本条指出气候与节气相适应，气候的太过或不及，都会影响人体而发生疾病。一年有二十四个节气，每个节气的气候各不相同。冬至之后的雨水节（即第一个甲子日的夜半），正是少阳当令的时候，阳气开始生长，气候转为温和，这是正常的气候规律。如未到雨水节，而气候转温和，此为未至而至，时令未到，气候先到；如已至雨水节，而气候未转温和，此为至而不至，是时令已到，气候未到。如已至雨水节，气候仍然很冷，此为至而不去，是时令已至雨水节，而寒冬之气犹然不去；如已到雨水节，气候变得太热如盛夏之时，此为至而太过，是时令已超过雨水节，则为至而太过。总之，凡是气候未至、不至、不去、太过皆属异常之气候，都会影响人体的气血而发生疾病。"

李克光在《金匮要略译释》中曰："节令与气候变化，本当相应，如春温、夏热、秋凉、冬寒，是正常的自然规律，有利于万物生长。本条所说'冬至之后，甲子夜半'，实际即是冬至后六十天的雨水节，此时阳气开始从地面生发，故称'少阳之时，阳始生'，说明气候渐转温和，时与气相符合，是为正常气候。原文中从'以得甲子'之后，主要说明时令与气候不相适应的情况，包括太过与不及，如未到雨水节，而气候已温暖，这是时未至而气已至；如已到雨水节，气候尚未温和，这是时已至而气未至；如已到雨水节，气候仍然很冷，这是时令已至，而严寒气候当去不去；如已到雨水节，气候变得像盛夏一样炎热，这是气候至而太过。以上所说的太过或不及，都属于反常现象。总之，非其时而有其气，就容易酿成六淫外感或时病流行，正如《素问·六微旨大论篇》所说：'应则顺，否则逆，逆则变生，变生则病。'"可见，人与自然息息相关，我们应当内养正气，外慎邪风。

连建伟在《连建伟金匮要略方论讲稿》中曰："预防温病、预测温病是有意义的。如果是'以得甲子，而天大寒不解'，那肯定要出毛病了。'以得甲子，而天温和如盛夏五六月时'，肯定大毛病都要来了，温热病、瘟疫要来了，但是那时的瘟疫不一定叫'非典'……早在1800年前，仲景就看到这个问题了，看到气候的变化对疾病产生的影响……如果天不肯风调雨顺，要'未至而至''至而不至''至而不去''至而太过'，那人们肯定要出毛病，因此我们做医生的就要预防。所以本条对预防温热病、预测是不是会发生温热病，都有相当的帮助。"

2.2 病因探究

刘济跃等认为《内经》运气学说对后世医家及各个学科亦产生了重要的影响。汉·张仲景《伤寒论》中的三阴三阳六经传变和择时服药思想等均来源于此，其《金匮要略》中就有《内经》运气七篇大论中的内容如"有未至而至，有至而不至，有至而不去，有至而太过"等。左帮平等认为天文历法是我国古代的一门重要学科，对古代的各个学科都产生过重大影响，其中祖国医学就处处闪耀着天文历法的光辉，同时这也是"天人合一"思想的最初来源，因此要想更好地继承中医学术，学习掌握中国古代天文历法是必要的。文章还从天文历法的角度初步论述了《金匮要略》中"甲子夜半"的含义，认为：①《金匮要略》原文中的"甲子"是具体的干支日名，而不是60日的代称；②"少阳起""阳始生"的关键在于冬至与甲子相感应。

病因原文

清邪居上，浊邪居下，大邪中表，小邪中里，䅽饪之邪，从口入者，宿食也。五邪中人，各有法度，风中于前，寒中于暮，湿伤于下，雾伤于上。风令脉浮，寒令脉急，雾伤皮腠，湿流关节，食伤脾胃，极寒伤经，极热伤络。（十三）

1 古代注解与病因探究

1.1 古代注解

清·徐忠可在《金匮要略论注》中曰："然邪之所以只伤阳，所以只伤阴，所以在表，所以在里，所以在上，所以在下，所以在脾胃，则邪有清浊不等，大小不同，或止饮食之异耳。其所伤之时节浅深，亦各于邪所中时分之。故曰五邪中人，各有法度。五邪者，即风、寒、湿、雾、食也。风为阳邪，故中于前。前者，朝也，卫也。寒为阴邪，故中于暮。暮者，晚也，荣也；湿为浊邪，故伤于下；雾为清邪，故伤于上；风性轻扬，故令脉浮；寒性敛束，故令脉急；雾性清阳，故走皮腠；湿性阴浊，故流关节；饮食，脾胃主之，故伤止脾胃，不及经络腠理；极寒伤经，冬月阳不在外，故无以外固，而邪伤及经，所以有正伤寒之说也；极热伤络，夏月阳气在外，暑热并之，汗出络虚，所以有痹疟、中暑等病，而无六经之伤寒也。"

清·尤在泾在《金匮要略心典》中曰："清邪，风露之邪，故居于上；浊邪，水土之邪，故居于下；大邪漫风，虽大而力散，故中于表；小邪，户牖隙风，虽小而气锐，故中于里；谷饪，饮食之属，入于口而伤于胃者也。是故邪气有清浊大小之殊，人身亦有上下、表里之别，莫不各随其类以相从，所谓各有法度也。故风为阳而中于前，寒为阴而中于暮，湿气浊而伤于下，雾气清而伤于上，经脉阴而伤于寒，络脉阳而伤于热，合而言之，无非阳邪亲上，阴邪亲下，热气归阳，寒气归阴之理。"以上两说可以互相参考。

清·周扬俊在《金匮玉函经二注》中曰："人之一身，上下表里尽之矣。而所谓清浊大小邪者，一为雾露，一为地浊。本天者亲上，本地者亲下。百病之长，伤人之阳，肃杀之气，伤人之阴者是也。从口入者为内伤，亦足使人发热腹痛，喘呕胀满，不去其陈而致新，不足以为功。然邪之本于外中者，因乎六气，乃仲景以为五邪。如风寒湿雾热，而遗燥之一气，岂非以风寒与火，皆足以成燥。则燥本非一致，而其情已兼三气之内欤。夫风之伤人，三时俱有，若寒必于冬。故云暮，其脉证详于伤寒论中矣。而仲景复详于此者，以其统论病之阴阳，不可不言天地之阴阳；分论人之五脏，不可不言所淫之五邪。盖五气之胜在天地，五行之不足在人也。故曰邪之所凑，其气必虚也。"

1.2 病因探究

对于邪气的这些特性，《内经》和《儒门事亲》亦有相似的描述，引列于下，以便参考。《灵枢·百病始生》云："夫百病之始生也，皆生于风雨寒暑，清湿喜怒。喜怒不节则伤脏，风雨则伤上，清湿则伤下。三部之气，所伤异类。喜怒不节则伤脏，脏伤则病起于阴也；清湿袭虚，则病起于下；风雨袭虚，则病起于上，是谓三部。"《儒门事亲》云："天之六气，风暑水湿燥寒；地之六气，雾露雨雹冰泥；人之六味，酸苦甘辛咸淡。故天邪发病多在乎上；地邪发病多在乎下；人邪发病多在乎中，此为发病之三也。"

2　近现代诠释与病因探究

曹颖甫在《金匮发微》中曰："风露中人，挟高寒之气，故清邪居上；湿热蕴蒸，挟地中水气而出，故浊邪居下。六气中人，起于皮毛，故大邪中表；气体先虚，邪乃乘之，故小邪中里。槃即谷字，传写者误作榮耳，饪尤本作饦，饼也。谷饦之邪，从口入者，为宿食，胃中胆汁、胰液不足，消化之力薄也。曰'五邪中人，各有法度'。谓邪之中人，各不可变易之处。风为阳邪，已至未上，为阳气方盛，故风中于前；寒为阴邪，申至戌上，为阴风始出，故寒中于暮；湿从地升，故中于下，足先受也；雾散空中，故中于上，头先受也。风脉浮缓，其表疏也；寒脉浮急，其表实也；雾伤皮腠，乃生癖疥；湿流关节，因病历节；食伤脾胃，是病腹痛；极寒伤经，项背斯痛；极热伤络，不病吐衄，即圊脓血，可以识辨证之大纲矣。"

刘渡舟认为"清邪居上""雾伤于上""雾伤皮腠"，谓雾露轻清之邪，伤于上部皮腠为病。"浊邪居下""湿伤于下",谓水湿重浊之邪,伤于下部流入关节为病。"大邪中表""风中于前""风令脉浮",谓风为阳邪,午前伤人,引起伤风、脉浮缓等表证。"小邪中里""寒中于暮""寒令脉急",谓寒为阴邪,且暮伤人,引起寒邪外中、脉紧急等表证。"槃饪之邪,从口入者,宿食也",谓饮食不节,则伤脾胃,引起腹痛、胀满等证。"极寒伤经",谓寒邪归于阴经而主静,引起经脉不通、疼痛等证。"极热伤络",谓热邪入于脉络主动,引起脉络血奔、出血等证。"五邪中人,各有法度",谓所伤之部位,受伤时间,所表现之脉证,都有一定的客观规律性。

连建伟认为,"五邪中人"需活看,不是绝对的,它的意义主要在于说明邪气中人是同气相求的。正如《医宗金鉴》云:"槃饪者,饮食也,饮食之邪,从口而入,食伤隔夜不化,故名曰宿食也。五邪,谓风、寒、湿、雾、饮食也。夫五邪之中人,莫不各以类而相从。"所以说邪气是同类相从、同气相求。

熊魁梧认为,本条文是在说明疾病的感染,各有途径。如风、寒、湿、雾、饮食五种病邪所伤之部位及所表现之脉象,各有一定的规律可循。分而言之,病邪有风、寒、湿、雾、饮食之殊,其中人有上、下、表、里、浅、深之别。合而言之,无非阳邪亲上,阴邪亲下,热邪归阳,寒邪归阴。各随其类以相从。王建新对本条文的清邪与浊邪的指代做了一些考据,其认为其中所论雾与湿皆属外湿之邪,中人的部位有上与下、皮肤与关节的差异。至于清邪、浊邪是否即分别指雾与湿,历代略有争议,徐成贺对此进行分析后给予充分的肯定,《医宗金鉴》谓:"清邪居上,谓雾邪本乎天也,浊邪居下,谓湿邪本乎地也",将清浊雾湿之邪与天地之气结合起来,表明《金匮要略》分湿邪为清浊与《内经》分为天地是一致的。

小　结

1　重视外因致病

纵观仲景《金匮要略》全书,并且联系《伤寒论》,仲景的病因认识强调外邪致病。外邪中人通过六经由外而里的传变则为外感;通过经络至脏腑则为杂病。这一点在《金匮要略·脏腑经络先后病脉证第一》得到了很好的体现,如"经络受邪,入脏腑",为"客气邪风"由经络而内入脏腑,此为病在内,为"内所因";若"客气邪风"中人"四肢九窍",因人体内不虚,邪气经过"血脉相传",使其"壅塞不通",则病在外,此为"外皮肤所中"。这里的内、外与《三因极一病证方论》的内、外不同,《三因极一病证方论》的内、外指七情内伤和六淫外感,这里的内、外是指"客气邪风"中人以后病所的内、外。

在《金匮要略》后面的很多篇章里都可以找到以邪气所中部位来指内、外的证据。如《金匮要略·中风历节病脉证并治第五》中以脉象阐述中风的病因病机。"脉微而数,中风使然",其中"微"指正气不足,"数"指邪气有余;"寸口脉浮而紧,紧则为寒,浮则为虚",其中"浮"指气血亏虚,"紧"指阴寒邪盛;"络脉空虚,贼邪不泻",其中"络脉空虚"指正气不足、气血亏虚,"贼邪不泻"指"客气邪风"留滞于人体正气不足之处,通过这三条可看出仲景认为中风的病因,内因为正气亏虚,外因为风邪外中，即强调"正虚邪中"。随后又通过条文"邪在于络，肌肤不仁；邪在于经，即重不胜；邪入于腑，即不识人；邪入于脏，舌即难言、口吐涎"来描述邪气所在部位的不同表现。

2 异常气候为主要致病因素

《读医随笔》云："天地之间，空中转运之大气，即风也。"《庄子》云："人在风中。""风"即中医所说的六气之一，六气分别是风、寒、暑、湿、燥、火。六气是自然界的六种气候变化，在正常情况下其随着节气的变化而变化，而非致病因素，是人甚至世间所有生物生长收藏所必需的条件之一。正如《灵枢·九宫八风》所云："风从其所居之乡来为实风，主生，长养万物。"本篇亦云："人因风气而生长。"但当"风气"或者其他五气在不相应的时节出现，人体如果不能很好地顺应气候的变化，那么六气就可能变为"六淫"，成为致病因素。正如《灵枢·九宫八风》所云："风……从其冲后来为虚风，伤人者也，主杀，主害者。"本篇所说的"有未至而至，有至而不至，有至而不去，有至而太过"讲的都是这个理。另一方面，当人体虚弱时，即使是正常的气候变化，亦会因人体不能顺应其变化而致病。由此可见，"风"分为"实风"和"虚风"两种。"实风""主生，长养万物"，是"风"之常；"虚风""伤人者也，主杀，主害者"，乃"风"之变。

此"风"可以理解为自然界的气候变化，它是一把双刃剑，这就要求我们要顺应自然，利用自然界正常的气候变化来长养自身，对于其异常气候变化要"避之有时"。自然界的这种异常气候变化，正如人体的喜怒哀乐，其可用中医"运气学"进行解释。另外，仲景暗示我们要与自然界和谐相处，主动顺应自然，不要随便破坏自然环境。如果随意改变自然环境，如砍伐森林、围湖造田、破坏草原等会改变当地的空气湿度等，从而改变当地气候，这便是人类自己造成的"客气邪风"，可伤人。

3 异常气候致病有规律可循

"问曰：有未至而至，有至而不至，有至而不去，有至而太过，何谓也？师曰：冬至之后，甲子夜半少阳起，少阳之时阳始生，天得温和。以未得甲子，天因温和，此为未至而至也；以得甲子而天未温和，为至而不至也；以得甲子而天大寒不解，此为至而不去也；以得甲子，而天温如盛夏五六月时，此为至而太过也。"一般而言，自然界气候的变化是随着时令节气的变化而变化的。二十四节气各有其相应的气候，如果节气与气候不相应，气候太过或不及，就会产生"客气邪风"伤人。因此，人们在顺应自然时，不仅要顺应正常气候的变化，更要知常达变，对于异常气候变化能及时做出反应，预防其伤人。我们可以运用"运气学"预测疾病，提早采取预防措施，对于邪气所伤之人，亦可采用相应的疗法。正如连建伟在《连建伟金匮要略方论讲稿》中说的，运用这个理论我们可以预防温病，预测瘟疫。

4 外邪袭人有其内在规律

外邪袭人的内在规律即仲景所谓"五邪中人，各有法度"。具体来说便是"清邪居上，浊邪居下，大邪中表，小邪中里，槃饪之邪，从口入者，宿食也……风中于前，寒中于暮，湿伤于下，雾伤于上。风令脉浮，寒令脉急，雾伤皮腠，湿流关节，食伤脾胃，极寒伤经，极热伤络"。邪气有清、浊、大、小之分，人体亦有上、下、表、里之别，故邪气中人不过随其特性，又因邪气性质、中人部位不同出现相应症状。而"槃饪之邪"虽与其他四邪相异，但其"从口入"，仍属外来之邪。因此我们可以通过了解病邪的性质，从而采取相应的预防措施。

5 注重"养慎"，强调正虚才致邪中

"若五脏元真通畅，人即安和……若人能养慎，不令邪风干忤经络，适中经络，未流传脏腑，即医治之。四肢才觉重滞，即导引、吐纳、针灸、膏摩，勿令九窍闭塞。更能无犯王法、禽兽灾害，房室勿令竭乏，服食节其冷、热、苦、酸、辛、甘，不遗形体有衰，病则无由入其腠理"，说明人体正气旺盛，元真之气充足，"人即安和"，只有在人体正气亏虚之时，"客气邪风"才可乘虚而入，即《内经》所谓："正气存内，邪不可干。邪之所凑，其气必虚。"因此，一般情况下，只要人体正气旺盛，卫外和抗病功能正常，虽受病邪侵袭，常常不会发病，即使发病，其病情也较轻，预后较好，若能治疗及时、合理，重病可以转轻，轻病可以即愈，即"适中经络，未流传脏腑，即医治之。四肢才觉重滞，即导引、吐纳、针灸、膏摩，勿令九窍闭塞"。反之，机体的防御和免疫能力偏低的人，一旦遭受外邪的侵袭，容易发病，而且病势发展也较严重，甚至及时治疗也不容易痊愈，这就是平时不注重"养慎"，使人体元真之气亏虚所致。

参 考 文 献

班光国. 2011. 吕志杰教授"三因学说"新解[J]. 新中医，12：162-163

曹颖甫. 2014. 金匮发微[M]. 北京：中国医药科技出版社

郭振球. 1980.《金匮要略》辨证论治的基本规律[J]. 广西中医药，3：1-4，19

黄瑞，姚博，赵喜艳，等. 2013. 浅论《金匮要略》发病因素中的不和谐观[J]. 山西中医学院学报，5：8-9

李致重. 2003. 谈温病的病因[J]. 山东中医药大学学报，27（1）：5-7

连建伟. 2008. 连建伟金匮要略方论讲稿[M]. 北京：人民卫生出版社：21-23

林慧光. 2015. 陈修园医学全书[M]. 北京：中国中医药出版社

刘渡舟，苏宝刚. 1984. 金匮要略诠解[M]. 天津：天津科学技术出版社：6

刘济跃，李冰. 1997. 论五运六气对现代时间医学发展的指导作用[J]. 山东中医药大学学报，21（2）：97

曲夷. 2006. 从《伤寒论》发病观看六经辨证的特色[J]. 山东中医杂志，4：219-221

孙洽熙. 2015. 黄元御医学全书[M]. 北京：中国中医药出版社

王国强. 2013. 中医古籍珍本集成·伤寒金匮卷：金匮玉函经二注[M]. 长沙：湖南科学技术出版社

王建新，李芳. 1994. 对湿邪属性的分析补充[J]. 安徽中医学院学报，2：9-10

王玉兴. 2013. 金匮要略三家注[M]. 北京：中国中医药出版社

熊魁梧. 1983. 《金匮要略》的临床体会[J]. 浙江中医药大学学报，5：43-46

张家礼. 1982. 略论《金匮要略》病因病机学说中的唯物辩证法思想[J]. 贵阳中医学院学报，3：13-16

左帮平，王维佳. 2012. 《金匮要略》"甲子夜半"释义[C]. 四川省针灸学术年会论文汇编

痉湿暍病脉证治第二

本篇主要论述了痉、湿、暍三个病证，由于这三个病皆由六淫外感而来，且与太阳表证有关，所以仲景将其归于一篇进行论述。"痉"是指由津液不足引起的以"口噤不得语""卧不着席，脚挛急"等为主症的疾病。"湿"是指由于感受湿邪，而"湿流关节"，多影响肌肉、关节，表现为"身体烦疼""发热，日晡所剧""骨节疼烦掣痛，不得屈伸"等的一类疾病。"暍"是指感受暑邪，因暑多夹湿，且暑热耗气伤津，所以主要表现为"汗出恶寒，身热而渴""身热疼重，而脉微弱"等的一类疾病。本篇关于病因的条文较多，下面将进行逐一论述，并就本篇疾病的证治进行简要陈述。

病因原文

太阳病，发汗太多，因致痉。（三）

1 古代注解与病因探究

1.1 发汗过多，汗出亡阳

明·赵以德在《金匮方论衍义》中曰："成无己注《伤寒论》，谓发汗太多则亡阳。阳气者，精则养神，柔则养筋。阳微不能养，则筋脉紧急，而成痉。虽然，发汗亡阳，阳亡寒起，致紧急而为痉，固也，然发汗后为痉者，难以紧急概言。发汗必用辛热之剂，汗虽出，热不为汗解，反得辛热之剂以助之，热愈盛而拘挛其筋脉亦有之；又如《伤寒论》中有云："伤寒头痛，翕翕发热，形象中风，常微汗出，自呕者，不可发汗，发汗则成痉，身强难以屈伸。"注云："伤寒当无汗恶寒；今头痛发热，微汗自呕，则伤寒之邪传而为热，欲行于里，若发汗则虚其表，热归经络，热甚风生，故身强直为痉。"可见，赵以德认为发汗亡阳，阳虚失温以致痉，此其一；其二者，以辛热之剂求汗，汗出热不解，反助热也，热越盛则经脉拘急。

1.2 发汗过多，汗出津伤

清·陈修园在《金匮要略浅注》中曰："其病皆由血精津少，不能养筋所致，燥之为病也。然《内经》谓：诸痉强直皆属于湿，何其相反若是乎？而不知湿为六淫之一，若中于

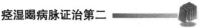

太阴，则从阴化为寒湿，其病流于关节而为痹；若中于阳明，则从阳化为湿热，热甚而阳明燥化之气愈烈，其病烁筋强直而为痉。是言湿者，言其未成痉之前，言燥者，言其将成痉之际也。经又云：赫曦之纪，上羽其病痉，言热为寒抑，无汗之痉也；又云：肺移热于肾，传为柔痉。言湿蒸为热，有汗之痉也。《千金》谓：温病热入肾中则为痉，小儿痫热盛亦为痉。圣经贤训可据，其为亡阴筋燥无疑。"

1.3　汗出腠理开，邪气因入

清·吴谦在《医宗金鉴》中曰："太阳病当发汗，若发汗太过，腠理大开，表气不固，邪风乘虚而入，因成痉者，乃内虚所召入也，宜以桂枝加附子汤主之，固表温经也。由此推之，凡病出汗过多新产，金疮破伤出血过多，而变生此证者，皆其类也。"可见，吴谦注解本条深入浅出，所列仲景之方恰到好处，拓宽了本条文的使用范围。

2　近现代中医学家病因研究

2.1　近现代诠释

曹颖甫在《伤寒发微》中曰："太阳之病，有失表而传阳明者，亦有汗液太泄而传阳明者。伤寒如此，痉证亦然。惟筋脉强急，则为痉证所蜀异，而要亦未尝不同。曾见燥实之阳明证，亦有两足拘变不能复地者，又有从髀关下经伏兔牵右膝而不伸者，经之要大承气汤证，可以悟发汗致痉之大旨矣。"

现代中医大家刘渡舟、连建伟对本条的认识基本相同，认为本条所说痉病跟误汗、汗出太多有关系。如果汗出太多，就伤了人体的阴津，又"汗血同源"，阴血亏虚，筋脉就会失养。

谭日强在《金匮要略浅述》中曰："太阳病，于法本宜汗解，但不可过汗，如发汗太多，耗伤津液，可能导致痉病"，认为太阳病汗不得法可致痉病。

2.2　病因研究

沈孝波等认为后世论痉病者，多从邪阻经络、筋脉失养立论，然对其机理之探讨却不甚详备。《素问·至真要大论》云："诸痉项强，皆属于湿"，似乎为痉病总摄之论也，然十九条中，惟遗燥气不论，其认为痉病属燥，而历代多不言燥，独言湿者，乃是因为凡水液结穴处，一处成"湿"，则另一处必成"燥"。如经云："阳明主润宗筋，而脾为胃行其津液也。"今宗筋不润，脾不为胃行其津液也，不行则内蕴成"湿"，在外宗筋失津液所养又可成其"燥"也，所以燥湿两相兼得。"燥"之对面即是"湿"，又须于无字处得其治"湿"之法，仲圣书字字金针，须用心领悟。煌煌数论，理虽未精，然终是择其善者而从之，差强释所疑也。故此结《内经》之语"诸痉项强，皆属于湿"，所以"湿"为其用，其用不彰，则"燥"隐为患，不可不知。

病因原文

夫风病，下之则痉，复发汗，必拘急。（五）

1　古代注解与病因探究

1.1　古代注解

明·赵以德在《金匮方论衍义》中曰："筋者，肝之合；脉者，心之合。风内应于肝，外感于筋；热内应于心，外感于脉。是故风病而成热者，其邪气即已应筋脉。若更下之，则虚其阴；复汗之，则虚其阳。阴虚则荣血微，筋无养而成痉；阳虚则卫气衰，脉无养而拘急。"

对于下之复发汗，作者认为概为伤阴，非似赵以德所谓下之伤阴，复发汗伤阳，如清·吴谦在《医宗金鉴》中曰："因风邪为病，不应下而下之伤液，不应汗而汗之伤津，以致津液枯燥，筋失所养而病痉者，故曰：夫风病，下之则痉，复发汗，必拘急。此不可以外感痉病治之，当以专养津液为务。"

1.2　病因探究

日本丹波元简在《金匮玉函要略辑义》中曰："《巢源》《千金》并云：风邪伤于太阳经，复遇寒湿，则发痉也。于是成无己以降，皆宗其说，无复异论焉。特至张介宾则云：病在筋脉，筋脉拘急，所以反张；其病在血液，血液枯燥，所以筋挛也。柯氏因而以燥证断之，其说固确矣。故徐、沈诸家，凡以寒湿注之者，皆不可凭也。"可见，丹波元简认为痉病主要责之筋脉与血液，因阴血不足，筋脉失养，痉病乃成，赞成柯琴的因燥成痉之说，认为以往注家所谓的寒湿伤于太阳经者，非也。

2　近现代中医学家病因研究

2.1　近现代诠释

曹颖甫在《金匮发微》中曰："风病，陈修园以为发热有汗之桂枝汤证，是不然。太阳病固自有先下之不愈，因复发汗，表里俱虚。其人因致冒，终以自汗解者；亦有下后气上冲，而仍宜桂枝汤者，亦有误下成痉，误下成结胸者，独发汗致痉之证，为中风所希见。则所谓风病者，其为风温无疑。夫风温为病，其受病与中风同，所以别于中风者，独在阴液之不足，故脉浮、自汗、心烦、脚挛急者，不可与桂枝汤，得汤便厥。所以然者，为其表阳外浮，里阴内虚，阴不抱阳，一经发汗，中阳易于散亡也。但此犹为证变之未甚也。更有脉阴阳俱浮，自汗出，身重息鼾，言语难出之证，一经误下，即见小便不利、直视失溲。若火劫发汗，则瘛疭如惊痫。所以然者，里阴素亏，误下则在上之津液下夺，目系因之不濡，火劫则在里之津液外烁，筋脉因之不濡；津液本自不足，又从而耗损之，风燥乃益无所制，故上自目系，下及四肢，无不拘急，而痉病成矣。不然，本篇汗出、发热、不

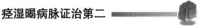

恶寒之柔痉，与伤寒、温病条之不恶寒，何其不谋而合乎！是知中风一证，津液充足者，虽误汗误下，未必成痉；惟津液本虚者，乃不免于痉也。"

王恒照认为仲景阐述病因病机遵经而不泥，对于痉之病因，《内经》归于风寒湿邪，如《素问·至真要大论》曰："诸暴强直，皆属于风""诸痉项强，皆属于湿"，《灵枢·经筋》曰："经筋之病，寒则反折筋急"，《灵枢·热病》曰："风痉身反折。"张仲景根据临证所见，提出风寒束表、风邪犯表、阳明实热、新产血虚、误施汗下五种致痉原因。

2.2 病因研究

杨金萍总结了历代医家对于痉病病因的认识，认为孙思邈、朱肱、成无己等早期俱尊《内经》《伤寒论》从风、寒、湿等外因阐明致痉之由。《三因极一病证方论》首先发明内伤致痉的机制，谓"人之筋各随经络结束于身，血气内虚，外为风寒所中则痉""原其所由，多由亡血筋无所营，故邪得以袭之。所以伤寒汗下过多，与夫病疮人及产后致斯病者，概可见矣"。至金·刘完素又发表"燥金之化"的理论，针对《内经》"诸暴强直，皆主于风"，在《素问玄机原病式》中指出"燥金主于紧敛短缩劲切，风木为病，反见燥金之化，由亢则害，承乃制也，况风能胜湿而为燥也……诸风甚者，皆兼于燥"。明·张介宾《景岳全书》又明确提出"血液枯燥，所以筋挛"的阴虚血燥说。柯琴从分析《内经》病因学说入手，指出六气之中"燥病多得之内因"，从内伤致病角度阐明内燥机制。

病因原文

湿家，其人但头汗出，背强，欲得被覆向火。若下之早则哕，或胸满，小便不利。舌上如胎者，以丹田有热，胸上有寒，渴欲得饮而不能得饮，则口燥烦也。（十六）

---

1 古代注解与病因探究

1.1 古代注解

湿邪客表，郁遏表阳，故恶寒盛，"湿流关节"，故"身烦疼"。清·尤在泾在《金匮要略心典》中曰："寒湿居表，阳气不得外通而但上越，为头汗出，为背强，欲得被覆向火，是宜驱寒湿以通其阳，乃反下之，则阳更被抑，而哕乃作矣。或上焦之阳不布，而胸中满；或下焦之阳不化，而小便不利，随其所伤之处而为病也，舌上如胎者，本非胃热，而舌上津液燥聚，如胎之状，实非胎也，盖下后阳气反陷于下，而寒湿仍聚于上，于是丹田有热而渴欲得饮，胸上有寒而复不能饮，则口舌燥烦，而津液乃聚耳。"

清·黄元御在《金匮悬解》中曰："湿郁发热，皮毛蒸泄，则汗自出。若但头上汗出，是其阳郁于上，而犹未盛于中也。湿在太阳之经，脉络壅阻，是以背强（太阳行身之背）。阳郁不得外达，是以恶寒。俟其湿热内盛，而后可下。若下之太早，则土败胃逆，哕而胸满，小便不利，舌上如胎。以太阴土湿，乙木遏陷，而生下热，在于丹田。至其胸中，全是湿寒，虽渴欲得水，却不能饮，止是口中燥、烦而已。以其阳郁于上，故头汗口渴。舌窍于心，阳虚火败，肺津寒凝，胶塞心宫，故舌上如胎，实非盛热生胎也。盖湿证不论寒热，总因阳虚。阳郁不达，是以生热。阳气极虚，则不能化热，止是湿寒耳。"

1.2 病因探究

日本医家丹波元简对本条文提出了异议。其在《金匮玉函要略辑义》中曰："胸上有寒，丹田有热……此寒热互误……盖火性炎上，水性就下……舌上如胎而口燥者，上热之征；渴欲得饮而不能饮者，下冷之验。"

2 近现代中医学家病因研究

2.1 近现代诠释

连建伟教授从《温病学》入手认为治疗湿邪，不能攻下，亦不得养阴。治疗湿邪为患需从三焦辨证着眼，湿阻阳气，在上焦可以见到胸闷，在中焦则腹部胀满，不欲食，在下焦则小便不利，并举三仁汤之例加以说明，三仁汤可宣上焦，畅中焦，利下焦。

李克光在《金匮要略译释》中曰："寒湿在表，阻遏阳气，卫阳不得外达，肌表失于温煦，故患者欲盖被、近火以御其寒；阳气被郁，不得外达遂逆而上越，所以患者但头汗出；寒湿滞留太阳经脉，经气不利，则项背强滞不舒。寒湿在表，法当温散寒湿，宣畅阳气。如果误用攻下之法，不仅病邪难去，反而更伤其阳，导致变证迭出。苦寒攻下，损伤中阳，胃气虚逆，则呕逆；寒湿滞与上焦，肺失宣降，通调失职，所以胸中满闷，小便不利。下焦郁热熏蒸上焦寒湿，所以舌上湿润白胎。由于此为上焦有寒，水津失布，而非津液不足，所以患者虽觉口渴欲饮水却又饮不下去，故感觉口燥很厉害。"

2.2 病因研究

关于病湿，邹贤德认为仲景秉承《内经》"风寒湿三气杂至，合而为痹""荣卫之气亦令人痹乎……不与风寒湿气合，故不为痹"之旨，又《内经》云："正气存内，邪不可干。"所以仲景在《内经》"正虚邪中"，以及风寒湿三气合而为痹的基础上认为风寒湿邪是导致发病的外在原因，正气亏虚是导致发病的内在原因。

病因原文

湿家下之，额上汗出，微喘，小便利者，死；若下利不止者亦死。（十七）

1　古代注解与病因探究

清·高学山在《高注金匮要略》中曰："湿家化热上冲，症见头汗微喘者，常也。但在下之之后，则逆矣。盖下之则里空，而在上之阳液阳气，理当下陷，今阳液反上而额上汗出，阳气反上而微喘，故逆也。小便利，亦湿家去湿之一路，特见于误下而额汗微喘之后，则逆甚矣。盖下后则液夺于后阴，小便之不当利者，一也；额汗微喘，气机已经上浮，而不应下送，此小便之不当利者，二也；兼见，则上脱下绝之势已成，而中无所蕴，故主死也。下利不止，当承微喘以上等句，盖谓下后而前症具，从小便不利，若大便下利不止者，亦死。言与小便利者，同为下绝也。此条言湿家误下之大逆，又如此。"

清·唐容川在《金匮要略浅注补正》中曰："此总凡湿证而无下法也。上节言误下变证为寒热郁结，此节言误下伤肾则小便自利，气喘而死。误下伤脾，则大便下利不止而死。观仲景方，皆是补土以治湿，则知湿家断无下法也。"

2　近现代中医学家病因研究

2.1　近现代诠释

刘渡舟在《金匮要略诠解》中曰："本条亦论湿家误下的死证。湿家误下变证百出，至其甚者，而又有死证，医者亦不可不知。湿家如邪在表当发汗，邪在里当利小便，苟非湿热蕴结成实，则未可用之。如误用，则无的放矢，必先伤正气，额上汗出微喘，乃重伤阳气，孤阳上越，故额上汗出而微喘，若脾阳大伤，清阳不升，则下利不止，此乃阴阳离决之象，其预后不抱乐观。若其人小便利者，而见于下后额汗而喘，反映了阳离而上行，阴孤而下走，故亦主死。"

谭日强在《金匮要略浅述》中曰："上条的头汗出，见于未下之前，是阳不外达之象，下后小便不利，是阴能自固之象，故尚可治。本条的额汗出，见于已下之后，是阳从上越之象，下后小便利、下利不止，是阴从下脱之象，故预后不良。"

2.2　病因研究

郑林等认为从《金匮要略》某些条文中可看出，某些病体，即患过某种疾病的体质，易受某种致病因素的影响而变生他病，甚则出现病情恶化。究其缘由，除致病因素外，病体亦是不可忽视的重要因素。如《金匮要略·痉湿暍病脉证第二》云："湿家下之，额上汗出，微喘，小便利者，死"，即所谓在病体"湿家"基础上，误下造成的不良后果。湿邪伤人，在表宜发汗，在里宜利小便，湿热里实者可用下法。然此言"湿家"为久患湿病之人，病体状态是阳气大伤，已非一般湿邪为患而正气尚旺之时，故不可下。若误下之，必损其已虚之阳，竭其阴。由此而论，"湿家"病体是疾病笃重的基本因素，误下是在此病体因素的基础上诱发此证恶化。故而说明"湿家"病体具有不同于其他一般伤湿病证的特殊性，这种特殊性往往决定着它对某种致病因素的易感性，成为疾病过程中一种潜在的病体因素，此如《灵枢·百病始生》所云："风雨寒热不得虚，邪不能独伤人，卒然逢疾风暴雨而不病者，盖无虚，故邪不能独伤人，此必因虚邪之风，与其身形，两虚相得，乃客其形。"意义颇同。

病因原文

病者一身尽疼，发热，日晡所剧者，名风湿，此病伤于汗出当风，或久伤取冷所致也。可与麻黄杏仁薏苡甘草汤。（二十一）

1　古代注解与病因探究

1.1　古代注解

明·赵以德在《金匮方论衍义》中曰："按《伤寒论》注曰：身尽疼痛，湿也；发热日晡而剧者，风也。若汗出当风而得之者，则先客热而后感风；若久伤取冷得之者，则伤风而后中湿。注文若是。其谓日晡而剧为风者，则义未了。予按：《内经·太阳阳明论》曰：太阳、阳明为表里，脾胃脉也。外合肌肉，故阳受风气，阴受湿气。所以风湿客之，则一身肌肉尽痛。夫阳气者，一日而主外，平旦人气生，属少阳；日中阳气隆，属太阳；日西气门内闭，属阳明。是故阳明之气主于申酉，所以日晡而剧也。"

清·黄元御在《金匮悬解》中曰："汗出当风，闭其皮毛，汗液郁遏，流溢经隧，营卫壅滞，故发热身疼。午后湿土当令，故日晡所剧。麻黄杏仁薏苡甘草汤，麻黄、杏仁，破壅而发汗，薏苡、甘草，燥湿而培土也。"

1.2　病因探究

"风湿"病，仲景明言乃"汗出当风，或久伤取冷所致"，仲景又云："太阳病，关节疼痛而烦，脉沉而细，此名湿痹。"《素问·痹论》云："风寒湿三气杂至合而为痹也""风气胜者为行痹，寒气胜者为痛痹，湿气胜者为着痹。"可见仲景承《内经》，认为湿病主要源于外邪，而外邪之侵袭，则由于人体"汗出当风，或久伤取冷"所致。《中藏经》对其进行扩展，曰："痹者……有风痹，有寒痹，有湿痹，有热痹，有气痹。"《症因脉治》则进行了全面归纳，将痹证分为外感痹与内伤痹两类，提出了内伤致痹。清·吴鞠通在《温病条辨》中将痹证分为寒热两类，谓痹证"大抵不越寒热两条"，并提出"暑湿痹"之名。《临证集要·痹证》曰："一为风湿夹寒邪为痹者，为风寒湿痹；二以内湿夹热邪病痹者，为风湿热痹"，可见，对风湿病（痹证）的发病原因的研究，自《内经》以来，诸家探讨颇为深刻，涉及范围甚广。

2　近现代中医学家病因研究

2.1　近现代诠释

曹颖甫在《金匮发微》中曰："一身尽疼，为寒湿凝沍肌理，血络阻滞作痛，若阴疽然，

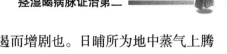

前文已详言之。发热者，寒湿外闭，血分之热度以阻遏而增剧也。日晡所为地中蒸气上腾之时，属太阴湿土，故阳明病欲解时，从申至戌上。所以解于申至戌上者，为热盛之证，当遇阳衰退阴盛而差也。明乎此，可知申至戌上为太阴主气，湿与湿相感受，故风湿之证，当日晡所剧。究病之所由成，则或由汗出当风，或由久伤取冷。《内经》云：'形寒饮冷则伤肺'。肺主皮毛，务令湿邪和表热，由皮毛一泄而尽，其病当愈。师所以用麻黄汤去桂枝加薏苡者，则以薏苡能去湿故也。"

谭日强在《金匮要略浅述》中曰："风湿相搏，故病者一身尽痛；阳为湿郁，故傍晚时发热增高。其成因，或汗出当风，湿气不得外泄；或久坐湿地，取冷着凉所致。又按《金鉴》说：'湿家一身尽疼，风湿亦一身尽疼，然湿家痛则重着不能转侧，风湿痛则轻掣不可屈伸，此痛之有别者也。湿家发热，早暮不分微甚，风湿之热，日晡所必剧。'其说可参。但从第二十三条来看，风湿掣痛，亦有不能转侧的证候，因此，对风湿与湿家的鉴别，除了身痛发热外，还须结合脉象、舌苔、大小便等情况，进行比较分析。"

2.2 病因研究

对于痹证（风湿病），第 7 版《中医内科学》将其病因归为外因和内因两类。外因：①感受风寒湿邪，久居潮湿之地、严寒冻伤、贪凉露宿、睡卧当风、暴雨浇淋、水中作业或汗出入水等，外邪侵入肌腠经络，滞留于关节筋骨，导致气血痹阻而发为风寒湿痹。②感受风湿热邪，久居炎热潮湿之地，外感风湿热邪，袭于肌腠，壅于经络，痹阻气血经脉，滞留于关节筋骨，发为风湿热痹。内因：①劳逸不当，劳欲过度，将息失宜，精气亏损，卫外不固；或激烈活动后体力下降，预防功能下降，防御功能降低，汗出肌疏，外邪乘袭。②久病体虚，老年体虚，肝肾不足，肢体筋脉失养；或病后、产后气血不足，肌腠空疏，外邪乘袭而入。

王恒照认为湿邪为患的原因有五点，在外为汗出当风或久伤取冷所致；在内则与肺不主宣、脾虚失运、真阳不足有关。

唐雪春认为《金匮要略》所论的湿病，其病因外邪多为风湿、寒湿，内因多为气虚、阳虚，《金匮要略》论湿病的病因中，以感受外湿为多。外感湿邪以寒湿、风湿为主，如"湿家病，身疼发热，面黄而喘……病在头中寒湿，故鼻塞"（寒湿在头）；"湿家，身烦疼，可与麻黄加术汤发其汗为宜"（寒湿在表）；"病者一身尽疼，发热，日晡所剧者，名风湿。此病伤于汗出当风，或久伤取冷所致也"（风湿在表）。湿病的发生，感受湿邪是一个主要的发病因素，同时正气的虚损也是致病的重要因素。《金匮要略》中论述湿病的内在发病机制以气虚和阳虚为主，认识到气机的畅通和阳气的温煦功能对于湿病的发生有决定性的作用。如若卫外功能减弱，卫气不能固摄肌表，就容易导致外湿的入侵，感而发病，"风湿，脉浮，身重，汗出恶风者，防己黄芪汤主之"；或肺脾气虚，不能运化水湿，通调水道，则津液停而为痰，聚而为饮，内湿由之而生。故云："伤寒八九日，风湿相搏，身体疼烦，不能自转侧，不呕不渴，脉浮虚而涩者，桂枝附子汤主之。""浮虚"为表阳不固，"涩"为湿邪阻滞。又云："风湿相搏，骨节疼烦，掣痛不得屈伸，近之则痛剧，汗出短气，小便不利，恶风不欲去衣，或身微肿者，甘草附子汤主之。"表阳虚故见汗出恶风而不欲去衣；里阳不足，不能温化水液，则见短气、小便不利，身肿。表里阳虚不化水液，停滞于肌肉关节，与风相搏，故以"骨节疼烦掣痛"为主症。

病因原文

　　太阳中暍，发热恶寒，身重而疼痛，其脉弦细芤迟，小便已，洒洒然毛耸，手足逆冷；小有劳，身即热，口开前板齿燥。若发其汗，则其恶寒甚；加温针则发热甚；数下之，则淋甚。（二十五）

1　古代注解与病因探究

　　清·魏荔彤在《金匮要略方论本义》中曰："太阳主表，六淫之邪，必先中之，故中暍亦为太阳病，虽所受之邪不同，而所感之分则同也。发热者，客邪在表；恶寒者，热励于里；身重而疼痛者，挟湿则身重，挟寒则疼痛也。诊之脉弦细，弦者，寒在表也，细者，热挟湿也；再见芤迟，芤者，中气之虚，迟者，腹中之寒，合脉诊而谛之，而中暍之病可识矣。再征之于八症，小便已洒洒然毛耸，太阳之表有邪，则膀胱腑应之，小便时气动于膀胱，必连及皮毛，洒洒然，恶风寒之状也，再验之于手足厥冷，内热极而寒见于四末，且内热之寒湿成郁，其气阻而不宣，亦可逆见手足，皆内热外寒之象也，小有劳，身即热，热病阴虚，动则生阳也：口开前板齿燥，热盛于内，欲开口以泄其气，气出而内热熏灼于板齿，则齿燥也。此为内热积盛之证。若单感暍邪者，内外俱是阴，若兼寒湿者，内为阳邪，而外为阴邪，非兼治其内外不为功也。"

　　清·尤在泾在《金匮要略心典》中曰："中暍即中暑，暑亦六淫之一，故先伤太阳而为寒热也。然暑，阳邪也，乃其证反身重疼痛，其脉反弦细而迟者，虽多中暍，而实兼湿邪也。小便已，洒洒毛耸者，太阳主表，内合膀胱，便已而气馁也。手足逆冷者，阳内聚而不外达，故小有劳，即气出而身热也。口开前板齿燥者，热盛于内，而气淫于外也。盖暑虽阳邪，而气恒与湿相合，阳求阴之义也。暑因湿入，而暑反居湿之中，阴包阳之象也。治之者一如分解风湿之法，辛以散湿，寒以清暑可矣。若发汗则徒伤其表，温针则更益其热，下之则热且内陷，变证随出，皆非正治暑湿之法也。"

2　近现代中医学家病因研究

2.1　近现代诠释

　　刘渡舟在《金匮要略诠解》中曰："本条论述中暑的证治特点。中暑是有季节性的，古人说：先夏至为病温，后夏至为病暑。夏天伤于暑邪，暑热则耗阴伤气，故见口开喘急，门齿干燥，发热、心烦、口渴、汗出等证。或者由于暑热而又乘凉饮冷，反使寒邪伤于外，湿伤于中，故又见发热，恶寒，呕吐，泻泄，身重而且疼痛等证。卫阳不达于四肢，故手足厥冷。暑热伤气则脉芤，暑热伤阴则脉细；寒伤于外则脉弦紧，寒湿伤于中则脉迟，此证如言其脉则有弦细芤迟之变，本病既有寒伤于外，而又阳气内虚，若发其汗，则阳气外散，故恶寒更甚；本病寒湿伤中，而又有阴气虚，若更加温针则伤阴分而发热甚。本病湿伤于中，又有津液亏耗，若再下之，则津液内竭，必小便混浊涩痛。本病属于伤暑之病，阳气已虚，动则阳气浮于外，故小有劳，身即发热，小便已，膀胱之气不支，卫阳更感不足，故形寒毫毛耸立。"

谭日强在《金匮要略浅述》中曰："中暍即中暑，亦即伤暑。暑为六淫之一，病从太阳开始，故有发热恶寒的见证；暑多夹湿，故身重疼痛；暑伤气液，故其脉或见弦细，或见芤迟；小便后身体寒战，手足逆冷，为阳气弱的表现；稍有劳作身即发热，口开前板齿燥，为阴液虚的表现。若医者误为伤寒而发其汗，则阳更弱，故恶寒甚；若因其恶寒而加温针，则阴更虚，故发热甚；若因其发热而数下之，则津液更伤，故小便如淋而涩甚；这在临床是应该引以为禁的。"

2.2　病因研究

姚荷生认为中暍属时病。《素问·热论》云："先夏至日者为病温，后夏至日者为病暑。"系言一年时令节气到"夏至"之时，天气渐热，其后又为"小暑""大暑"节气，若此时暑气太过而伤人，常使人发为"伤暑"之疾，此乃"至而太过"的暑邪致病之常。另外，尚有暑邪致病之变，例如，暑热之气"有未至而至"，即节气未到"夏至"甚至未到"立夏"，就已出现异常闷热的气候，可使暑病早发；又如暑热之气"有至而不去"，即节气已过"大暑"甚至已逾立秋旬日，天气依旧异常闷热，亦可使暑病晚发；若节气已过"处暑"而秋凉晚发者，则属后世所谓"伏暑"。所以，伤暑虽为夏季时病，但仍有常有变，夏季前后亦可见暑病，不过该时所发之暑病，致病原因除暑邪之外，往往兼夹他气。

病因原文

太阳中暍，身热疼重，而脉微弱，此以夏月伤冷水，水行皮中所致也，一物瓜蒂汤主之。（二十七）

1　古代注解与病因探究

明·赵以德在《金匮方论衍义》中曰："此证尝见《伤寒》。注云：脉虚身热，得之伤暑；身热脉微弱者，暍也；身体疼痛者，水也，夏时暑热，以水灌洗而得之……尝观仲景暍病，惟出三证……一者，明其表里俱虚；一者，言其暍中表之热；而此言外邪郁令火，而成中暍也。若是邪郁令火，比类而推其因，殆有不可胜言者焉。如取风凉者，感雾湿者，食生冷者，素有积热者，阴血素虚，不胜夫热者，宿邪感动者，处阴地者，凡是之因，皆足以郁其令火，为中暍之病。"

清·黄元御在《金匮悬解》中曰："夏月汗出，浴于冷水，水入汗孔，而行皮中。皮毛冷闭，郁遏阳火，不得外泄，故生内热。热则伤气，故脉微弱。瓜蒂泻皮中之冷水，水去则窍开而热泄矣。"

2 近现代中医学家病因研究

2.1 近现代诠释

李克光在《金匮要略译释》中曰："暑邪伤人，自表而入，故称'太阳中喝'。暑热郁蒸肌表，所以身热；伤暑夹湿，湿郁肌表，阻遏卫阳，所以身体疼痛而沉重；湿盛遏阳，故脉微弱。以上脉证，是由于夏日炎热之际贪凉饮冷，或汗出淋沐冷水，感受了暑湿之邪，湿邪遏表，表气不宣，暑热不得外泄所致。治当祛湿清热，方用一物瓜蒂汤。"

连建伟在《连建伟金匮要略方论讲稿》中曰："本条条文也是'太阳中喝'，也是受了暑，但是情况就不同了。这个暑，主要是暑湿，以湿为主，而不是以热为主……而本条是偏于阴盛，体质是阴寒比较盛，多湿……他有'身热疼重'，也有一点发热，但是身上还疼，还觉得挺重，说明暑夹湿，而以湿邪为主。湿又是伤阳气的，所以脉是'微弱'的，这称为'湿胜则阳微也'。寒湿比较重，损伤了人体的阳气，所以脉是'微弱'的，而不是洪大而中空的。'此以夏月伤冷水，水行皮中所致也'。感受寒湿的中喝，是由于夏天过饮冷水，或者是汗出后到冷水里洗澡，水到皮肤里头去了，就造成了发热、身疼、身重。所以要把水湿排出体外，用'一物瓜蒂汤主之'。"

2.2 病因研究

《内经》对暑病的病因、发病季节、临床症状做了简要描述。《素问·热论》曰："凡病伤寒而成温者，先夏至日为病温，后夏至日为病暑。"《素问·生气通天论》曰："因于暑，汗，烦则喘渴，静则多言，体若燔炭，汗出而散。"《素问·刺志论》曰："气虚身热，得之伤暑。"而在治疗方面只是提到"暑当与汗皆出，勿止"（《素问·热论》）。仲景继承《内经》对暑病的认识，在《金匮要略·痉湿喝病脉证治第二》中对喝病的病因病机证治进行论述，条文虽然只有3条，但论证已提纲挈领，方只有两首，而治法已具，为后世认识暑邪性质及诊治暑邪所致疾病奠定基础。一者，"太阳中喝，发热恶寒，身重而疼痛，其脉弦细芤迟。小便已，洒洒然毛耸，手足逆冷，小有劳，身即热，口开，前板齿燥。若发其汗，则恶寒甚；加温针，则发热甚，数下之，则淋甚"。本条条文首先对喝病的脉证进行论述，并阐明暑邪致病特点。暑为阳邪，其性炎热，伤人多见身热烦渴；人于暑月多贪凉饮冷，伤暑多夹寒湿表邪，故见恶寒、发热等证，因之有太阳病的表现。暑邪伤人多迅速入里化热，伤暑多见阳明气分证，即后世叶天士在《幼科要略》中所称的"夏暑发自阳明"，这针对的是暑温本证不夹他邪，与太阳中喝不悖。暑多兼湿，湿困卫表多见身重而疼痛；暑性开泄，伤津耗气，故表现出了细芤迟的气津两伤之脉象。气随津脱，阴损及阳，小便时阳随热泄，气不达四末，则恶寒战栗，四肢发凉。暑热灼津，阴液不足，则"小有劳、身即热""口开，前板齿燥"（后世叶天士于验齿有所发挥）。二者，"太阳中喝，身热疼重，而脉微弱，此以夏月伤冷水，水行皮中所致也。一物瓜蒂汤主之"。此条文讲暑病挟湿的证治。暑兼湿邪故身热疼重；湿阻阳遏，血行无力，故脉微弱。此病多因夏月贪凉饮冷、冷水淋浴以致暑邪挟湿侵犯肌表，形成暑邪挟湿之证。瓜蒂味苦性寒，宣散水湿兼以清热，故可治本证。《桂林古本》有"猪苓加人参汤主之"，以方测法，则清热、利湿、养阴、益气等治法更显。

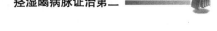

小　结

1　痉、湿、暍属太阳病

"太阳主表"，主人体一身之表，外邪入侵，太阳首当其冲。太阳为诸经藩篱，外邪袭人，可由太阳传至他经，若人体正气足，外邪入侵之时，正气外达，太阳起而抗邪，则可驱邪外出。外邪主要是指六淫邪气，其致病各有特点，《伤寒论》之太阳病主要指风寒邪气袭人所致之病。因为都是邪气外犯，侵袭太阳而为病，故皆为太阳病，只是由于所中邪气不一，导致人体的症状同中有异。《伤寒论·辨痉湿暍证第四》云："伤寒所致太阳痉湿暍三种，宜应别论，以为与伤寒相似，故此见之。"《备急千金要方》亦云："伤寒与痉病湿病暍病相滥，故叙而论之。"这说明痉湿暍虽然是三种独立的疾病，应与伤寒分别论述，但又与伤寒太阳病密切相关，不可割裂。

《金匮要略·痉湿暍病脉证第二》全篇共27条条文，而冠以"太阳病"，或者"太阳"的条文多达10条。可见仲景自己认为痉湿暍病属太阳病范畴。《伤寒论》太阳病的提纲证为"太阳之为病，脉浮，头项强痛而恶寒"。《金匮要略·痉湿暍病脉证第二》对于痉病的描述有"夫痉脉，按之紧如弦"，此与太阳伤寒脉浮紧类似；"病者……颈项强急……痉病也"，又"太阳病……身体强，几几然……此为痉"，可见痉病有项背强急的见证；"太阳病，发热无汗，反恶寒者，名曰刚痉""病者……恶寒……痉病也"，恶寒亦见于痉病。对于湿病，《金匮要略》云："太阳病，关节疼痛而烦""湿家……背强欲得被复向火""风湿脉浮，身重汗出恶风""伤寒八九日，风湿相搏，身体疼烦……脉浮虚而涩"，可见，湿病亦符合太阳病提纲证；中暍者，中暑也，《金匮要略》云："太阳中暍，发热恶寒，身重而疼痛，其脉弦细芤迟""太阳中热者，暍是也，汗出恶寒""太阳中暍，身热疼重"，其中"芤"者，浮大中空也，说明太阳中暍亦符合太阳病的基本要素。

《伤寒论》太阳病篇的主方是桂枝汤与麻黄汤。在《金匮要略·痉湿暍病脉证第二》中，仲景共处方11首，其中以桂枝汤和麻黄汤为底方进行加减的有7首。从仲景的处方上也体现了痉湿暍病属"太阳病"范畴。

邪在太阳经时，如能及时得当地进行治疗，使正能胜邪，可一鼓而荡平。若失治、误治，可损伤人体正气，或伤阳，或损阴，正不胜邪，变化多端，致成"变证"。痉病其中就有因太阳病误治，发汗太多，损伤津液，筋脉失于濡养而致者。"疮家"是太阳伤寒主方麻黄汤的禁例之一，若误用发汗，则气血益损，更虚其虚，转为痉病。可见，痉病的一些形成因素与太阳变证有类似之处。

太阳与少阴互为表里，太阳在表之邪不解，或治疗不当，正不胜邪，可内陷少阴，抑或是素体正虚，外邪入侵，直犯少阴。如第21条云："太阳病，发汗，遂漏不止，其人恶风，小便难，四肢微急，难以屈伸者，桂枝加附子汤主之"，本条便为太阳少阴两感。痉病若脉现沉而细者，沉主里，细为虚，此便为病陷少阴，加上外有发热一证，可视此痉病为太阳少阴两感之证。两感之证，祛邪伤正，扶正碍邪，治疗最为棘手。如《金匮要略·痉湿暍病脉证第二》云："太阳病，发热，脉沉而细者，名曰痉，为难治。"另外，《素问·热论》早有"其两感于寒而病者，必不免于死"之言。由此可见，伤寒太阳病可内陷少阴，痉病也具有这一规律，且预后均属不良。

综上所述，痉湿暍病的证治方药、变证及太阳少阴之证均与《伤寒论》的太阳病相似，仲景在论述痉湿暍病时亦多次冠以"太阳病"，可见痉湿暍病确属"太阳病"范畴。

2　痉病病因证治

2.1　痉病病因

纵观《金匮要略》全书，仲景认为痉病病因有五。一者，风寒外束。外感风寒，寒主收引、凝滞，致使肌表被束，腠理闭塞，玄府不开，营阴瘀滞，津失输布，筋脉拘急，故患口噤不语、项背强急而脉弦之痉病。《金匮要略·痉湿暍病脉证第二》曰："太阳病，发热无汗，反恶寒者，名曰刚痉""太阳病……口噤不得语，欲作刚痉，葛根汤主之"，即此。二者，风邪犯表。风为阳邪，其性开泄，故风邪犯表，腠理疏松，营阴外泄，使人体阴液不足，筋脉失养而拘急。《金匮要略·痉湿暍病脉证第二》曰："太阳病，发热汗出，而不恶寒，名曰柔痉""太阳病，其证备，身体强……此为痉，栝楼桂枝汤主之"，即此。三者，阳明实热。表邪不解，内传阳明，从阳化热，灼伤阴液筋脉失养而致痉。《金匮要略·痉湿暍病脉证第二》曰："痉为病，胸满口噤，卧不着席，脚挛急，必齘齿，可与大承气汤"即此。四者，误施汗下。外邪犯表，汗下不当，损阳伤阴，阳损则筋失温煦，阴损则筋失濡养，皆可致痉。《金匮要略·痉湿暍病脉证第二》曰："太阳病，发汗太多，因致痉""夫风病，下之则痉""疮家虽身疼痛，不可发汗，发汗则痉"即此。五者，新产血虚。妇人产子，下伤阴血，外泄营阴，致使人体阴液大伤，筋脉失养，如调养不慎，外犯邪风则易致痉。《金匮要略·妇人产后病脉证治第二十一》曰："新产血虚，多汗出，喜中风，故令病痉"即此。

在仲景之前，《内经》对痉病病因已有一些认识。如《素问·至真要大论》曰："诸暴强直，皆属于风""诸痉项强，皆属于湿"；《灵枢·经筋》曰："经筋之病，寒则反折筋急"；《灵枢·热病》曰："风痉身反折"；《素问·气厥论》云："肺移热于肾，传为柔痉"等。可见，《内经》将痉病病因主要归于风寒湿等外邪，同时认识到了内伤亦可致痉，对痉病病因的认识不执一端。后世诸家对痉病病因皆有所发挥，如早期孙思邈、朱肱、成无己等皆从风寒湿等外因阐发痉病病因。《三因极一病证方论》首先阐明内伤致痉之说，谓"人之筋各随经络结束于身，血气内虚，外为风寒所中则痉""原其所由，多由亡血筋无所营，故邪得以袭之。所以伤寒汗下过多，与夫病疮人及产后致斯病者，概可见矣"。明·张介宾《景岳全书》又明确提出"血液枯燥，所以筋挛"的阴虚血燥说。柯琴指出《内经》"病机十九条"，其分属六气者，"火居其八，风寒湿各居其一，燥症独无"，故曰《内经》"诸痉项强，皆属于湿，愚尝疑其属燥""痉之属燥无疑也"。《温病条辨·痉因质疑》曰：（风寒暑湿燥火）"六气皆能致痉。"《温热经纬·薛生白湿热病》云："火动则风生而筋挛脉急。"

2.2 痉病医案精选

医案 1

黎庇留医案：里海辛村潘塾师之女，八九岁，发热面赤，角弓反张，谵语，以为鬼物。符箓无效，乃延予诊。见以鱼网蒙面，白刃拍桌，而患童无惧容。予曰：此痉病也。非魅！切勿以此相恐，否则重添惊疾矣。投以大承气汤，一服，即下两三次，病遂霍然。

《黎庇留经方医案》2008 年版

医案 2

赖良蒲医案：丁某，男，半岁。1931 年初夏，身热，汗出，口渴，目斜，项强，角弓反张，手足搐搦，指尖发凉。指纹浮紫，舌苔薄黄。此为伤湿兼风，袭人太阳卫分，表虚液竭，筋脉失荣。拟以调和阴阳，滋养营液法，以瓜蒌桂枝汤主之。

红瓜蒌 6 克，桂枝 3 克，白芍 3 克，甘草 2.4 克，生姜 2 片，红枣 2 枚，水煎服。

3 剂，各证减轻。改投：当归、川贝、秦艽各 3 克，生地黄、白芍、瓜蒌根、忍冬藤各 6 克，水煎服，4 剂而愈。

《蒲园医案》1965 年版

3 湿病病因证治

3.1 湿病病因

湿邪中人，途径有二。一者，湿邪外感。外感之湿邪或因于气候潮湿，或久居湿地，或冒雨涉水，或汗出洗浴之后，外邪袭人；或强力劳动（或运动）疲乏之余，人体抗病能力降低时，正不胜邪；或人感天地交变之气，外湿袭入为病，正如顾松园说："天之湿，雾露雨雪是也；地之湿，冰水泥泞是也；人之湿，汗出沾衣是也。"二者，湿邪内生。内湿为人体水谷精微不归正化而停留于体内之病理产物，亦为致病之因素。其责之于中虚疲乏，脾失健运，水湿停聚而形成。或因于饮食不节，恣食生冷，瓜果、酒醴（酒醴之性，气热而质湿，为湿热之媒）、肥甘厚味；或饥饱失匀，以致脾胃受损，运化失职，津液转输失其常度，停而为患。然外感湿邪与内生湿邪又可互相影响。湿邪外感，影响脾之运化功能，脾运失司，则痰湿内生；若素体脾虚失运，痰湿内生，则易招致外湿。

《金匮要略》主要论述外湿致病。《金匮要略·脏腑经络先后病脉证第一》曰："湿伤于下，雾伤于上……雾伤皮腠，湿流关节。"湿从外入，有清浊之分，清者上受之，浊者下受之。湿如雾露，游行散漫，从外感受，挟风挟寒，淫于肌腠，流注关节，或遏郁阳气，或损伤阳气，或湿郁化热，致气血运行不畅，便见肢体关节疼痛等症。"风湿相搏，一身尽痛"是仲景对湿病病因病机及证候特征的概括。另外《金匮要略·痉湿暍病脉证第二》指出"此病伤于汗出当风，或久伤取冷所致也"，由于汗出则腠理疏松，当风则汗孔闭塞，肌肉紧束，使汗出不彻，停留肌腠亦可酿湿，或由于贪凉饮冷，久居潮湿之地产生寒湿。

本篇所论之湿病有湿痹、湿热、头中寒湿、风湿之分，而风湿又有表实、表虚、阳虚之异。若湿邪侵犯人体，流注关节，其性凝滞，使气血闭塞，失于流畅，不通则痛，致关节疼痛肿胀而烦，谓之湿痹。若湿留中焦，郁而化热，湿热相兼，可致发黄。湿与寒合，伤于头部，上窍不利，出现"身疼发热，面黄而喘，头痛鼻塞而烦，其脉大"，谓之头中寒湿。若汗出当风，风气乘虚而入，风湿相搏，谓之风湿。风湿之属表实者，可使"病者一身尽疼，发热，日晡所剧"；属表虚者，表现为"脉浮身重，汗出恶风"，属阳虚者，表现为"身体疼烦，不能自转侧"，或"骨节疼烦掣痛，不得屈伸，近之则痛剧""汗出短气，小便不利，恶风不欲去衣或身微肿""不呕不渴，脉浮虚而涩"。

《内经》中对于湿病有较多的描述。《素问·六元正纪大论》云："寒湿之气，持于气交，民病寒湿。"《素问·长刺节论》曰："肌肤尽痛，名曰肌痹，伤于湿。"《素问·至真要大论》曰："诸湿肿满，皆属于脾""土湿受邪，脾病生焉。"可见，《内经》湿病主要得之于外来之湿。后世对于湿病的认识不外乎外感及内生。《诸病源候论》说："若地下湿，复少霜雪，其山水气蒸，兼值暖，人腠理开，便受风湿。"《三因极一病证方论》曰："夫湿者，在天为雨，在地为土，在人脏为脾；故湿喜归脾，脾虚喜中湿。故曰湿流关节；中之，多使人中湿。故曰湿流关节；中之，多使膜胀；四肢关节，疼痛而烦。"《丹溪治法心要》曰："湿之为病……西北地高，人多食生冷湿面，或饮酒后寒气怫郁，湿不能越……此皆自内而出者也。"明·戴思恭《证治要诀》也说湿痹"皆身卧寒湿，或冒雨露，或着湿衣所致"。明·高叔宗《丹溪治法心要》曰："湿之为病，有自外入者，有自内出者，必审其方土之病源。"《金匮要略心典》曰："中湿者，亦必先有内湿而后感外湿，故其人平日土德不及而湿动于中……为小便不利，大便反快。"

3.2 湿病医案精选

医案1

刘柏医案：姜某，男，20岁，1977年11月10日就诊。两年前患者睡湿炕而得此病。每年冬、春季受风寒或接触冷水即发。疹从四肢起后渐蔓延至周身，时起时消。起时瘙痒难忍并伴肤痛，夜不得眠。来诊，见全身有散在痒疹，舌苔白腻，脉浮而紧。此系风寒湿邪郁于肌肤不得透发而致，当用疏风散寒祛湿之法。拟麻黄加术汤2剂。患者服药后周身汗出，痒疹消失，病愈。1年后随访未再发。

《山东中医学院学报》1980，（3）：66

医案2

诸葛连祥医案：李某，男，36岁。1975年因汗出风吹，以致汗郁皮下成湿，湿郁化热。今发热已十余日不解，每日下午热势增重，全身痛重，伴有咽痛而红肿，咳嗽痰白而黏腻，无汗，自用辛凉解表药，更增恶寒，舌苔白腻，脉濡缓略浮，遂议为风湿性感冒，因风湿郁闭，湿阻气机，气机不畅而出现各证，劝其试服麻杏薏甘汤。

麻黄10克，杏仁10克，薏苡仁30克，甘草7克；更加秦艽10克，波蔻7克。

仅服 1 剂，果然热退身安，咽已不痛，咳嗽亦舒，劝其更服 2 剂，以巩固疗效。

《云南中医学院学报》1978，（3）：14

4　暍病病因证治

4.1　暍病病因

仲景在《金匮要略·痉湿暍病脉证第二》中对暍病的病因病机及证治进行了相关论述，虽只有 3 条条文，但论证已提纲挈领，方只有 2 首，而治法确已具备，这为后世认识暑邪性质及诊治暑邪所致的疾病奠定了基础。暑为阳邪，其性炎热，伤人多见身热烦渴；人于暑月多贪凉饮冷，伤暑多挟寒湿表邪，故见恶寒、发热等症状，会有太阳病的表现。暑邪伤人多迅速入里化热，伤暑多见阳明气分证，即后世叶天士在《幼科要略》中所称的"夏暑发自阳明"，这针对的是暑温本证不夹他邪，与太阳中暍不悖。暑多兼湿，湿困卫表，多见身重而疼痛；暑性开泄，伤津耗气，故表现出了细芤迟的气津两伤之脉象。气随津脱，阴损及阳，小便时阳随热泄，气不达四末，则恶寒战栗，四肢发凉。暑热灼津，阴液不足，则"小有劳、身即热""口开，前板齿燥"。综上所述，暑病具有"里热""气虚""阴伤""挟湿"四大临床特征，仲景具加明示。仲景云，暑病挟湿之身热疼重，湿阻阳遏，血行无力，多因夏月贪凉饮冷、冷水淋浴以致暑邪挟湿侵犯肌表，形成暑邪挟湿之证。

《内经》对暑病的病因、发病季节、临床症状做了简要描述，如《素问·热论》曰："凡病伤寒而成温者，先夏至日为病温，后夏至日为病暑。"《素问·生气通天论》曰："因于暑，汗，烦则喘渴，静则多言，体若燔炭，汗出而散。"《素问·刺志论》曰："气虚身热，得之伤暑。"而在治疗方面《素问·热论》提到"暑当与汗皆出，勿止"，这一治法与注意事项，即吴瑭所称的"无止暑之汗，便是治暑之法"。

4.2　暍病医案精选

医案 1

许叔微医案：毗陵一时官得病，身疼痛，发热，体重，其脉虚弱，人多作风湿，或作热病，则又疑其脉虚弱不敢汗也，已数日矣。予诊视之，曰中暍证也。仲景云：太阳中暍者，身热疼痛，而脉微弱，此以夏月伤冷水，水行皮中所致也。予以瓜蒂散治而愈。

《伤寒九十论·证二十四》

医案 2

黎庇留医案：林某，女，38 岁。夏月午睡后，昏不知人，身热肢厥，汗多，气粗如喘，牙关微紧。舌苔黄燥，脉洪大而芤。诊为暑厥。暑热燔灼阳明，故见身热炽盛；暑热内蒸，迫津外泄，则多汗而气粗如喘；热郁气机则肢厥；热上扰神明则神昏；脉洪大而芤，为正不胜邪之象。治以清暑泄热，益气生津。投白虎加人参汤：朝鲜白参、知母、粳米各 15 克，石膏 30 克，甘草 9 克。服 1 剂后，脉静汗止，手足转温，神志清爽，频呼口渴，且欲冷饮，再投 1 剂而愈。

广东医学. 祖国医学版 1963

参 考 文 献

柴中元. 1986. 太阳六淫病初起有六型[J]. 湖北中医杂志，02：52-53

旷惠桃. 2002. 风湿病的分类及病因病机研究[J]. 湖南中医杂志，02：1-2

连建伟. 2008. 连建伟金匮要略方论讲稿[M]. 北京：人民卫生出版社：21-23

林慧光. 2015. 陈修园医学全书[M]. 北京：中国中医药出版社

刘渡舟，苏宝刚. 1984. 金匮要略诠解[M]. 天津：天津科学技术出版社：6

沈孝波，张甦颖. 2010. 痉病抉疑[J]. 江西中医药，07：8-9

孙洽熙. 2015. 黄元御医学全书[M]. 北京：中国中医药出版社

谭日强. 2006. 金匮要略浅述[M]. 北京：人民卫生出版社：23-48

唐容川. 2012. 金匮要略浅注补证[M]. 北京：学苑出版社

唐雪春. 2002. 试述《金匮要略》论湿病的特点与不足[J]. 云南中医学院学报，03：38-39

王国强. 2013. 中医古籍珍本集成·伤寒金匮卷：金匮玉函经二注[M]. 湖南：湖南科学技术出版社

王恒照. 1991. 《金匮要略》痉证研讨[J]. 辽宁中医杂志，05：1-4

王恒照，刘旺国，王艳，等. 2001. 《金匮要略》湿证辨治研讨[J]. 甘肃中医学院学报，04：1-4

王玉兴. 2013. 金匮要略三家注[M]. 北京：中国中医药出版社：27-53

吴谦. 2011. 医宗金鉴[M]. 太原：山西科学技术出版社

杨金萍. 2003. 论柯琴"痉之属燥"说[J]. 中国中医基础医学杂志，12：27-28

姚荷生，姚梅龄. 2011. 《伤寒论》证候分类纲目——太阳变证（续八）[J]. 江西中医药，02：3-7

张振南，谢利民，于潼. 2015. 《金匮要略》中湿病治法与方药探究[J]. 吉林中医药，01：6-8

赵金铎. 1983. 论《金匮要略》之痉湿暍[J]. 河南中医，05：1-4

郑林，张田仁. 1993. 《金匮要略》死证因素浅析[J]. 天津中医学院学报，01：25-26，29

周仲瑛. 2007. 中医内科学[M]. 北京：中国中医药出版社：464

邹贤德. 2009. 论病湿与治湿[J]. 河南中医，04：327-328

百合狐惑阴阳毒病脉证治第三

本篇主要论述百合病、狐惑病及阴阳毒三个病症。由于其皆由热病传变而来，症状表现又有相似之处，如百合病的"常默然，欲卧不能卧"与狐惑病的"默默欲眠，目不得闭，卧起不安"，以及狐惑病与阴阳毒都有咽喉部的病变，因此将这三个病症归于一篇进行论述。本篇主要讲这三个病症的辨证及治疗，对其病因的描述很少，我们可以从其病机及后代医家的认识中推敲其病因。

病因原文

论曰：百合病者，百脉一宗，悉致其病也。意欲食复不能食，常默然，欲卧不能卧，欲行不能行，饮食或有美时，或有不用闻食臭时，如寒无寒，如热无热，口苦，小便赤，诸药不能治，得药则剧吐利，如有神灵者，身形如和，其脉微数。（一）

1　古代注解与病因探究

1.1　古代注解

清·尤在泾《金匮要略心典》中曰："百脉一宗者，分之则为百脉，合之则为一宗。悉致其病，则无之非病矣，然详其证，意欲食矣，而复不能食；常默然静矣，而又躁不得卧；饮食或有时美矣，而复有不用闻食臭时；如有寒如有热矣，而又不见为寒不见为热；诸药不能治，得药则剧吐利矣，而又身形如和。全是恍惚去来，不可为凭之象。惟口苦、小便赤、脉微数，则其常也。所以者何？热邪散漫，未统于经，其气游走无定，故其病亦去来无定。而病之所以热者，则征于脉，见于口与便，有不可掩然者矣。夫膀胱者，太阳之腑，其脉上至巅顶，而外行皮肤。溺时头痛者，太阳乍虚，而热气乘之也；渐然快然，则递减矣。夫乍虚之气，溺已即复，而热淫之气，得阴乃解。故其甚者，必六十日之久，诸阴尽集，而后邪退而愈，其次四十日，又其次二十日，热瘥减者，愈瘥速也。此病多于伤寒热病前后见之。其未病而预见者，热气先动也；其病后四五日或二十日，或一月见者，遗热不去也。各随其证以治，具如下文。"

清·陈修园在《金匮要略浅注》中曰："此详言百合病之证脉也。此证多见于伤寒大病前后；或为汗吐下失法而变；或平素多思不断，情志不遂；或偶触惊疑，猝临异遇，以致行住坐卧饮食等，皆若不能自主之势。此病最多，而医者不识耳。"

1.2 病因探究

张仲景在《金匮要略》中明确指出百合病的病因，但注家多认为"百合病者，百脉一宗，悉致其病也"是百合病的病机，由此后世医家多认为百合病责之于心肺。后世医家对于百合病病因的认识，主要归于外感热病后继发、情志所伤、误治所致、房劳所致及遗毒所变五种。

汉代以后，如巢元方、孙思邈、朱肱、陈无择、王肯堂等都认为百合病继发于外感伤寒之后，如《诸病源候论》云："百合病者……多因伤寒虚劳大病之后不平复变成斯病矣。"随着明清温病学派的兴起，很多医家将百合病纳入温病范畴。如王孟英在《温热经纬》中说："百合病皆缘时疫新愈""凡温暑湿热诸病皆有之。"另有学者认为温病伏邪亦可致百合病，如蒋问斋在其《医略十三篇·伏邪》中提出"金匮要略百合病，必待数日足而解，是亦伏邪之类也"。

后世医家多认为百合病与情志因素有关。赵以德在《金匮要略方论衍义》中指出百合病由"情志不遂，或因离绝菀结，或忧惶煎迫"所致。另外，吴谦在《医宗金鉴·订正仲景全书金匮要略注》中云："伤寒大病之后，余热未解，百脉未和，或平素多思不解，情志不遂；或偶触惊疑，卒临景遇，因而形神俱病，故有如是之现证也。"

古代有些医家认为百合病乃误治以后的变证。明·吴绶在《伤寒蕴要全书》中云："大抵伤寒汗、吐、下之后，元气虚劳，多变此证。"清·朱光被在《金匮要略正义》中说："此病多由误治所致也，误汗则伤上焦，误下则伤下焦，误吐则伤中焦"，以致变生百合病。另外，明·江瓘在《名医类案》中载有一则因治疗失当而导致百合病的医案，"一人病昏昏默默，如热无热，如寒无寒，欲卧不能卧，欲行不能行，虚烦不耐，若有神灵，莫可名状，此病名百合……良由伤寒邪热，失于汗下和解，致热伏血脉而成"。

日本医家饭田鼎在《金匮要略方论考证》中曰："盖百合病者，本是血液亡脱所在，大率此篇所论，属失血者居多，可以证也。夫血之暗脱者，房室过度之所致，其实与诸失血同义……《肘后方》以生地黄疗男妇虚损，《神农经》地黄条曰：'治伤中，今配以百合以生地黄，其因可知。'按百合，乃房室过度之谓，取其因以名其病。与其药名百合者，偶然耳。"可见，其认为百合病乃房劳过度所致。

另有日本医家宇津木昆台认为，除外邪外，百合病乃病之因。所谓"百脉一宗"，即数百种病症其根本只有一个，所记载的症状全都源于同一病因，即患者体内存在先天性"遗毒"，因"毒块的融合转变，才呈现出各种各样的病症"。

2 近现代中医学家病因研究

2.1 近现代诠释

刘渡舟在《金匮要略诠解》中曰："百合病是由心血肺阴两虚，阴虚内热引起的疾病。是因热病之后，阴血未复，余热未尽，消烁津液；或因平素思虑伤心，情志不遂，郁结化火，耗津烁液，而使心血肺阴两伤，阴虚内热，则百脉俱受其累，以致百脉不和，证状百出，故曰：'百脉一宗，悉致其病也'。"可见，刘老认为百合病是因为热病之后继发或情志不遂引发的心肺阴血亏虚。

连建伟教授认为"肺朝百脉"，所以"百脉一宗"乃宗于肺。根据《内经》"心藏神，肝藏魂，肺藏魄，脾藏意，肾藏志"的观点，连教授指出《内经》早已认识到神经系统的疾病与五脏有关。因为"肺藏魄"，而百合病又宗于肺，根据百合病的症状表现，认为其与现代医学的神经衰弱或神经症类似。

2.2 病因研究

姜德友等认为，"百合病或由外感热病后期余邪未尽，余热内扰，复由阴血不足，心神失养所致；或由七情内伤，五志化火，灼伤心阴，神不守舍等引起。皆以心神病变为核心，故可出现一些无可凭定之征。另外，百合病日久，亦可阴虚及阳，或误用过用苦寒之品，出现阳虚见证。"其根据现今临床所见，认为"百合病多见于情志所伤，类似现代医学精神神经系统疾病；其次为外感热病所致，类似现代医学感染后精神系统疾病。"

赵立军指出百合病与阴液虚少有关。《金匮要略·百合狐惑阴阳毒病证治第三》云："每尿时头痛者，六十日乃愈，若尿时头不痛，淅然者，四十日愈，若尿快然，但头眩者，二十日愈。其证或未病而预见，或病四五日而出，或一月微见者，各随证治之。"程门雪《金匮篇解》云："百合病重在小便，故于头痛、头淅淅、头眩诸证，可以卜愈期者"，提出辨别百合病的重点在于"小便与头痛"。小便在膀胱内，属体内之阴液，排出体外，则体内阴液缺失，膀胱失养。而见证于头的原因是足太阳膀胱经脉的头部支脉，交百会入里络脑，百会又为"百脉之会"。所以，百脉阴虚之体，在小便之时，百脉阴液更虚少，头部则见百脉不济的症状，或头痛，或头淅淅，或头眩。阴虚程度越重，头部症状就越重，治愈时日也就越长；阴虚程度越轻，头痛症状也就越轻，治愈时日也就越短。由此可见，百合病是百脉阴虚的疾病。

庄富强等认为百合病的病因为忧思伤心；基础病机为心气不足等；核心病机为心气失和，致百脉失和；治法以和心气、调情志为重点，用药当平和无伤。

病因原文

狐惑之为病，状如伤寒，默默欲眠，目不得闭，卧起不安，蚀于喉为惑，蚀于阴为狐，不欲饮食，恶闻食臭，其面目乍赤、乍黑、乍白，蚀于上部则声喝，甘草泻心汤主之。（十）

1 古代注解与病因探究

1.1 古代注解

清·尤在泾在《金匮要略心典》中曰："狐惑，虫病，即巢氏所谓䘌病也。默默欲眠，目不得闭，卧起不安，其躁扰之象，有似伤寒少阴热证，而实为蟨之乱其心也；不欲饮食，恶闻食臭，有似伤寒阳明实证，而实为虫之扰其胃也；其面目乍赤、乍黑、乍白者，虫之上下聚散无时，故其色变更不一，甚者脉亦大小无定也。盖虽虫病，而能使人惑乱而狐疑，故名曰狐惑。徐氏曰：蚀于喉为惑，谓热淫于上，如惑乱之气惑而蜮生；蚀于阴为狐，谓热淫于下，柔害而幽隐，如狐性之阴也，亦通。蚀于上部，即蚀于喉之谓，故声嗄；蚀于下部，即蚀于阴之谓，阴内属于肝，而咽门为肝胆之喉（出《千金》），病自下而冲上，则咽干也。至生虫之由，则赵氏所谓湿热停久，蒸腐气血而成瘀浊，于是风化所腐而成虫者当矣。甘草泻心，不特使中气运而湿热自化，抑亦苦辛杂用，足胜杀虫之任；其苦参、雄黄则皆清燥杀虫之品，洗之熏之，就其近而治之耳。"

清·吴谦在《医宗金鉴》中曰："狐惑，牙疳、下疳等疮之古名也，近时惟以疳呼之。下疳，即狐也，蚀烂肛阴；牙疳，即惑也，蚀咽、腐龈、脱牙，穿腮破唇。每因伤寒病后，余毒与湿浊之为害也。或生斑疹之后；或生癖疾下利之后，其为患亦同也。状如伤寒，谓发热憎寒也。默默欲眠，目不得闭，谓其病或在阴，亦或在阳，故卧起俱不安也。此病有虫，虫闻食臭而动，动则令人烦心，故不欲饮食、恶闻食臭也。面目乍赤、乍黑、乍白，亦由虫动交乱胃中，胃主面，故色无定也。惑蚀于上部之喉，故先声嗄，毒在喉也。狐蚀于下部之阴，故先咽干，毒在阴也。外治之法，苦参汤、雄黄散解毒杀虫，尚属有理。内服甘草泻心汤，必传写之误也，姑存之。"

1.2 病因探究

明代以前医家多认同"狐惑"说，如《脉经》云："其毒蚀于上、下"，后巢元方在《诸病源候论》中云狐惑病"皆由湿毒之气所为也"，《备急千金要方》亦认同此说。如张杲在《医说》中曰："古之论疾，多取像取类，使人易晓。以蚀气声嗄，咽干，欲睡复不安眠，为狐惑，以狐多疑惑也。"一般持此观点的医家多认为狐惑病是湿热毒邪所致。清·徐忠可亦认为"狐惑大抵皆湿热毒所为之病"，其上下蚀烂是由"毒盛在上""毒偏在下"所致。

自明代以后许多医家推崇"狐蜮"说，这始于明·赵以德，其在《金匮方论衍义》中曰："狐惑病，为虫蚀上下也。"唐宗海受此影响，在其《金匮要略浅注补正》中云："狐惑二字对举，狐字着实，惑字托空，文法先后不合矣……虫蚀咽喉何惑之有？盖时蜮字之误耳"，其说对后世产生了深远的影响。丹波元简经过考证，认为"狐蜮"之说乃谬误，其在《金匮玉函要略辑义》中曰："至言虫不得安，上下求食，岂有此理。蚀是蚀烂之意，湿热郁蒸所致，非虫食喉及肛之谓也"，可谓深得仲景要旨。

2 近现代中医学家病因研究

2.1 近现代诠释

曹颖甫在《金匮发微》中曰："狐，淫兽也，《诗》有'狐绥绥'，为寡妇欲嫁鳏夫而作。《左氏春秋》秦人卜与晋战。其繇曰：'千乘三去，三去之余，获其雄狐'。占之曰：'夫狐蛊，必其君也'。盖晋惠公蒸于贾君，有人欲而无天理，故秦人以狐名之，此可证狐为淫病矣。又'晋候有疾篇''有海淫惑疾'之文，下文申之曰：'夫女，阳物而晦时，淫则有内热惑蛊之疾'。

内热为女劳瘅，惑蛊为二证。惑即本篇虫蚀之证；蛊则聚毒虫于瓮，令自相食，或用虾蟆，或用蜈蚣，最后存其一，即为蛊。相传南方有此木，妇人于其所爱者将行，以蛊灰暗投饮食中，约期不至，即毒发而死。《左氏传》以三证并称，又可证惑为淫病矣。以理断之，直今之梅毒耳。盖阴阳二电以磨擦生火，重之以秽浊虫生，遂成腐烂，蚀于喉为惑，蚀于阴为狐，不过强分病名，而其实则一。按：此证先蚀于阴，阴蚀已，则余毒上攻而蚀于喉，并有蚀于鼻者，俗谓之开天窗。譬之郁伏之火，冒屋而出也。鼻烂尽，其人可以不死，蚀于上部则声嗄，会压穿也；蚀于下部则咽干，火炎上也。惟蚀于肛者甚少，或者其娈童欤？世所称龙阳毒，盖即指此。所以状如伤寒者，以头痛言也，毒发于宗筋，则其热上冲于脑而头痛，俗谓之杨梅风，宜水磨羚羊角以抑之；所以默默欲眠，起则颠眩者，小便数而痛剧也（或用车前草汁饮之，饮之间有小效）；所以目不得闭，卧起不安者，昼夜剧痛，欲卧而不得也。所以不欲饮食，恶闻食臭者，小便结于前，故不欲饮；大便闭于后，故不欲食；浊阴不降，中气顿滞，故恶闻食臭。热毒攻于上，故面目乍赤；脓血成于下，故面目乍黑；营气既脱，加以剧痛，故面目乍白。以仲师方治考之，狐惑之为虫病，灼然无可疑者。"可见，曹颖甫认为狐惑病乃"虫病"也。

刘渡舟将湿热毒邪与虫论合二为一，认为狐惑病是因为湿热久蕴而生虫，且蒸腐气血，内损心肺，外伤咽喉，咽喉腐蚀糜烂，则声音嘶哑，名为"惑"病；若内损肝肾，虫蚀前后二阴，阴部腐蚀溃烂，而称为"狐"病。若内损脾胃，运化失常，故不欲饮食，恶闻食臭。湿热内困心神，故默默欲眠，目不得闭，而卧起不安。湿热为病，热上蒸，故其面目乍赤；湿上遏，故其面目乍黑；湿热下行，则面目乍白。

2.2 病因研究

古代医家多认为狐惑的病因为伤寒之后，余热未尽，湿热邪毒内蕴所致。近代医家，如赵锡武、金寿山、何任等也都认为本病由湿热蕴蒸所致。近代学者通过大量临床实践，对狐惑病的病因病机进行了新的探讨，认为本病与饮食辛辣肥甘、感受湿邪、产后郁热、情绪不遂等因素有关，其中湿在本病的发病中起着重要作用。

严可斌根据经络的循行，认为狐惑病应以肝经湿热为本。湿热毒邪侵上则目赤发红，下害则注于阴，蚀于阴部而起疱疹溃烂，逆传于胃，胃火上炎则口舌生疮。肝经湿热郁滞日久，子病及母，肾阴受损，相火上炎，母子同病，是故病情缠绵。

另外，现代医学认为白塞病的病因尚待阐明，不过大多数医家都认同免疫、基因、环境因素是其发病的主要致病因素。

病因原文

阳毒之为病，面赤斑斑如锦文，咽喉痛，唾脓血。（十四）
阴毒之为病，面目青身痛如被杖，咽喉痛。（十五）

1　古代注解与病因探究

1.1　古代注解

对于阴阳毒的理解古代医家有不同的认识。清·徐忠可认为这是由于外感寒邪，中于阳经或阴经，久而不解所致，其在《金匮要略论注》中曰："《内经》云：伤于寒，皆为热病。然邪在阳经，久而炽盛，则为毒矣。故有阳毒之病，其病乃热淫荣卫，搏结于胃，上于咽喉，总是阳热。故炽于上焦，而肝肾之阴不交，面者，阳明之气所注，故火热盛，而面赤斑斑如锦也；咽喉虽有阴阳之分，大火所冲，玉石无分，故咽喉剧痛也；阳经热盛，心火并之，心主血，则化而为脓，病在上焦，故唾也……寒邪直中阴经，久而不解，则为毒矣，故有阴毒之病。其病乃直中于肾，浸淫肝脾，寒气凛冽，所至疼痛，面目者，肝脾之部所及也，上受寒侵，木乃乘之，故色青；寒侵肌肉，与卫气相争，故痛如被杖；咽喉亦痛者，少阴脉上至咽，故有伏寒者，咽必痛，喉虽属阳，痛甚则气相应也。"

清·高学山在《高注金匮要略》中曰："此阴火之郁于上焦气分，而残暴其血中之清阳者。气分属阳而受毒，故曰阳毒，与俗称阳火亢热之毒不涉。阳气受阴火之毒，不能载血流行。面为诸阳之合，故独赤斑斑如锦纹，气病而不与血相入之象也。咽喉，为清气上出之道，气从阴火之化，故痛，气伤则脓，气伤而血亦与之俱伤者，故吐脓亦吐血也……'阴毒之为病，面目青，身痛如被杖，咽喉痛'……此阴火之郁于上焦营分，而残暴其血中之清阳者。营血属阴而受毒，故曰阴毒，与伤寒阴邪中脏之毒不涉。营血受阴火之毒，色不上华，故面青。又肝藏血，而开窍于目。营血伤于阴热，而肝气外应，故目亦青也。营行脉中，营血热而脉络之气不舒，故身痛如被杖也。膻中为阳腑而多热，其别络，则内通心主之血，而外络咽喉，阴火逼营阴，而膻中更热，故上逆于咽喉而刺痛也。"

1.2　病因探究

王叔和、巢元方、庞安常、朱肱等医家崇尚"阳毒为热极，阴毒为寒极"之说，如朱肱在《类证活人书》中曰："若阴气独盛，阳气暴绝，则为阴毒。若阳气独盛，阴气暴绝，则为阳毒。"尤在泾对此并不认同，其在《金匮要略心典》中曰："毒者，邪气蕴蓄不解之谓。阳毒非必极热，阴毒非必极寒，邪在阳者为阳毒，邪在阴者为阴毒也"。对于"阴阳毒"之"阴阳"，尤氏认为这是指表里，曰："而此所谓阴阳者，亦非脏腑气血之谓，但以面赤斑斑如锦纹，咽喉痛，唾脓血，其邪着而在表者谓之阳；面目青，身痛如被杖，咽喉痛，不唾脓血，其邪隐而在表之里者谓之阴耳。"

古代有的医家认为阴阳毒是外感时邪疫毒所致，如赵献可曰："此阴阳二毒是感天地疫疠非时之气，沿家传染，所谓时疫证也。"亦有医家认为阴阳毒虽与外邪侵入有关，但与人体内因亦有关系，如庞安常曰："凡人禀气各有盛衰，宿病各有寒热，因伤寒蒸起宿疾，更不在感异气而变者，假令宿有寒者，多变阳虚阴盛之疾，或变阴毒也，素有热者，多变阳盛阴虚之疾，或变阳毒也。"

2 近现代中医学家病因研究

2.1 近现代诠释

曹颖甫在《金匮发微》中曰："邪中之人，血热炽盛为阳，血寒凝结为阴，此不难意会者也。然则阴阳毒二证虽未之见，直可援症状而决之。阳毒为阳盛之证，热郁于上，故面赤斑斑如锦纹；热伤肺胃，故吐脓血。阴毒为凝寒之证，血凝而见死血之色，故面目青；血凝于肌肉，故身痛如被杖。二证皆咽痛者，阴热熏灼固痛，阴寒凝阻亦痛，咽痛同而所以为咽痛者不同。以方治论。则阳毒有虫，阴毒无虫，譬之天时暴热则蠃虫咸仰，天时暴寒，则蛰咸俯。"

刘渡舟沿袭"外感时邪疫毒"之说，认为阴阳毒乃"因疫毒之邪，蕴于血脉而成……由于阴阳毒是感受疫疠毒邪，故有一定的传染性"，连建伟亦认为阴阳毒与感受疫毒有关。

2.2 病因研究

张谷才认为阴阳毒的致病原因主要是热毒侵入血分。其病理病机可因其急缓程度的不同而不同，急性者，常因血分热甚，出现发热，面赤斑斑如锦纹，咽喉痛，病属于阳，则为阳毒。慢性者，多因瘀热在血分不解，阴血凝滞，故见面目青紫、身痛或咽痛等症状，病属于阴，则为阴毒。

范永升等认为阴阳毒的发病与机体内外环境密切相关。内因是发病的根本原因，外因是本病的诱发因素。阴阳毒的基本病机是本虚标实，多以肝肾阴虚为本，以毒、热、瘀为标。

小　结

1 百合病

1.1 百合病病因证治

百合病的病因主要为外感热病（伤寒、温病）后余热未尽；或情志不遂，郁而化火；或误用汗吐下所致；另外可由房室不慎或遗毒所致。病机为心肺阴虚。症状表现：一者，由于心肺阴虚表现为神志方面的不安定，如"意欲食复不能食，常默然，欲卧不能卧，欲行不能行，饮食或有美时，或有不用闻食臭时，如寒无寒，如热无热"等；二者，由于阴虚内热，表现为"口苦，小便赤……脉微数"。

因"百脉一宗"，故其治疗可用百合地黄汤养心肺之阴，清其虚热。若误用汗法，使津液更伤，虚热更重，出现汗多、心烦、口渴等症，可予百合知母汤养阴清热，润燥止渴。若误用下法，损伤中气和下焦的津液，出现噫嗳、腹泻、尿少等症，可予滑石代赭汤滋阴清热，止泻利尿，镇逆。若误用吐法，邪热乘虚内扰，出现心烦懊忱、欲吐不能吐等症，可用百合鸡子黄汤养阴清热，补虚除烦。若百合病日久不愈，邪热留恋，使肺不布津，出现口渴，可予百合洗方宣通肺气，取"肺主皮毛"之意，若"渴不差"者，乃是病重药轻，予瓜蒌牡蛎散养阴清热，生津止渴，引热下行。若百合病出现发热，乃是热盛于里、外达肌表所致，予百合滑石散滋阴清热、利尿。

1.2　百合病医案精选

医案1

吴才伦医案：王某，女，13岁，学生。1960年4月15日在看解剖尸体时受惊吓，随后因要大便跌倒在厕所内，经扶起抬到医院治疗。据代述查无病，到家后颈项不能竖起，头向左右转动，不能说话，问起痛苦，亦不知答。曾用镇静剂2日无效，转来中医诊治。脉浮数，舌赤无苔，无其他病状，当即从"百合病"处理。

百合7枚，知母4.5克。

服药1剂后，颈项已能竖起十分之七，问她痛苦亦稍知道一些，左右转动也稍减，但仍不能说话。再服1剂，颈项已能竖起，不向左右转动，自称口干燥大渴。改用瓜蒌牡蛎散，服1剂痊愈。

《江西中医药》1960，（12）：14

医案2

贺德震医案：患者，男，50岁。欲卧不能卧，欲行不能行，一月来时寒战，时发热，时昏睡，时惊叫，时而能食，进而汤水不能下咽，大便硬，尿如血水，涓滴作痛。经县医院检查，诊断为结核性脑膜炎及慢性肾盂肾炎。此证颇与百合病相似，用百合地黄汤治疗，日服1剂。10天后病情好转，再用瓜蒌牡蛎散加减出入，服药30余剂后，诸症消失，至今6个月，一切情况良好。

《中医杂志》1965，（11）：21

2　狐惑病

2.1　狐惑病病因证治

狐惑是指湿热内蕴，久而成毒，影响脾胃运化，则不欲饮食，甚至恶闻食臭，胃不和则卧不安，故默默欲眠，而目不得闭，卧起不安，湿热邪气游溢上下，故面色变幻无常，或红、或黑、或白。湿热循肝经上蒸则咽喉溃烂，甚至目赤如鸠眼，湿热下注则前后二阴溃烂。

狐惑病可用甘草泻心汤进行治疗。前阴溃烂而咽干者可以用苦参汤进行熏洗，后阴溃烂者可用雄黄熏之。若患者里热明显，表现为"脉数，无热微烦，默默但欲卧，汗出"且肉腐成脓，表现为"目赤如鸠眼……目四眦黑……能食"，可用赤小豆当归散，清热解毒，活血化脓。

2.2　狐惑病医案精选

医案1

姜媛媛医案：高某，女，63岁，因"口腔黏膜糜烂半月"就诊。患者1个月前无明显诱因出现咽痛、口干，无发热，无鼻塞流涕，无咳嗽咳痰，当地诊所给予头孢类抗生素10余天，病情有所好转，但半个月前口腔开始出现白色斑点，渐出现糜烂，由门诊收入院，自发病以来，纳食差，夜寐欠安，大便三日一行，小便正常。查体：

舌及下唇黏膜可见多处溃疡，上覆白色腐物，擦拭后出血，舌质红，苔薄黄中厚，脉沉细。中医诊断：狐惑病；西医诊断：阿扶他口腔溃疡。给予甘草泻心汤加减：

炙甘草20克，黄芩10克，黄连6克，党参15克，干姜6克，半夏10克，焦三仙各10克，藿香15克，佩兰10克，白术12克，射干10克，连翘10克，薄荷6克，大枣10枚。

连服7剂，同时给予冰硼散外敷，服后口腔溃疡较前好转，声音嘶哑减轻，继服14剂，溃疡面渐愈合。

《实用中西医结合临床》2010,（5）：59-60

医案2

赵明锐医案：梁某，女，35岁。患白带下注3年之久，近1年来加重，并发外阴瘙痒难忍。经妇科检查，诊断为"滴虫性阴道炎"。经用甲硝唑等治疗两个疗程，效果不明显。后用苦参汤熏，每晚熏1个小时，兼服清热利湿之中药，2周后，带净痒止。又经妇科数次检查，阴道未见滴虫，而且炎症也愈。

《经方发挥》1982年版

3　阴阳毒

3.1　阴阳毒病因证治

阴阳毒的病因是感受疫疬之邪。由于毒邪的轻重不同，患者的体质也不同，故临床变现为阴阳两种类型的证候。阳毒者，热毒较盛，人体正气尚强，邪趋于表，赤斑鲜明，虽疫毒已经入血，但有正气驱邪外出之势。阴毒者，正气素虚，热毒又盛，邪趋于表之里，疫毒入血，血行瘀阻，斑出不透，隐伏晦暗，正气无力驱邪外出，瘀热有内陷之势。二者相比较：阳毒为实证，较轻，阴毒属虚证（正虚邪实），较重。治疗阴阳毒以升麻鳖甲汤为主方，取其清热解毒、活血散瘀之力，用于阴毒须去雄黄、蜀椒。

3.2　阴阳毒医案精选

医案1

吴擢仙医案：一患者颜面发斑，前额、面颧特为明显，略显蝶形，其色鲜红，西医诊断为红斑狼疮。诊其舌红少苔，切其六脉滑数有力，问诊其患处奇痒难忍，有烧灼感，肢体疼痛，时发寒热，乃断为《金匮要略》之"阳毒发斑"。治宜解毒透斑，用升麻鳖甲汤全方加银花一味，5剂病减，后去蜀椒、雄黄，加生地黄、玄参十余剂而愈。阴阳毒皆当解毒活血，阳毒轻浅，利于达散，故用雄黄、蜀椒辛散之力，以引诸药透邪外出。观方后有云服"取汗"，就可见本方透解的功效了。

《成都中医学院学报》1982,（增）：3

医案2

谭日强医案：次女赛男，患猩红热，初起恶寒发热，头痛，咽痛，下颌淋巴肿大，舌苔薄白，脉象浮数。服银翘散 2 剂，恶寒已罢，仍发热咽痛。服普济消毒饮去升麻、柴胡 3 剂，另用冰硼散吹喉，咽痛减轻，热仍不退，颈面出现红色斑疹，惟口唇四周苍白，舌绛无苔。印象为猩红热。为了避免传染给其他孩子，急送长沙传染病医院，经化验检查，白细胞计数增高，中性粒细胞增高，符合猩红热诊断。一面肌内注射青霉素，一面用升麻鳖甲汤：

升麻 3 克，鳖甲 10 克，当归 3 克，去雄黄、蜀椒，加金银花 10 克，连翘 10 克，牛蒡子 10 克，生地黄 10 克，丹皮 10 克，赤芍 6 克，桔梗 3 克，甘草 3 克。

服 3 剂，红疹遍及四肢，压之可暂褪色，继用原方去升麻、当归、桔梗，加元参、麦冬、大青叶。3 剂，皮疹消退，体温正常，痊愈出院。

《金匮要略浅述》1981：62

参 考 文 献

陈忞超, 史宏, 冯媛媛, 等.2015. 狐惑病现代研究概述[J]. 中国中医基础医学杂志, （7）: 907-908

范永升, 温成平.1997. 阴阳毒证治探讨[J]. 中国医药学报, （4）: 55-56

姜德友, 陈永坤.2006. 百合病源流考[J]. 河南中医, （2）: 13-15

连建伟.2008. 连建伟金匮要略方论讲稿[M]. 北京：人民卫生出版社

林慧光.2015. 陈修园医学全书[M]. 北京：中国中医药出版社

刘渡舟, 苏宝刚.1984. 金匮要略诠解[M]. 天津：天津科学技术出版社

马武开.2003. 白塞病的中医病因病机探讨[J]. 江苏中医药, （7）: 7-8

孙洽熙.2015. 黄元御医学全书[M]. 北京：中国中医药出版社

王玉兴.2013. 金匮要略三家注[M]. 北京：中国中医药出版社

吴谦.2011. 医宗金鉴[M]. 太原：山西科学技术出版社

严可斌.1994. 肝经湿热为本. 肝经湿热为本、胃火上炎是标——据经络论治狐惑病[J]. 上海中医药杂志, 3: 31

叶进.1994. 历代医家对百合病病因的认识[J]. 成都中医学院学报, （2）: 46-47

张谷才.1981. 从《金匮要略》来谈阴阳毒[J]. 广西中医药, （6）: 11-13

赵立军.2008. 《金匮》百合病理论研究综述：吉林省第五届科学技术学术年会[C], 中国吉林长春

庄富强, 王晓军, 桑希生.2009. 百合病病机之我见[J]. 中医药学报, （1）: 77-78

疟病脉证并治第四

本篇仲景以疟病专开一篇，可见仲景对于疟病是非常重视的，同时也说明了在古代疟病流传很广泛。疟病是一种因感受疟邪引起的，以寒热往来、寒战壮热、休作有时为主要表现的疾病。本篇条文只有五条，载方六首，包括三首附方。篇中论述了疟病的病机、脉证、治法及方药，而对于疟病的病因，本篇没有直接涉及。但可从其脉象，结合《内经》等理论，推知疟病的病因，即为感受疟邪而为病。

病因原文

师曰：疟脉自弦，弦数者多热，弦迟者多寒。弦小紧者下之差，弦迟者可温之，弦紧者可发汗、针灸也，浮大者可吐之，弦数者风发也，以饮食消息止之。（一）

1 古代注解与病因探究

明·赵以德《金匮方论衍义》云："弦者，少阳甲木之象也，疟邪客于荣气之间，与卫合而病作，寒热者，正隶少阳半表半里之分，所以少阳为疟之舍，故弦乃疟之自家脉也。于是少阳引邪，退而就阴，阴则寒，寒则迟；进而就阳，阳则热，热则数。寒用温而热用凉可知矣。此明表里进退，乘其虚实而调之者也。复言小紧与弦紧、汗下之者，此又明表里之有实邪而攻之者也。浮大者，以明病不在表里而在上者也……弦数风发者，非前多热之所云，此更论其热之变，而木从火则风生，风得火则旺，旺则克土。火发木淫，必先实脾，实脾莫如资以饮食，消息寒凉之味以止之，此乃明其病在中者也。"赵氏之语，根据脉象明确指出疟病的病位在少阳，少阳者，居于半表半里，进而发为阳，退而发为阴，阳胜则热，阴胜则寒。赵氏于脉理研究透彻，阐释精妙，为后世医家奠定了理论基础。

清·周扬俊《金匮玉函经二注》云："人之疟证，由外邪之入，每伏于半表半里，入而与阴争则寒，出而与阳争则热，故寒热往来，主少阳。谓兼他经证，则有之，谓全不涉少阳，则无是理也。仲景曰脉自弦，正以或数、或迟、或小紧、或浮大，皆未可定，要必兼弦，弦为少阳脉也。夫邪犯少阳，与卫气并居，卫实昼行于阳，夜行于阴，故邪得阳而外出，得阴而内搏，内外相搏，是以日作。若气之舍深，内搏于阴，阳气独发，阴气内着，阴与阳争不得出，是以间日而作也。然则偏阴多寒，偏阳多热，其纯热无寒而为瘅、为温，纯寒无热而为牡，莫不自少阳而造其极偏。补偏救弊，必从少阳之界，使邪去而阴阳适归于和，而后愈也。盖补救之道，非药不可，乃仲景复云弦数者风发，以饮食消息之，抑又何耶？数为热，热极则风生，势必肝木侮土而传以不胜，遂坐耗胃之津，阳愈偏而不复，是未可徒求之药也，须以饮食消息而止其热，即梨汁、蔗浆生津止渴之属。正《内经》谓风淫于内，治以甘寒之旨耳。"周氏明确了疟病病位在少阳，而反对疟病不全为少阳，亦兼他经病证之说，其认为，疟病寒热不定，因偏阴偏阳及其程度的不同，可发为不同类型的疟病，因"自少阳而造其极偏"，更从侧面证实疟邪本病在少阳。

清·尤在泾《金匮要略心典》云："疟者少阳之邪，弦者少阳之脉，有是邪，则有是脉也。然疟之舍，固在半表半里之间，而疟之气，则有偏多偏少之异。故其病有热多者，有寒多者，有里多而可下者，有表多而可汗、可吐者，有风从热出，而不可以药散者，当各随其脉而施治也。"尤氏言明，"有是邪则有是脉"，阐明疟邪为少阳之邪，提示后人可从《伤寒论》少阳病着手论治。

疟病属少阳，清·吴谦在《医宗金鉴》中将疟病与伤寒少阳做了鉴别，可供参考。"疟之为病，寒热也。三阴三阳皆有之，因其邪伏藏于半表半里之间，故属少阳，脉自弦也。弦数者多热，弦迟者多寒，谓发作之时，多热为阳盛，多寒为阴盛也。夫伤寒少阳病，则有汗、吐、下三法之禁，而疟亦属少阳，何以有汗、吐、下三法之宜？是盖疟属杂病，不可不知也。初发脉弦兼沉紧者，主乎里也，可下之；兼迟者，主乎寒也，可温之；兼浮紧者，主乎表也，可汗之；兼滑大者，主乎饮也，可吐之；兼数者，风发也，即风热之谓也，可清之。若久发不止，则不可以此法治之，当以饮食搏节，调理消息止之。盖初病以治邪为急，久病以养正为主也"。吴氏言明，疟属少阳，但又与单纯少阳病有所不同。少阳病有汗吐下三禁，而疟属杂病，需根据其脉证而处方用药，不可完全将少阳病治则治法照搬。

清·黄元御《金匮悬解》云："弦为少阳之脉，寒邪在经，以类相从，内舍三阴，少阳居二阳三阴之间，内与邪遇，相争而病作，故疟脉自弦。少阳甲木，从相火化气，其初与邪遇，卫气郁阻，不得前行，渐积渐盛，内夺阴位。阴气被夺，外乘阳位，裹束卫气，闭藏而生外寒。卫气被束，竭力外发，重围莫透，鼓荡不已，则生战栗。及其相火郁隆，内热大作，寒邪退败，尽从热化，则卫气外发而病解。此痎疟之义也。但相火不无虚实，弦数者，火胜其水，其病多热，弦迟者，水胜其火，其病多寒。弦而小紧者，腑热重而表寒轻，下之则差。弦迟者，内寒，可温其里。弦紧者，外寒，可发汗针灸，以散其表。浮大者，宿物内阻，可吐之。弦数者，木郁而风发也，以饮食消息而止之，如梨浆、瓜汁清润甘滑之品，息其风燥，经所谓风淫于内，治以甘寒是也。"黄氏将疟病之病因病机论述得较为透彻，引入《内经》"痎疟"之概念，卫气被束，内热壅盛，因而寒热往来，不同于多数医家所说少阳居半表半里，进则为阳，退则为阴，而表现出寒热往来之观点，可供参考。然饮食方面，经云"风淫于内，治以甘寒"，故用"梨浆、瓜汁等清润甘滑之品"。

2　近现代中医学家病因研究

曹颖甫在《金匮发微》中说："弦为少阳之脉，此尽人之所知也。然疟病何以属少阳，则以手少阳三焦寒水不得畅行皮毛之故。究其病由，厥有数因。人当暑令，静处高堂遂宇，披襟当风，则汗液常少，水气之留于皮毛之里者必多，秋风一起，皮毛收缩，汗液乃凝互肌理，是为一因。劳力之人，暑汗沾渍，体中阳气暴张，不胜烦热，昼则浴以凉水，夜则眠当风露，未经秋凉，皮毛先闭，而水气留著肌理者尤多，是为二因。又或秋宵若热，骤冒晓凉，皮毛一闭，水气被遏，是为三因。三因虽有轻重之别，而皮里膜外并留水气，故其脉皆弦。痰饮之脉必弦者，由其水气故也。太阳寒水痹于外，一受秋凉，遂生表寒；营血受压，与之相抗，是生表热。故有寒热往来之变。惟水气轻者，随卫气而动，休作日早，其病易愈。水气重者，随营血内伏，休作日晏，其病难愈。血热内张，故脉弦数而多热。水寒外胜，故脉弦迟而多寒。"纵观历代典籍，疟病病因鲜有涉及，多遵内经"痎疟"之因而未详述。然《金匮发微》可谓另辟蹊径，对疟病的病因阐述最为独特。曹氏从手少阳三焦经入手，将疟病病因与水气结合起来，正合《内经》"夏伤于大暑，其汗大出，腠理开发，因遇夏气凄沧之水寒，藏于腠理皮肤之中，秋伤于风，则病成矣"之意。

刘渡舟在《金匮要略诠解》中说："疟病是邪伏少阳之半表半里部位，若邪入里与阴相争则恶寒；若外出与阳相争则发热，故有寒热往来之证。疟邪病于少阳，少阳脉弦，所以，疟脉也脉弦。此外，由于患者体质的差异，化寒化热亦有所不同。故弦数者多见有热；脉弦迟者，则多见有寒。因此，在治疗上也应有所区别，不能混而不分。如疟脉弦而小紧，紧主里主实，是疟病兼有饮食积滞之邪。治宜泻下胃肠之积；若疟脉弦而迟，为疟病兼见寒邪的反映，则可用温中散寒之法；若疟脉弦紧而不弦细的，是疟病兼有风寒之邪，宜用针灸发汗之法；若疟病脉见浮大，知其邪在高位，可以吐而越之，而因势利导；若脉弦而数，乃疟病阳热内盛，可用清热之法治之；若阳热内盛，则阴伤动风，而成'风发'之变，可从饮食方面酌情调理，如饮以梨汁、蔗汁，甘寒而生津，以熄其风则愈。"刘渡舟从体质学角度入手，引入体质"从化"概念，拓宽了《金匮要略》疟病原文的应用范围，对现代中医临证更有启发。

肖少卿等认为季节、气候、地区、传染性和适应性等对疟疾的发病有重要影响。林绍春利用假说演绎法，认为疟原虫是疟疾的直接原因，而蚊子是疟疾传播的媒介，另外，沼泽有利于蚊子生长，所以沼泽之地疟疾的患病率高。连建伟亦认为疟疾是由疟原虫经蚊子传播而得，多发于秋季。

小　结

1　疟病源流分析

早在《内经》中，即有关于疟病因机证治的专篇描述，仲景没有阐述疟病的病因，可能是仲景对疟病的病因多遵《内经》，其自身认识还不明确，故存疑不写，以待后世明之。《内经》中对于疟病的病因主要归之于"风""寒""暑""湿"等外邪，同时也认识到了内因的作用。《素问·疟论》云："夫痎疟皆生于风……此皆得之夏伤于暑……因得秋气，汗出遇风，及得之以浴……"，又云："夏伤于大暑，其汗大出，腠理开发，因遇夏气凄沧之水寒，藏于腠理皮肤之中，秋伤于风……名曰寒疟……此先伤于风而后伤于寒……名曰温疟……"，又云："夏伤于暑，秋必病疟。"可见，《内经》认为"风""寒""暑""湿"等外邪侵袭可致疟病。

2　疟病因机探究

病因方面，《素问·疟论》已提出"疟气"概念，"疟气随经络沉以内薄，故卫气应乃作……夫疟气者，并于阳则阳胜，并于阴则阴胜，阴胜则寒，阳胜则热"。"疟气"为疟病之主因，即后世之疟邪。疟病具有传染性，故可将疟病的病因归属于"疠气"的范畴。宋·陈无择在《三因极一病证方论》中指出"病者发寒热，一岁之间，长幼相若，或染时行，变成寒热，名曰疫疟"，李梴在《医学入门》中云："外感异气，发为瘴疟、疫疟"，均体现了疟疾的传染性。而结合现代医学结论及疟病的发病过程，疟疾的形成与环境、饮食、个体体质差异有关，而其直接原因则为感受"疟邪"，即现代医学意义中的疟原虫，疟原虫传播常以蚊子作为载体，故具有传染性。疠气是一种具有强烈传染性和致病性的病邪，具有发病急、病情重、症状相似等特点，而疟病症状相似，危证多，发有定时，易成痼疾，符合"疠气"发病特征。同时，亦有医家认为体质素亏，以及痰郁、食积可致人发病，如陈无择云："夫疟，备内、外、不内外三因，外则感四气，内则动七情，饮食饥饱，房室劳逸，皆能致疟。"

另外，《素问·疟论》关于各型疟病病因病机亦有详细描述，寒疟者，"寒者阴气也，风者阳气也，先伤于寒而后伤于风，故先寒而后热也，病以时作，名曰寒疟"，言明寒疟的病因以寒邪为主，后夹风，先寒后热，寒热往来而多偏寒；温疟者，"先伤于风而后伤于寒，故先热而后寒也，亦以时作，名曰温疟"，风性主动，为阳邪，先伤于风而后夹寒，故病以热为主，寒热往来而多偏热。

除此之外，疟病还有一种比较重要的类型，即为瘅疟，历代医家对此多有论述，较前两者为多。经云："瘅疟者，肺素有热气盛于身，厥逆上冲，中气实而不外泄，因有所用力，腠理开，风寒舍于皮肤之内、分肉之间而发。"仲景亦言："阴气孤绝，阳气独发，则热而少气烦冤，手足热而欲呕，名曰瘅疟"，可见，仲景认识到由于人体中气实，肺有热，若腠理开则风寒乘虚而入，内外相引以致瘅疟。另外，历代医家还认识到瘴气、疫疠、时毒可致瘅疟，如隋·巢元方在《诸病源候论》中云："此病生于岭南，带山瘴之气。其状，发寒热，休作有时，皆由山溪源岭嶂湿毒气故也……"《景岳全书》中云："凡往来岭南之人，及宦而至者，无不病瘴而至危殆者也。又谓土人生长其间，与水土之气相习，外人入南必一病，但有轻重之异，若久而与之俱化则免矣。"这不仅说明瘴气可致病，其发病与地区确实也有一定的联系，更体现了"因地制宜"的道理。

3　疟病与伤寒少阳异同

关于疟病与伤寒少阳病是否相同，历代医家争议颇多。疟病与少阳病因症状相似，脉象大致相同，常被各家用来类比。正如徐成贺所讲："疟病寒热休作，少阳病寒热往来，脉皆有弦象，释疟多从少阳解，故有'疟病不离少阳'之说。"从病因学角度分析，少阳病病因为感受外邪，邪犯少阳而成病，不具有传染性；而疟病的病因主要为感受"疟邪"，具有传染性、季节性及地域性；且仲景《伤寒论》中少阳病，除本经受邪外，可由他经传变而来，而疟病多为直接发病。从这两点来看，不可将疟病简单地与少阳病等同。

4　疟病证治探究及医案精选

4.1　证治探究

本篇将疟病分为瘅疟、温疟、牡疟、疟母、寒湿疟、劳疟、营卫两伤疟七型。但热不寒者为瘅疟，宜清热生津，用白虎加人参汤或竹叶石膏汤治疗；热多寒少者为温疟，宜清热生津、解表散邪，用白虎加桂枝汤治疗；寒多热少者为牡疟，宜祛痰通阳，用蜀漆散治疗；疟病久治不愈，深入血络，结成积聚的为"疟母"，宜活血化瘀、调营和卫，用鳖甲煎丸治疗；牡疟兼寒湿甚者为寒湿疟，宜发越郁结之阳，祛痰消饮，用牡蛎汤治疗；疟病发渴者，久则成劳疟，宜补脾生津、解热润燥，用柴胡去半夏加瓜蒌汤治疗；疟病营卫两伤，寒多热少或但寒不热者为营卫两伤疟，宜温通阳气，气化津液，调和肝脾阴阳，用柴胡桂姜汤治疗。

4.2　医案精选

医案 1

岳美中医案："友人裴某之第三女患疟，某医投以柴胡剂二帖，不愈。余诊其脉洪滑，询之月经正常，未怀孕。每日下午发作时，热多寒少，汗大出，恶风，烦渴喜饮。思此是'温疟'，脉洪滑，烦渴喜饮，是白虎汤证；汗出恶风，是桂枝汤证，即书白虎加桂枝汤：

生石膏 48 克，知母 18 克，炙甘草 6 克，粳米 18 克，桂枝 6 克，清水 4 盅。煮米熟，汤成，温服。1 剂病愈大半，2 剂疟不复作。"

《岳美中医案集》

医案 2

张聿青医案："沈左，久疟屡止屡发，刻虽止住，而食入不舒，左胁下按之板滞，胃钝少纳。脉濡，苔白质腻。脾胃气弱，余邪结聚肝络。拟和中运脾疏络。

于潜术二钱，炒，陈皮一钱，川朴一钱，制半夏一钱五分，沉香釉一钱五分，焦楂炭三钱，茯苓一钱，炒竹茹一钱，鳖甲煎丸一钱五分，开水先服。"

《张聿青医案》

参 考 文 献

曹颖甫. 2014. 金匮发微[M]. 邹运国，整理. 北京：中国医药科技出版社：33

黄元御. 2012. 伤寒悬解·金匮悬解·伤寒说意[M]. 太原：山西科学技术出版社：235

连建伟. 2008. 连建伟金匮要略方论讲稿[M]. 北京：人民卫生出版社：72

林绍春. 1995. 疟疾病因的探索与假说演绎法的运用[J]. 医学与哲学，16（1）：37-38

刘渡舟，苏宝刚. 1984. 金匮要略诠解[M]. 天津：天津科学技术出版社：35

吴谦等. 2011. 御纂医宗金鉴[M]. 太原：山西科技出版社：195

肖少卿，武钟颐. 1983. 祖国医学对疟疾的认识及治疗[J]. 南京中医药大学学报，2（17）：36-38

尤在泾. 1999. 尤在泾医学全书[M]. 孙中堂，主编. 北京：中国中医药出版社：112

赵以德，衍义. 周扬俊，补注. 1990. 金匮玉函经二注[M]. 北京：人民卫生出版社：74-75

赵以德. 2012. 金匮方论衍义[M]. 刘恩顺，王玉兴，王洪武，校注. 北京：中医古籍出版社：45-46

中风历节病脉证并治第五

本篇主要论述了中风和历节两种疾病的病因证治，同时也兼夹论述了瘾疹、胸满短气、头风、脚气、痹痱、眩晕等多种疾病的辨证论治。这些疾病的病因主要是正气亏虚，而又外感风邪或湿邪等，其症状多有四肢不能正常活动的表现，故合为一篇。

病因原文

夫风之为病，当半身不遂，或但臂不遂者，此为痹。脉微而数，中风使然。（一）

1 古代注解与病因探究

明·赵以德在《金匮方论衍义》中曰："此证半身不遂者，偏风所中也；但臂不遂者，风邪上受也。风之所客，凝涩荣卫，经脉不行，分肉筋骨俱不利，故曰此为痹。卫者，水谷之悍气，阳也，温分肉，肥腠理，循行脉外，佐其动也，滑利充溢；荣者，水谷之精气，阴也，循脉中，应刻而动，沉动翕徐。今因风着为痹，荣遂改微，卫遂变数，故脉微数也。"赵氏认为此乃风邪偏中、凝涩荣卫所致病症。风邪侵袭肌肤经络，着于筋骨关节，致荣气和卫气涩滞，筋脉肌腠失养，故痹阻为病。

清·尤在泾在《金匮要略心典》中曰："风彻于上下，故半身不遂；痹闭于一处，故但臂不遂。以此见风重而痹轻，风动而痹着也。风从虚入，故脉微；风发而成热，故脉数。曰中风使然者，谓痹病亦是风病，但以在阳者则为风，而在阴者则为痹耳。"尤氏认为风邪善行，具有易行而无定处的性质，故"彻于上下"；痹则是"闭于一处"，故与风相反。在病理状况下，二者是相反相成的。

清·喻昌在《医门法律》中曰："臂不举为痹，叙于半身不遂之下，谓风从上入臂先受之，所入犹浅也。世传大拇一指独麻者，三年内定中风，则又其浅者矣。"喻氏将着眼点放在"痹"字上，认为"痹"为中风之浅者。风为阳邪，其性轻扬升散，具有升发、向上、向外的特性。一者，容易侵犯人体的卫表肌腠，临床上大凡病位浅在肌表的病证，多责之于风邪为患；二者，风邪多伤害人体的上部，故"从上入臂先受之"，之后可逐步深入、由表及里，"世传大拇一指"然后深入脏腑"三年内定中风"。

《素问·风论》曰："风之伤人也，或为寒热，或为热中……或为偏枯，或为风也，其病各异，其名不同""风中五脏六腑之俞，亦为脏腑之俞，各入其门户所中，则为偏风"，说明《内经》已经认识到外风可致中风。《灵枢·刺节真邪》云："虚风之贼伤人也，其中人也深，不能自去""虚邪偏客于身半，其入深，内居营卫，营卫稍衰，则真气去，邪气独留，发为偏枯"，说明《内经》认识到了"正虚邪中"。《素问·生气通天论》曰："阳气者，大怒则形气绝，而血菀于上，使人薄厥"，张锡纯对此解释为"知其为肝风内动，以致脑充血也"，说明《内经》认识到内风亦可致中风。

在继承《内经》对中风病因认识的基础上，张仲景以脉象阐述中风的病因病机。"脉微而数，中风使然"，其中"微"为正气不足，"数"为邪气有余。可见，张仲景认为中风的病因：内因为正气亏虚，外因为风邪外中，即"正虚邪中"。张仲景"正虚邪中"的病因思想从第一篇开始就一直在反复强调，如"千般疢难，不越三条：一者，经络受邪，入脏腑，为内所因也；二者，四肢九窍，血脉相传，壅塞不通，为外皮肤所中也……"，便是张仲景强调"正虚邪中"的病因病机的开端。

唐宋以前对于中风病因的认识偏向于"外风"，唐宋以后则偏向于"内风"。金·刘完素认为中风源于肾水不足，心火暴甚，"五志过极"郁而化火。其在《素问玄机原病式·火类》中曰："……所以中风瘫痪者……由乎将息失宜，而心火暴甚，肾水虚衰，不能制之，则阴虚阳实，而热气怫郁，心神冒昏，筋骨不用，而卒倒无所知也……"元·朱丹溪推崇"痰湿生热"而致中风，其在《丹溪心法·中风一》中云："中风大率主血虚有痰"，亦云："东南之人，多是湿土生痰，痰生热，热生风也"，在《金匮钩玄》中曰："半身不遂，大率多痰。"金·李东垣认为中风发于形盛气衰，乃本气自病，其在《东垣十书》中曰："中风者，非外来风邪，乃本气病也。凡人年逾四旬，气衰之际，或因忧喜忿怒，伤其气者，多有此疾，壮岁之时无有之也。若肥盛则间有之，亦是形盛气衰而如此。"清·王清任认为元气亏虚导致血瘀是中风的重要原因，其在《医林改错》中曰："半身不遂，亏损元气，是其本源……元气既虚，必不能达于血管，血管无气，必停留而瘀。"后世又不断完善中风的病因理论，如叶天士、海内三张（张生甫、张锡纯、张山雷）等的理论都影响深远。

2 近现代中医学家病因研究

伤寒名家刘渡舟在《金匮要略诠解》中说："中风的病因，有外风、内风、虚风等分。外风是指风寒燥火等邪从外侵入以后，或动内风，或助痰火，或痹经络，而成中风病证。内风如是痰火内发，因火热既能动风，又能炼液成痰，痹阻经络，而成中风之病。虚风是指血虚生风，或脉络空虚，风邪乘虚而入，留着为痹，乃成中风之病。中风的病机，是经络血脉痹阻不通，气血不能畅行，筋脉失养，故有半身不遂、口眼㖞斜等证。"

王永炎院士提出了中风"毒损脑络"病机假说，认为中风发病是由于毒邪损伤脑络，络脉破损，或络脉拘挛瘀闭，气血渗灌失常，致脑神失养，神机失守，形成神昏闭厥、半身不遂的病理状态。毒之来源，系脏腑功能和气血运行失常使体内的生理或病理产物不能及时排出，蕴积在体内过多所致。引起阴阳失衡，内风丛起，风火上扰，鼓荡气血，气逆血乱，上冲于脑，或风火挟瘀、痰浊上犯于脑，交结阻于脑络等，终致营卫失和而壅滞，则毒邪内生。连建伟教授则认为阴血不足是中风的根本，老年人阴虚渐亏，使肝阳上亢，易致中风，所以老年人易患中风。连教授认为本条"脉微而数"是阴虚所致，阴血不足则脉微，阴虚生内热则脉数。

"中风热毒论"认为中风病之热毒系指因脏腑功能紊乱和气血运行失常使机体内的生理和病理产物不能及时排出，蕴积于体内而化生的以犯脑损络为目的的一类致病因素，因其引起的临床病证多呈一派火热之征，故以热毒名之，属于内生之邪毒的范畴。"病因积累"学说认为人体作为一个信息库，既有有益的信息，也有诸多不利因素，而不利因素的日渐增多，必然损害机体的健康，从而导致疾病状态的发生。机体的发病是各种内外病因不断积累的结果，这种积累既有数量上的累积增多，也有性质上的渐移骤变。"正衰积损"学说认为导致中风的病机因素有虚、火、风、痰、气、血六端，而虚为中风之本，正是在虚的基础上，才生痰、致瘀、气滞、化火、动风。换而言之，正衰积损，虚象必然。否则，无虚则火难炽、风难亢、痰难生、气难滞、血难瘀。唯有虚，其他病机因素才得以产生，且相互交杂影响，形成了中风复杂的病机变化。曹晓岚教授认为气机逆乱为中风的主要病机。气机升降逆乱，致使气血和津液运行失常，产生痰、瘀、风、火，阻于脉络，壅塞清窍或血溢脑脉之外，发为中风，致偏瘫、失语甚至神昏。气机逆乱主要责之于脾、肝两脏。

对于中风的病因病机，第9版《中医内科学》行业规划教材的论述较为全面，"本病多因气血亏虚，心、肝、肾三脏失调，复因劳逸失度、内伤积损、情志不遂、饮酒饱食或外邪侵袭等触发，导致机体阴阳失调，气血运行受阻，肌肤筋脉失于濡养；或阴亏于下，肝阳偏亢，阳化风动，血随气逆，肝阳暴涨，夹痰夹火，横窜经遂，蒙蔽清窍，形成上实下虚，阴阳互不维系的危重证候。其病位在脑，与心、肝、脾、肾密切相关。其病机归纳起来不外虚（阴虚、气虚）、火（肝火、心火）、风（肝风、外风）、痰（风痰、湿痰）、气（气逆）、瘀（血瘀）六端……"。

病因原文

　　寸口脉浮而紧，紧则为寒，浮则为虚，虚寒相搏，邪在皮肤；浮者血虚，络脉空虚，贼邪不泻，或左或右，邪气反缓，正气即急，正气引邪，㖞僻不遂。（二）

1　古代注解与病因探究

　　清·尤在泾在《金匮要略心典》中曰："寒虚相搏者，正不足而邪乘之，为风寒初感之诊也。浮为血虚者，气行脉外而血行脉中，脉浮者，沉不足，为血虚也。血虚则无以充灌皮肤，而络脉空虚，并无以捍御外气，而贼邪不泻，由是或左或右，随其空处而留着矣。邪气反缓，正气即急者，受邪之处，筋脉不用而缓，无邪之处，正气独治而急，缓者为急者所引，则口目为僻，而肢体不遂，是以左㖞者邪反在右，右㖞者邪反在左。然或左或右，则有邪正缓急之殊，而为表为里，亦有脏腑经络之别。"尤氏认为，中风的病因，有外感之风，也有内伤之风，外风和内风往往相因为病。外风以风寒为主，内风多因血虚生风。承张仲景之论，对中风应以脏腑经络来辨别其病的浅深轻重。

清·魏念庭在《金匮要略方论本义》中曰："寸口脉浮而紧，上受之邪，必在寸口，上以候上也，浮者在表也，紧者风邪挟寒邪也。在表有邪，邪气实必正气虚也。以风挟寒，寒为实邪，则风邪亦实也。寒与虚相搏者，相遇于皮肤之表分为患也。此中风之浅病也。然又有深焉者矣。浮者不止卫气之虚，且为营血之虚也。卫气虚不过风中于皮肤斯已耳，营血复虚，则脉络空虚矣。贼邪之风，乘脉外卫气中皮肤者，今且复乘脉里营虚中经络矣。邪风入经络，较卫气深一层也。气行于脉外，有邪易随气而散；血行于脉内，有邪难随气而泻。此经络之风，所以入而不易出也。于是虽有中左中右之不同，而或病乎左半身不遂，或病乎右半身不遂，皆同为一中风而已。邪气既此半身有邪，则不得不缓；彼半身无邪，则不得不急。正气者，非急也，较缓者行急也；邪气缓者，非邪气缓也，较急者行缓也。两半身气血本同其步趋，今一急一缓，正气自急于无邪之半身，而口眼手足如常，邪气自缓于有邪之半身，而口眼手足起变。张仲景谓之曰：正气引邪，喝僻不遂。口喝、眼僻、手足不遂，此中风必有之外证也。何以云正气引之？盖一身之气虽分两半身，未尝不相牵掣维系，以疾行引缓步，必见倾侧也。此张仲景为风家明其致证之由然也。"魏氏通过此条条文详细地分析了张仲景"正虚邪中"的病因思想，认为中风之病因为络脉空虚、风邪入中所致。

清·吴谦在《医宗金鉴》中曰："中风虚邪之脉，皆当浮缓，以浮主风，缓主虚也。荣分见缓，经络之血亡也；卫分见缓，经络之气空也，盖邪风中人，未有不由经络血气空虚而中也。贼邪不泻，留而不去，在左则病左，在右则病右，浅则病经络，深则病藏府。"吴氏认为凡四时反常，能使人致病的时气，称为虚邪贼风。中风则是由于人的体质虚弱，贼风乘虚侵入，而中伤四肢躯体所致。

清·黄元御在《金匮悬解》中曰："寸口脉浮而紧，紧则为寒，浮则为虚，寒虚相抟，则邪在皮肤，而病中风。盖紧者营血之寒，浮者营血之虚。肝木藏血而胎君火，火者，血中温气之所化也。温气不足，故营血虚寒，而脉见浮紧。血虚寒盛，则木郁风动，是以脉浮。络脉空虚，一被外风感袭，则内风郁发，而为贼邪。贼邪不得外泄，或入于左，或入于右，随其正气之偏虚而中之，无一定也。邪气之所在，气留而血归之，气血去而正归邪，则邪气反缓，而正气即急。正气紧急，而引其邪气……"黄氏提出了中风是人本身出了问题，非尽关风邪之为害也。强调内因，而风未尝变。

上条条文"脉微而数，中风使然"，张仲景以脉象言病机，本条条文亦是以脉象言病机，只是本条说得更加具体。"寸口脉浮而紧，紧则为寒，浮则为虚"，"浮"为气血亏虚，"紧"为阴寒邪盛，属以脉求因。正如《素问·评热病论》所记载"邪之所凑，其气必虚"，故而机体正气不足之处易受邪侵，此即张仲景所谓"络脉空虚，贼邪不泻"。气血不足，外邪乘虚而入中经络，因中风之初，病常轻浅，所以说"寒虚相搏，邪在皮肤"，说明正邪相搏的病位在肌表。"浮者血虚，络脉空虚"为中风之内因；"贼邪不泄，或左或右"，是说邪气随其空虚之处而留着为外因。

2 近现代中医学家病因研究

曹颖甫在《金匮发微》中曰："《伤寒论》有中风，杂病论亦有中风，同名而异病，究竟是一是二？此不可以不辨也。仲师云：'寸口脉浮而紧，紧则为寒，浮则为虚，寒虚相搏，邪在皮肤'，此即太阳伤寒麻黄汤证也。此时营血不虚，络脉中热血出而相抗，因病发热，表气未泄，则犹宜麻黄汤。设汗液从皮毛出，即当用中风之桂枝汤以助脾阳，俾风邪从络脉外泄。然此为营血不虚者言之也，营血不虚，则所中者浅，而其病为《伤寒论》之'中风'；营血既虚，则所中者深，而其病即为杂病论之'中风'。是故素病咯血、便血之人，络脉久虚，伤寒正治之法遂不可用，《伤寒论》所以有'亡血发汗'之戒也。脾为统血之藏而主四肢，风中络脉，乃内应于脾而旁及手足，于是或左或右而手足不举矣，故其病源与太阳篇之中风同，而要有差别。风著人体，外搏于皮毛肌腠，散在周身，则气散而缓，惟偏注于一手一足，则气聚而急。邪搏于左，则正气并于右，搏于右，则正气并于左，正气以并居而急，邪乃从之，因有口眼㖞斜、半身不遂之变。风之所著，受者见斜，昔诗人有'寒食束风御柳斜'，'轻燕受风斜'之句。可为㖞僻偏枯之明证也。"

伤寒名家刘渡舟教授在《金匮要略诠解》中说："由于气行脉外，血行脉中，阴血亏虚，阳气独亢，外似盛而内实虚，故此脉浮主络脉空虚，风寒之邪，乘虚侵袭，故紧则为寒，由于正虚不能抗邪外出，故贼邪留而不泄。受邪之侧，脉络气血受伤则经络缓而不用，故面肌松弛运动无力。不邪之处即受正气支配的一侧，则正气独治而紧急；于是，正气引邪，则面肌反见拘急，故出现㖞僻不遂。"

张家礼认为，自然界气候反常，只要五脏元真之气通畅，抗病力强，就不会发生疾病，只有在人体正气不足的情况下，邪气病毒才能乘虚内入，直中脏腑，甚至造成死亡的严重后果，故要注意调摄养生，使体力强壮，外邪方不致侵入肌体。而且在阐述具体病证的发病原因时，也同样强调了内因是发病的根据（决定因素），外因是发病的条件，外因必须通过内因而起作用这一辨证的发病学观点，例如，张仲景对中风的病因，认为"夫风之为病……脉微而数，中风使然"，说明中风乃因气血不足、外邪诱发所致。而"寸口脉浮而紧，紧则为寒，浮则为虚；寒虚相搏，邪在皮肤；浮者血虚，络脉空虚；贼邪不泄，或左或右"，这些论述进一步强调了血气不足、营卫虚损、"络脉空虚"不能濡养经脉脏腑等内因，才导致了邪气内入、"贼邪不泄"的病理机转。

病因原文

寸口脉迟而缓，迟则为寒，缓则为虚，荣缓则为亡血，卫缓则为中风。邪气中经，则身痒而瘾疹。心气不足，邪气入中，则胸满而短气。（三）

1　古代注解与病因探究

清·周扬俊在《金匮玉函经二注》中曰："卫气不运，因其中风；经虚邪入，荣卫不布于皮肤，血凝津滞，发为身痒瘾疹。然瘾疹有赤白，赤原血凝，白属津滞，由是言之，身痒瘾疹不独风也。原属津凝血滞，治与湿同。且荣卫不健，与邪混郁于胸中，则害其宗气之布息，故胸满而短气也。"周氏在指出"身痒瘾疹""因其中风"的同时，又强调了"不独风也"，再加上津滞、血凝的致病因素复合而成。

清·徐忠可在《金匮要略论注》中曰："此段主一'缓'字，言中风之偏于风者，而有浅深之不同也。谓寸口脉迟挟微寒也，缓本风脉，并迟而见，则为风虚，于是缓在荣，为血不充而亡，缓在卫，为气搏风而不鼓，邪既属风，所以中经则身痒而瘾疹，即《水气病》曰：风强则为瘾疹，身体为痒，痒者为泄风。心气不足，即《五脏风寒篇》曰：心伤者，其人劳倦之谓也。人中则胸满而短气，即《胸痹篇》曰：胸痹，胸中气塞短气之谓也。"徐氏联系《金匮要略》后几篇来从"风虚""风强"等虚实不同角度来注解，值得借鉴。

　　清·尤在泾在《金匮要略心典》中曰："迟者行之不及，缓者至而无力；不及为寒，而无力为虚也。沉而缓者为营不足，浮而缓者为卫中风，卫在表而营在里也。经不足而风入之，血为风动，则身痒而瘾疹；心不足而风中之，阳用不布，则胸满而短气，经行肌中，而心处胸间也。"尤氏认为"经不足……则身痒而瘾疹""心不足……则胸满而短气"，说明了正气不足为发病的主要原因。

　　清·沈明宗在《金匮要略编注》中曰："此卫阳气虚而招风中也，寸口脉迟者，真阳气虚，阴寒气盛，故曰迟则为寒。正气虚而受风，脉则缓而不紧，故曰缓则为虚。然缓在二辨，若见亡血，为缓在内，气虚不摄，则内病亡血；若见中风，为缓在外，乃阳虚卫弱而招风中。若营卫未至大虚，邪气不能内入，持于经络，风血相抟，风邪主病，则发身痒瘾疹，邪机外出之征，即风流而为瘾疹是矣。若心气不足，正不御邪，进而扰乱于胸，大气不转，津液化为痰涎，则胸闷短气，是心肺中风为病也。盖贼风内入，最怕入心乘胃而成死证。"文中"风邪主病，则发身痒瘾疹，邪机外出之""贼风内入，最怕入心乘胃而成死证"是沈氏对风邪致病病因病机的进一步阐述；而"津液化为痰涎，则胸闷短气"则是痰饮致病的病因病机之一。

　　清·黄元御在《金匮悬解》中曰："寸口脉迟而缓，迟则为气血之寒，缓则为营卫之虚，营缓则为里虚而亡血，卫缓则为表虚而中风。邪气中于经络，风以泄之，而卫气愈敛，闭遏营血，不得外达，则身痒而瘾疹。痒者气欲行而血不行也。血郁外热，发于汗出之外，则成红斑。卫气外敛，不能透发，斑点隐见于皮肤之内，是为瘾疹。营气幽郁，不得畅泄，是以身痒。若心气不足，邪气乘虚而入中，壅遏宗气，则胸膈胀满而短气不舒也。"黄氏的注解提示了营卫不足、气血不调为中风的内因，外邪侵袭到不同的部位则发生不同的病症。

　　本条仍然是以"正虚邪中"的角度，以脉象言病机。上一条主要描述中风的病因、病机，解释了半身不遂的机制；本条从《内经》"邪之所凑，其气必虚"出发，因为机体"虚"的部位不同，所以邪气所中的部位也不一，表现的症状和疾病自然也不同。

2　近现代中医学家病因研究

　　伤寒名家刘渡舟教授在《金匮要略诠解》中说："本条是论述瘾疹和胸满两种风病的辨证。由于营血不足，脉至而无力，故曰缓则为虚，为亡血。由于卫气不足，气之行不及，故曰迟则为寒，营卫两虚易受外邪，则为中风。此乃邪中浅表，而尚未中经。若风邪中经，则气血欲行不能行，汗湿欲透不能透，风湿郁在皮表，可发生风疹，而身体奇痒。若心气不足，风邪乘虚内传心肺，使胸中气机不利，则胸胁满而短气。"

连建伟教授在《连建伟金匮要略方论讲稿》中认为本条是以脉来论述中风的病因病机，云："营气虚气不摄血就会失血，卫气虚失其捍卫作用就要为风邪所中……风邪中了经络，使人皮肤瘙痒并发瘾疹，这种血虚生风引起的瘙痒、瘾疹，可以用四物汤来治疗……如果心气不足，邪气内传，影响到心肺，就会出现胸满、短气。"

吴考槃认为，"风为百病之长，善行数变，不直中于脏腑，必先容于经络。《脏腑经络篇》曰：邪风干忤经络，未流传脏腑，即医治之，则中风之原有方治，不言可知"。李克光认为，"寸口脉迟而缓，迟脉多主寒，结合前面第二条以紧脉表示外受风寒，此处'迟则为寒'当为风寒外袭之意。缓脉表示正气不足，浮缓主卫气虚，沉缓示营血虚，由于营卫气血不足，肌表不固，所以易招致风寒外邪，正气不能抗邪，便可形成中风病。风寒外邪侵袭经络，如果正气尚强，病邪阻滞于经脉，郁遏营卫，可引起皮肤瘙痒，风性主动，其性善变，故发生瘾疹。如果正气不足，心肺气虚，则病邪乘虚入内，壅遏胸中的阳气，故出现胸满、短气"。周小平认为营卫二气是人体之气的两个重要组成部分，营卫失常与许多疾病的发生发展密切相关；他认为张仲景所论的中风侧重于内虚外风，条文"寸口脉迟而缓，迟则为寒，缓则为虚；营缓则为亡血，卫缓则为中风"，体现了营卫气血虚，络脉不充，卫外不固，导致风寒之邪侵袭，停留于虚处。条文"邪气中经，则身痒而瘾疹"，亦体现了瘾疹为风寒之邪，乘营卫气血之虚而侵入，客于肌肤所致。

中风的"脉微而数""脉浮而紧""脉迟而缓"主要反映中风的发病原因。脉微、浮、迟、缓皆提示营卫气血不足；脉数、紧提示风邪或风寒外入。正虚与外邪相互作用，而正气不能驱邪外出，邪随虚处而停留，则发生经络痹阻、筋脉失养的病理机制，反映了中风"正虚邪中"的观点。所谓"贼邪不泻""邪气独留"已非单纯的外来之邪，应包含中风发生后衍生的痰浊、瘀血等邪气。总体来说，此处所述中风或瘾疹的病因为营卫气血不足，感受风寒。

病因原文

寸口脉沉而弱，沉即主骨，弱即主筋，沉即为肾，弱即为肝，汗出入水中，如水伤心，历节黄汗出，故日历节。（四）

1　古代注解与病因探究

明·赵以德在《金匮方论衍义》中曰："肾主水，骨与之合，水性下，故脉沉者，病在骨也；肝藏血，筋与之合，血性濡，血虚则脉弱，故脉弱者，病在筋也。心主汗，汗出入水，其汗为水所止，心气不得越，因而伤之。水汗相搏，聚以成湿，湿成则内应于脾，脾，土也，土克肾水，是以湿伤其骨。关节者，骨之所凑，筋之所束，故湿独善流关节，以克其所胜，侮其不胜。然水汗所郁之湿，久变为热，湿热相蒸，湿属土，土色黄，是以历节发出黄汗也。"此条条文赵氏认为主要论述了肝肾亏虚，汗出心伤，脾土克肾水，久变为热，湿热相蒸而成历节病。

清·尤在泾在《金匮要略心典》曰："此为肝肾先虚，而心阳复郁，为历节黄汗之本也。

心气化液为汗，汗出入水中，水寒之气从汗孔入侵心脏，外水内火，郁为湿热，汗液则黄，浸淫筋骨，历节乃痛。历节者，遇节皆痛也。盖非肝肾先虚，则虽得水气，未必便入筋骨；非水湿内侵，则肝肾虽虚，未必便成历节。仲景欲举其标，而先究其本，以为历节多从虚得之也。"尤氏对于肝肾亏虚而致历节病的认识较为全面，其根据张仲景"正虚邪中"的病因思想，认为其必为"肝肾先虚"，而后"汗出入水中"，以致"心阳复郁"，而成历节。后世医家亦多从之。

清·程林在《金匮要略直解》中曰："圣济总录曰：历节风者，由血气衰弱，为风寒所侵。血气凝涩，不得流通关节，诸筋，无以滋养，真邪相搏，所历之节，悉皆疼痛。或昼静夜发，痛彻骨髓，谓之历节风也。节之交三百六十五，十二筋，皆结于骨节之间，筋骨为肝肾所主。今肝肾并虚，则脉沉弱，风邪乘虚，淫于骨节之间，致腠理疏，而汗易出，汗者心之液，汗出而入水浴，则水气伤心，又从流于关节交会之处，风与湿相搏，故令历节黄汗，而疼痛也。"程氏认为历节疼痛的病因病机为"肝肾并虚""风与湿相搏"，进而阻碍气血流通所致。

清·唐容川在《金匮要略浅注补正》中曰："汗出入水，水从孔入，是入膜腠膏油之间，蒸发脾土之色，则为黄汗，不为历节也。以水居气分之间，不干血分，故不发痛。惟水伤血分，血凝而气不得通，始发痛，故此云如水伤心，历节痛。心主血，脉血分阻而不通，则历节痛。与黄汗之水入膜腠者不同，虽亦有兼黄汗者，然使其不伤血分，决不作痛，黄汗之与历节，其分别处正在血分、气分之不同也。修园于此，尚未分晓，按下文言风血相搏，则知历节总属血分，有黄汗出者，乃兼气分者也。"唐氏的注释指出了"黄汗"系关节痛处溢出的黄水，是历节病的伴发症状，与黄汗病的汗出黄色不同。

《内经》没有提出"历节"这一病名，但很多医家认为历节属于痹证的一种。《内经》对于痹证病因的认识十分详细，成为后世辨治历节的重要依据。《素问·痹论》云："风寒湿三气杂至，合而为痹也""各以其时，重感于风寒湿之气也。"可见，《内经》认识到外因，如风寒湿等邪气侵袭人体，留而不去，致使气血运行不畅，经络壅塞而成痹证。《灵枢·阴阳二十五人》云："血气皆少则无须，感于寒湿，则善痹骨痛""血气皆少则无毛……善痿厥足痹"；《素问·痿论》云："大经空虚，发为肌痹""营卫之气，亦令人痹乎……逆其气则病，从其气则愈，不与风寒湿气合，故不为痹。"《内经》指出机体正气亏虚，营卫不和，卫外不固，则易感外邪而成痹证。

《金匮要略》以后诸多医家对于历节病的病因认识逐渐完善：

（1）外感风寒湿邪。如日本丹波元简在《杂病广要》中指出"夫历节，疼痛不可屈伸……皆以风湿寒相搏而成"；清·张璐在《张氏医通》曰："痛风一证，《灵枢》谓之贼风，《素问》谓之痹，《金匮》名曰历节，后世更名曰白虎历节……多由风寒湿气乘虚袭于经络，气血凝滞所致。"

（2）暑邪。如唐·王焘在《外台秘要·白虎方五首》中曰："《近效》论：'白虎病者，大都是风寒暑湿之毒，因虚所致，将摄失理，受此风邪，经脉结滞，血气不行，蓄于骨节之间，或在四肢，肉色不变。其疾昼静而夜发，发即彻髓酸疼，乍歇。其病如虎之啮，故名曰白虎之病也'。"

（3）热毒。唐·孙思邈在《备急千金要方》中曰："热毒流入四肢，历节肿痛"，提出了历节病的热毒理论，道前人所未道，为临床诊治历节病提供了新的思路；尤在泾在《金匮翼》中亦云："历节风者……亦有热毒流入四肢者，不可不知。"

（4）湿热。清·庆云阁在其《医学摘粹》中曰："历节风者……其证支节疼痛，足肿头眩……其经络之中，则是湿热。"

（5）风热。明·孙一奎在《赤水玄珠全集》中曰："牛蒡子汤治风热成历节，手指赤肿麻木，甚则攻肩背两膝，遇暑热或大便闭"，指出风热亦可成为历节之因。

（6）痰邪。元·朱丹溪在《丹溪心法》中曰："……白虎历节风证，大率有痰，风热，风湿，血虚"；明·张洁在《仁术便览》中云："……白虎历节风，有痰，有风热，有风湿，有血虚。"

（7）风毒。唐·孙思邈《备急千金要方》中曰："夫历节风着人……古今已来，无问贵贱，往往苦之，此是风之毒害者也。"

（8）瘀血。清·林佩琴《类证治裁》中曰："其历节风……肢节刺痛，停著不移者，系瘀血阻隧。"

（9）内热生风。清·陈歧《医学传灯》中指出历节风乃"皆由肝经血少风盛，热极生风，非是外来风邪"。

（10）肾气亏虚。《中藏经·风中有五生死论第十七》认为肾气损伤是促使该病发生的重要因素，本病乃"因醉犯房而得之"。

由上可见，本病病因病机复杂，历代医家在继承张仲景关于历节病因病机理论的基础上，补充了对热、毒、暑、痰、瘀、内风等致病因素的认识，为现代临床开拓了辨证思路。

2 近现代中医学家病因研究

伤寒名家刘渡舟教授在《金匮要略诠解》中说："历节病多见疼痛遍历关节，病势发展迅速。病因先有肝肾不足，而后风寒湿侵袭入机体，留于关节，发生关节肿大疼痛等证。"国医大师何任认为"这条是讲热被湿郁的一种历节，患这种历节，多数是肝肾先虚而心阳较旺的人。当他在出汗的时候到冷水中沐浴，水湿侵入，郁遏心阳，外水内火，郁蒸而成湿热。它的症状是关节痛，汗出色黄。为什么说肝肾先虚呢？从脉沉而弱看，沉为病在里，主肾气不足，肾主骨，故说'沉即主骨''沉即为肾'；弱为肝血不足，肝主筋，故说'弱即主筋''弱即为肝'。可见肝肾气血不足，是历节致病的内在因素"。连建伟教授认为患者肝肾亏虚，肾阳、肝血不足，而又"汗出入水中"，是水湿等外邪入侵，以致历节。

杨满妹等认为历节病的病因病机较复杂，既有正气亏虚的内在原因，又有感受风寒湿邪的外在致病因素，其关键是邪正交争中的正虚与邪侵。正气亏虚是历节病发生的内在因素，是发病的前提和根据，起决定性作用，有肝肾不足、气血虚弱、脾胃亏虚之分。风寒湿邪是历节病发生的外在诱因。风寒湿邪侵犯人体多是由外而内，久居寒冷，或触冒风雨，或劳累后感受寒湿之邪均可使人体卫外功能减弱，风寒湿邪侵入经脉筋骨，致使关节凝滞，气血运行不畅，而成历节。李冀等指出历节的病因有内因和外因之分，外因如风寒湿等为诱发条件，而内因如肝肾先虚、气血不足、阳气虚弱才是根本原因，此外还需注意体质和饮食等相关因素。侯丽萍等认为历节病因有二，一则为脾虚气血营卫不足，此为内因；二则为外邪入侵关节，此为外因。

病因原文

少阴脉浮而弱，弱则血不足，浮则为风，风血相搏，即疼痛如掣。（六）

盛人脉涩小，短气，自汗出，历节疼，不可屈伸，此皆饮酒汗出当风所致。（七）

1 古代注解与病因探究

明·赵以德在《金匮方论衍义》中曰："少阴脉者，太冲肾脉也。肾脉本沉，因饮食（疑为"饮酒"之误）当风使之而浮，浮则肾伤，肾属阴，主血，伤必不足而脉弱也。肥人本多气多血，其脉充盛，今反涩，由其血不足也；小者，气衰也，由饮酒所致。盖因酒湿热有毒，饮之过则伤卫伤荣，迫津为汗，汗出当风，乘虚入客，与卫相干，则短气自汗出，入伤筋骨，则历节疼痛，不可屈伸。"赵氏认为饮酒伤肾及气血，汗出之时又当风，内外相合，以致历节。

清·徐忠可在《金匮要略论注》曰："若盛人，肥人也。肥人湿多，脉得涩小，此痹象也。于是气为湿所搏而短，因风作使而自汗，气血为邪所痹，而疼痛不可屈伸。"可见，徐氏认为脉短涩小为痹，风邪和湿邪是重要病因。

清·尤在泾在《金匮要略心典》中曰："风血相搏者，少阴血虚而风复扰之，为疼痛如掣也。跌阳少阴二条合看，知阳明谷气盛者，风入必与汗偕出，少阴血不足者，风入遂着而成病也。盛人脉涩小短气者，形盛于外，而气歉于内也；自汗出，湿复胜也。缘酒客湿本内积，而汗出当风，则湿复外郁，内外相召，流入关节，故历节痛不可屈伸也。合三条观之，汗出入水者，热为湿郁也；风血相搏者，血为风动也；饮酒汗出当风者，风湿相合也。历节病因，有是三者不同，其为从虚所得则一也。"尤氏在此分析归纳了历节湿热内郁、风湿相合、血虚风动，两实一虚三种病因。

风邪仍为主导因素，体现了风为百病之长的特点。阴血不足，风邪乘虚侵犯，致经脉痹阻，筋骨失养，故关节产生病变。内外合邪容易发病。饮酒也是其中十分重要的内容。酒属体湿性热之品，若饮酒不当，则可因其体湿性热、升达行散，而成为致病之因，张仲景在《金匮要略·黄疸病脉证并治第十五》中指出"心中懊侬而热，不能食，时欲吐"的酒疸病，即是因酒后胃热，醉卧当风，湿邪壅遏中焦，脾失健运，肝失疏泄，胆汁外溢所致；隋·巢元方在《诸病源候论》亦指出"若饮酒多进谷少者，则胃内生热；因大醉当风入水，则身目发黄，心中懊痛，足胫满，小便黄，面发赤斑"。故《内经》中反复强调"酒者，水谷之精，熟谷之液也。其气剽悍……"总的来说，饮酒伤气，伤血，伤神，伤肾，酿痰生湿，可以成积成聚，是引起中风发病的内因之一。

2 近现代中医学家病因研究

现代学者多认为此为阴血不足，风邪外袭，阳（气）虚湿盛，感受外邪所致。因饮酒以致体内湿盛，"湿胜则阳微"，以致人体阳气不足。

伤寒名家刘渡舟教授在《金匮要略诠解》中说："由于血气不足，故少阴脉弱，风邪乘虚而入，故少阴脉浮。风邪袭入，化热耗伤营血，不能营养筋骨，筋脉燥急，故关节抽掣疼痛，不得屈伸……当以养血活血，清散风热为主……患者阳气不足，湿气较盛，所以短气。阳气不固，所以自汗出。汗出则腠理空虚，又饮酒出汗，腠理大开，风邪侵入，与湿邪相合，流入关节，阻碍气血运行，所以脉涩小，关节疼痛不可屈伸。"李克光认为，"少阴脉分别主候心、肾，少阴脉弱，表明心肾阴血不足，故言'弱则血不足'；脉浮提示外有风邪，所以说'浮则为风'。由于阴血先虚，风邪乘虚而入，由表侵及血脉，正邪互相搏结，导致经脉痹阻，气血瘀滞，故关节掣痛，不能屈伸。外形肥胖之人，如果属于气血充沛、身体壮实者，其脉当滑大。如今出现涩小的脉象，表明此为形盛气衰之体，其外虽看似有余，实则内已不足。由于气虚不足，腠理不固，所以短气、自汗。卫虚汗出，腠理空疏，便容易招致外风，且肥胖者湿本偏盛，嗜酒则更助其湿。如果酒后汗出当风，则风与湿内外相搏，留滞于筋骨关节之间，阻滞气血的运行，遂致历节疼痛，不能屈伸"。

病因原文

味酸则伤筋，筋伤则缓，名曰泄；咸则伤骨，骨伤则痿，名曰枯；枯泄相搏，名曰断泄。（九）

1 古代注解与病因探究

清·徐忠可在《金匮要略论注》中曰："饮食既伤阴，然味各归其所喜攻，酸为肝之味，过酸则伤筋，筋所以束骨而利关节，伤则缓漫不收，肝气不敛，故名曰泄。咸为肾之味，过咸则伤肾，肾所以华发而充骨，伤则髓竭精虚，肾气痿惫，故名曰枯。肝肾者，人之本也，肾不荣而肝不敛，根销源断，故曰断泄。"徐氏指出了饮食伤肝肾而成历节病的病因。酸咸本可养肝肾筋骨，若是偏嗜酸咸太过，必损伤肝肾。酸味食之过量则损肝血，血耗则筋失所养，筋伤则弛缓不用，故肢体酸软无力，不能运动。咸味食之过量反伤肾精，精耗则肾失所养，故骨痿弱不能行立。

清·吴谦在《医宗金鉴》中曰："断绝者，即荣气不通，卫不独行，荣卫俱虚，三焦失所，四维断绝，身体羸瘦也。若独足肿胫冷，寒胜凝于下也；黄汗自出，湿胜发于中也。假令发热，则属风，便为历节也。"吴氏认为营血耗损不通，卫气亦不能通行，营卫俱微，三焦失其运化宣泄功能，肢体失养，身体日渐消瘦，湿浊下注，两脚独肿大，发热，关节痛而黄汗出，即为历节病。

清·黄元御在《金匮悬解》中曰："肝主筋，其味酸，味酸则伤筋，筋伤则缓弱不振，其名曰泄。肾主骨，其味咸，味咸则伤骨，骨伤则痿软不坚，其名曰枯。枯泄相合，筋骨俱病，名曰断泄，言其真气断绝于内而疏泄于外也。"通过黄氏的论述可以看出，饮食失宜可导致疾病的发生，为内伤病的主要致病因素之一。

2　近现代中医学家病因研究

曹颖甫在《金匮发微》中曰："人皆知酸味之善敛，而不知其性最易发酵，今试以碱化水投醋其中，则如汤之沸溢出盆盎，和面涂伤，能去瘀血，非之挥发之性，力能破血耶。此可知酸之所以补肝，实因酸味发扬肝藏血液，得遂其条达之性，而无郁塞胀痛之病也。若味过于酸，则血液发挥太甚，久且不足以养筋，而筋为之缓，病在血液旁泄，故名曰泄。人皆知咸味之为润下，而不知其性暴烈，今试投盐于炽炭炉中，则火力加猛，多食盐而渴者，非以苦燥之质足以伤津耶，此可知咸之所以补肾，实因咸味燥烈，能排下焦之水，而无胁下硬满之变也。若味过于咸，则津液灼烁太甚，髓不足以充骨，而骨为之痿，病在精髓内枯，故名曰枯。血以发而过泄，精以燥而日枯，汗液乃不达肌表，故曰断泄。"

伤寒名家刘渡舟教授在《金匮要略诠解》中认为，人食五味，可以养人，如味有偏嗜，或有不及，则可以致病。如过食酸则伤肝，伤筋，筋伤则弛缓不用，不能随意运动，所以谓之"泄"；过食咸则伤肾，伤骨，骨伤则痿弱不能行立，所以谓之"枯"。过食酸咸味，损伤肝肾，则精竭血虚，谓之"断泄"。

李冀等认为，饮食是机体摄入营养、维持健康、赖以生存的基本条件，但由于饮食进入机体后需在五脏的作用下才能化生气血津液，濡养脏腑组织，促进机体代谢，如果饮食辛甘酸苦咸五味偏嗜则会损害五脏之间的协调关系，从而变生疾病。酸为肝之本味，本能补肝，有助于肝血充盛而内敛。过食酸却反伤肝，肝主筋而藏血，肝伤则筋伤血泄，筋伤则弛缓不用，不能随意运动。咸为肾之本味，本能益肾，过食却反伤肾。肾主骨生髓，肾伤则骨伤髓枯，骨伤则痿弱不能行立。肝肾俱虚，气血因之衰微，元气不能运行三焦，因而不能通调水道，输送精气，而致肢体失其营养，日渐羸瘦而为历节病。

小　结

1　中风、历节均为内外合病

张仲景将中风与历节合为一篇，缘其二者都因感受风邪而发病，且究其病因，均为内外合邪而发病。中风，正气亏虚，外中风邪而发病，有不少医家认为张仲景所强调中风之病因多为"外风"，而赵正孝等指出，张仲景所载侯氏黑散、风引汤分别从温通熄风和寒凉潜镇入手论治中风，故其从内风角度辨治中风的思想比较明显。

历节的主要病因为肝肾不足，而感风湿，风湿相搏流注于关节而发病。若素体康健，仅感风湿则无法发为历节，正如《内经》中提到"风雨寒热，不得虚邪，不能独伤人，卒然逢疾风暴雨而不病者，盖无虚，故邪不能独伤人"，由此可见，中风、历节的病因均由内虚外邪两个方面组成，区别主要为中风主因"外风""内风"，内外并重，而历节则以肝肾亏虚为主，以内因偏重。

2　中风、历节与痹证的关系

中风首条即提到"夫风之为病，当半身不遂，或但臂不遂者，此为痹"，而历节因其关节疼痛、重着等病症特点，素来被医家与痹证作比。二者究竟与痹证有何关系？第9版《中医内科学》行业规划教材中将痹证定义为"因感受风寒湿热之邪，闭阻经络，气血运行不畅，引起肢体关节疼痛、肿胀、重着、酸楚、麻木以及活动不利为主要症状的病证"。编者认为，张仲景在中风篇所提及之"痹"，与现代医学意义上的痹证不同，指代为气机闭阻，阳气不通，属于中风之轻证。而相反，历节则与现代"痹证"相合，因风邪游走不定之性，最符合"行痹"范畴，也可提示临床工作者，解读经典，不可生搬硬套，当需细细审之辨之。

3　病因证治探究及医案精选

3.1　中风

3.1.1　证治探究

中风是指半身不遂、口眼㖞斜、语言謇涩等为主症的一种独立疾病。张仲景本节所论中风，与《伤寒论》之中风有本质的区别。本节所论之中风乃因"内虚邪中"，属于杂病范畴；《伤寒论》之中风乃外感风邪，属于外感病范畴。

在中医发展史上，中风的病因大致可以分为两个阶段。唐宋以前，多主"外风"说，认为中风乃由正气亏虚、风邪外中所致，张仲景于本节多以脉象言病机，如"脉微而数，中风使然"。唐宋以后多主"内风"说，"内风"多为"肝风"，如刘河间主"心火暴盛"；李东垣主"本气自病"；朱丹溪主湿热生痰；张景岳则提出中风"非风"说；等等。由于病因认识的不同，后世多将中风分为真中风和类中风。真中风以"外风"说立论，类中风以"内风"说立论。本节张仲景所论中风以真中风为主，而现今临床所见则以类中风为多。

《素问·皮部论》云："邪客于皮则腠理开，开则邪入，客于络脉，络脉满则注于经脉，经脉满则入于脏腑也。"这体现了疾病由浅入深的过程。张仲景承《内经》之旨，亦认为风邪中人有浅深，而中风的证候也有轻重，此即所谓"邪在于络，肌肤不仁；邪在于经，即重不胜；邪入于府，即不识人；邪入于藏，舌即难言，口吐涎"，基于此，后世将中风分为中经络、中脏腑和后遗症三期。

张仲景对于中风治法方药的认识，可以引用徐忠可的《金匮要略论注》之说："第二段论浮紧之为寒者，而次之以候氏黑散，为邪未侵入于心者，示人以填塞空窍之法，与建中之理相类也。第三段即论迟缓之为风者，而次之以风引汤，为除热之方，示人以风之善行数变为瘫痫者，必由于热，与白虎汤之意相类也，又次之以防己地黄汤，为热已侵于心者，而示人以清心安神之法，与必先救里之理相类也"。

3.1.2　医案精选

医案1

何任医案："1978年8月24日诊治赵某，男，54岁。患者平素嗜酒，患高血压已久，近半年来感手足乏重，两腿尤甚。自觉心窝部发冷。曾服中西药未能见效。诊脉弱虚数，苔白。血压160/120毫米汞柱。乃予候氏黑散。方用：杭白菊120克，炒白术30克，防风30克，桔梗15克，黄芩15克，北细辛3克，干姜9克，党参9克，茯苓9克，当归9克，川芎5克，牡蛎15克，矾石3克，桂枝9克。各药研细末和匀，每日两次，每次服 3 克，以温淡黄酒或温开水吞服，先服半个月。一个月以后来复诊，谓："心窝部冷已很少见，手脚亦有力，能步行来城，血压正常，要求再配一料续服。"

按 肥盛之人，气血旺盛，脉应滑大。理见涩小之脉，可知患者外形虽盛，然其里虚，阳气不足，故短气、自汗出。汗出腠理虚，外风入侵。况盛人原多湿，又饮酒当风，风湿相结则为历节痛不可屈伸矣。

医案 2

颜德馨医案："陈某，男，59 岁。初诊：水亏木旺，头晕复发，曾经昏仆，不省人事，苏醒后头额两侧胀痛，右侧肢体痿废，大便干燥，小溲黄赤，面部潮红，脉弦细而数，舌苔薄黄。血压：24/16kPa。头为诸阳之会，唯风可到，外风引动内风，急以风引汤平肝熄风：石膏 30 克（先煎），寒水石 30 克（先煎），滑石 15 克（包），生牡蛎 30 克（先煎），石决明 15 克（先煎），龙骨 30 克（先煎），大黄 4.5 克，生甘草 4.5 克，川牛膝 9 克，川杜仲 9 克，7 剂。二诊：药后血压下降，肢体活动灵活。原方加桂枝 4.5 克，7 剂。药已中鹄，诸症次第减退，健康在望。"

按 脑卒中是急性脑血管疾病，与祖国医学"类中风"大体相同，多由忧思恼怒、饮食不节、恣酒纵欲等因，以致阴阳失调，脏腑气偏，气血错乱。颜老运用风引汤加减治疗，效果显著。方中大队石类药潜镇以制肝阳之暴逆，辅以大黄苦寒直折，釜底抽薪，俾炎上之风火不得再萌。初诊去桂枝、干姜、石英、石脂，以内风动摇当避辛温固涩，加入牛膝、石决明则增强潜阳熄风作用。二诊添桂枝疏通经络，目的为利于肢体活动之复原。颜老说："中脏得回，邪滞多络，麻木不仁，昏冒流涎，肢废不能动，舌喑不能言，此等痼疾，治风养血，不堪保久，良非善策。宜祛瘀通络。方中大黄、桂枝同用，内外合辙，是治风之大手法，仲景早开其端绪矣"。

3.2　历节病

3.2.1　证治探究

历节病是指肝肾不足，外感风寒湿邪，致使经络痹阻，以关节剧烈游走性疼痛为主症的疾病。历节的运动障碍限于局部，其疼痛呈游走性，且遍历关节，其关节常屈伸困难，这与中风之半身不遂、不觉痛痒有本质区别。

《金匮要略》认为历节的病因主要有四个方面：一是肝肾亏虚，寒湿内侵。此即张仲景所谓"寸口脉沉而弱，沉即主骨，弱即主筋，沉即为肾，弱即为肝，汗出入水中，如水伤心，历节黄汗出，故曰历节"。然张仲景认为肝肾之亏虚，源于饮食之偏嗜，此即张仲景所谓"味酸则伤筋，筋伤则缓，名曰泄；咸则伤骨，骨伤则痿，名曰枯；枯泄相搏，名曰断泄"。二是胃有蕴热，外感风湿。此即张仲景所谓"趺阳脉浮而滑，滑则谷气实，浮则汗自出"。三是阴血不足，风邪外袭。此即张仲景所谓"少阴脉浮而弱，弱则血不足，浮则为风，风血相搏，即疼痛如掣"。四是阳虚湿盛，感受外邪。此即张仲景所谓"盛人脉涩小，短气，自汗出，历节疼，不可屈伸，此皆饮酒汗出当风所致"。后世对于历节病因的认识则提出了暑邪、热毒、风热、湿热、痰邪、瘀血等。

张仲景认识到的历节主要有风湿历节和寒湿历节两种。风湿历节是由于风湿之邪，留滞于筋脉关节，气血阻塞不通，致使关节疼痛肿胀，风湿日久不解，耗伤气血，又可郁而化热，可予桂枝芍药知母汤治疗。此即"诸肢节疼痛，身体尪羸，脚肿如脱，头眩短气，温温欲吐，桂枝芍药知母汤主之"。寒湿历节是指寒湿之邪留滞关节，寒性收引、凝滞，可使经脉闭塞不通，气血运行不畅，以致关节剧烈疼痛，不可屈伸，局部不红肿，亦不热，遇寒加剧，得温则减，可予乌头汤。此即"病历节不可屈伸，疼痛，乌头汤主之"。

3.2.2　医案精选

陈寿永医案：方某，女，22岁。1983年11月13日初诊。腰骶酸痛，牵及左侧股腘疼痛，阴雨天加剧，西医诊断为坐骨神经痛，治已半年，未见好转。追问病史，乃得之于经期下冷水之后，切脉沉弦而有紧意，拟乌头汤加减。

处方：制川乌6克，麻黄3克，白芍20克，生黄芪15克，甘草15克，蜂蜜90克，归尾9克，蕲蛇10克，冷水浸透，文火煎半小时，连煎3汁，混匀，分3次饮服。

服药5剂，疼痛减轻，续服20剂后遂愈。至今未复发。

按　此为经期下冷水之后素体寒湿内盛，阴雨天外湿引动内湿，痹阻筋脉关节，阳气不通所致。寒性收引凝滞，主痛，湿性重浊，寒湿俱盛，痹阻经脉，留滞关节，故腰骶酸痛，牵及左侧股腘疼痛，治法当温经散寒，除湿止痛，方用乌头汤。方中制川乌温经散寒，除湿止痛；麻黄祛风发汗，通阳宣痹，以逐寒湿；白芍、甘草酸甘柔筋，缓急止痛，生黄芪益气固卫，助麻黄、制川乌温经止痛，亦制麻黄过于发散之性，与散寒除湿药同用，具有扶正祛邪之效；蜂蜜甘缓，止疼痛而安脏气，减乌头之毒，并缓诸药之燥。又加入蕲蛇祛风、通络、止痛，归尾补血、活血、止痛。诸药合用，能使风寒湿邪从微汗而解。

参 考 文 献

曹家达.2007. 金匮发微[M]. 汤晓龙，点校. 福州：福建科学技术出版社：65，75

常富业.2002. 浅谈中风病正衰积损学说[J]. 山东中医杂志，21（4）：195-198

常富业.2003. 浅谈中风病病因积累学说[J]. 辽宁中医杂志，30（1）：12-13

巢元方.1997. 诸病源候论[M]. 黄作阵，点校. 沈阳：辽宁科学技术出版社：65

陈德求.1985. 珍本医书集成6医学传灯[M]. 上海：上海科学技术出版社：22

陈寿永.1988. 乌头汤临床运用举隅[J]. 河南中医，8（4）：23-24

陈文芳. 2008. 《金匮要略》历节病脉因证治源流初探[D]. 广州：广州中医药大学

丹波元简. 2002. 杂病广要[M]. 李洪涛，主校. 北京：中医古籍出版社：105

何任. 1981. 金匮要略新解[M]. 杭州：浙江科学技术出版社：38

何任. 1984. 《金匮》摭记（三）[J]. 上海中医药杂志，（8）：18-19

华佗. 2007. 中藏经[M]. 农汉才，点校. 北京：学苑出版社：20

黄元御. 1990. 黄元御医书十一种（中）[M]. 麻瑞亭等，点校. 北京：人民卫生出版社：323-326

李杲. 1987. 医学发明活法机要[M]. 傅兴国，点校. 北京：中医古籍出版社：37.

李冀，袁立霞. 2006. 从《金匮》历节理论浅析类风湿性关节炎的病因病机[J]. 四川中医，24（1）：39-40

李克光，张家礼. 2010. 金匮要略译释[M]. 上海：上海科学技术出版社：109，115

李澎涛，王永炎，黄启福. 2000. 试论中风病"毒损脑络"病机假说的理论与实践意义：全国中医药科研
　　与教学改革研讨会[C]. 中国江西井冈山市

连建伟. 2008. 连建伟金匮要略方论讲稿[M]. 北京：人民卫生出版社：84，89

林珮琴. 1997. 类证治裁[M]. 钱晓云，校点. 上海：上海中医药大学出版社：300

刘渡舟，苏宝刚. 1984. 金匮要略诠解[M]. 天津：天津科学技术出版社：42-44，48-49

刘完素. 1997. 素问玄机原病式[M]. 石学文等，点校. 沈阳：辽宁科学技术出版社：12

庆云阁. 2011. 庆云阁医学摘粹[M]. 彭静山，点校. 沈阳：辽宁科学技术出版社：11

任丽. 2003. 曹晓岚调气法为主治疗中风病经验[J]. 山东中医杂志，22（5）：308-309

沈自南. 1990. 中国医学大成（8）沈注金匮要略[M]. 上海：上海科学技术出版社：72-73

孙绍周. 1985. 第五讲 中风历节病脉证并治第五血痹虚劳病脉证并治第六（上）[J]. 山东中医杂志（5）：
　　49-51

孙思邈. 2008. 备急千金要方[M]. 高文柱，沈澍农，校注. 北京：华夏出版社：177-178

孙一奎. 1986. 赤水玄珠全集[M]. 凌天翼，点校. 北京：人民卫生出版社：509

天津科学技术出版社. 1994. 金元四大家医学全书上[M]. 天津：天津科学技术出版社：983

田德禄. 2002. 中医内科学[M]. 北京：人民卫生出版社：271

王冰. 1998. 素问[M]. 何文彬，谭一松，主编. 北京：中国医药科技出版社：14，239，244-245，249，296

王冰. 2008. 黄帝内经·灵枢[M]. 张新渝，马烈光，主编. 成都：四川科学技术出版社：297，349，416-417，
　　432，495

王清任. 1976. 《医林改错》三结合评注小组评注. 《医林改错》评注. 北京：人民卫生出版社：119

王焘. 1993. 外台秘要方[M]. 高文铸，校注. 北京：华夏出版社：246

王颖. 2009. 《金匮要略》历节病证治源流探讨[D]. 沈阳：辽宁中医药大学

魏江磊. 2003. 中风热毒论[J]. 北京中医药大学学报，26（1）：7-11

吴勉华，王新月. 2012. 中医内科学[M]第9版. 北京：中国中医药出版社：288-289，427

吴谦等. 1997. 医宗金鉴[M]. 石学文等，点校. 沈阳：辽宁科学技术出版社：185-186

徐忠可. 1993. 金匮要略论注[M]. 邓明仲等，点校. 北京：人民卫生出版社：72-73，80-81

颜乾珍，屠执中. 1992. 颜德馨教授用经方治疗急难重症举案[J]. 国医论坛（3）：22-23

杨满妹，谢凌鹏，周楚莹，等. 2015. 历节病因病机的探讨[J]. 广西中医药，38（4）：47-48

尤怡. 2003. 金匮翼[M]. 张印生等，校注. 北京：中医古籍出版社：14

尤在泾. 2009. 金匮要略心典[M]. 杨旭杰，点校. 北京：人民军医出版社：39-43

余真. 2000. 《金匮要略》历节病探析[J]. 中国中医基础医学杂志，6（7）：14

张家礼. 1982. 略论《金匮要略》病因病机学说中的唯物辩证法思想[J]. 贵阳中医学院学报，3：13-16

张洁原. 2013. 《仁术便览》释义[M]. 周德生，何清湖，主编. 太原：山西科学技术出版社：10

张璐. 1995. 张氏医通[M]. 李静芳等，校注. 北京：中国中医药出版社：128

张锡纯. 1985. 医学衷中参西录[M]. 王云凯等，校点. 石家庄：河北科学技术出版社：171

赵以德. 2012. 金匮方论衍义[M]. 刘恩顺，王玉兴，王洪武，校注. 北京：中医古籍出版社：53，59-60

周小平. 2009. 《金匮要略》中营卫失常病证探析[J]. 安徽中医学院学报，28（6）：8-9

周扬俊. 1990. 金匮玉函经二注[M]. 周衡，王旭东，点校. 北京：人民卫生出版社：83

朱震亨. 1997. 丹溪心法[M]. 彭建中，点校. 沈阳：辽宁科学技术出版社：72

血痹虚劳病脉证并治第六

本篇主要论述了血痹和虚劳两种疾病。血痹乃因气血不足，感受外邪所致，以肢体局部麻木为主症，另有酸胀和微痛的感觉，与痹证筋骨肢体疼痛迥然不同。虚劳是因诸多原因所致的以脏腑亏损、气血阴阳不足为主要病机的多种慢性虚损性、消耗性、进行性证候之总称。

病因原文

问曰：血痹病从何得之？师曰：夫尊荣人，骨弱肌肤盛，重因疲劳汗出，卧不时动摇，加被微风，遂得之。但以脉自微涩，在寸口、关上小紧，宜针引阳气，令脉和紧去则愈。（一）

1 古代注解与病因探究

清·徐忠可在《金匮要略论注》中曰："谓尊荣人，素习安闲，瘠力不出，故骨弱，膏粱故肌肤盛，又疲劳汗出，则气竭表虚，因而卧则神气不敛，或不时动摇，而微风乘之。此时本气素弱，疲劳耗气，汗则阳气虚，卧则阳气伏，于是外之阳气，不能闭固荣气，而转侧动摇，风虽微，如入空骨，乃风与血搏而得痹。脉者，荣气之所注也，得风，则本气之缓者，转而为微，本气之滑者，变而为涩，然风湿虽搏于中上二焦，而邪致前锋已及于下焦，故尺中小紧，但邪虽及下，而病源总由里虚，外不能固，内不能充，故曰宜针引阳气，阳气至而脉和，和则上下贯彻，邪不能久留而紧去，故愈。"徐氏的注解提示血痹的病因以生活因素为主，好逸恶劳、养尊处优之人，虽然外表上形体壮盛，肌肉丰满，但由于四体不勤，平素思虑善忧，气血暗耗，身体虚弱，即所谓"骨弱肌肤盛"，则风邪容易侵入"风与血搏而得痹"。

清·尤在泾在《金匮要略心典》中曰："阳气者，卫外而为固也。乃因疲劳汗出，而阳气一伤，卧不时动摇，而阳气再伤，于是风气虽微，得以直入血中而为痹。《经》云：邪入于阴则痹也。脉微为阳微，涩为血滞，紧则邪之征也。血中之邪，始以阳气伤而得入，终必得阳气通而后出。而痹之为病，血既以风入而痹于外，阳亦以血痹而止于中，故必针以引阳使出，阳出而邪去，邪去而脉紧乃和，血痹乃通，以是知血分受痹，不当独治其血矣。"尤氏的注解与徐氏相似，均认为血痹的形成，内以卫阳不足为主因，外以风邪为诱因，肌肤血行不畅所致，治疗用针"以引阳使出"，而不独治血。

对于血痹病因的认识，《灵枢·九针》曰："邪入于阴，则为血痹"，认为外来邪气侵入阴分是发生血痹的原因。《中藏经·论血痹第三十五》载："血痹者，饮酒过多，怀热太盛，或寒折于经络，或湿犯于荣卫，因而血抟，遂成其咎，故使人血不能荣于外，气不能养于内"，认为血痹病因多为饮酒或外感风寒湿等邪气。隋·巢元方在《诸病源候论·血痹候》中曰："血痹者，由体虚，邪入于阴经故也，血为阴，邪入于血而痹，故为血痹也……此由忧乐之人，骨弱肌肤盛，因疲劳汗出，卧不时动摇，肤腠开，为风邪所侵也"，即体弱之人不慎起居，疲劳汗出，皮毛腠理失于疏泄，风邪侵袭机体血分而导致气血运行不畅，营血痹阻而成血痹。宋·王怀隐在《太平圣惠方》中曰："夫劳倦之人，表里多虚……血气衰弱，腠理疏泄，风邪易侵，随其所感，而众痹生焉。"金·张子和突出强调邪气的重要性，其在《儒门事亲》中曰："夫痹之为状，麻木不仁，以风寒湿三气和而成之。"宋·严用和则同时强调内虚和外邪，其在《严氏济生方》中云："皆因体虚腠理空疏，受风寒湿气而成痹也……风血痹，阴邪入于血经故也。"清·喻昌结合病机论述血痹的病因，其在《医门法律》中曰："然风入在阴分，与寒湿互结，扰乱其血脉，致身中之阳不通于阴，故致痹也。"清·唐容川明确指出了血痹的病位，其在《血证论》中曰："虚人感受外风，客于脉分，则为血痹"，强调血痹的病位在脉分。由此可见，历代医家对于血痹的认识大同小异，总不外乎"内虚邪中"。

2　近现代中医学家病因研究

伤寒名家刘渡舟教授认为血痹内因为肝肾亏虚、阳气虚，其在《金匮要略诠解》中曰："凡尊荣人，则养尊处优，好逸恶劳，多食肥甘，而肌肉丰盛，不事劳动则筋骨脆弱，以致肝肾虚弱……阳气虚，血行不畅，又外感风邪，遂致血痹，加被微风，遂得而干之，则风寒外束，风与血相搏，则阳气痹阻，血行不畅"。

连建伟教授认为，血痹乃是富贵之人养尊处优，偏嗜膏粱厚味，肌肉虽然丰盛，实际则筋骨脆弱，抵抗力差，如肥胖之人，往往外强中干。这一类人若稍微活动，则易疲劳汗出，使阳气更虚，难以入睡，辗转反侧，再加感受了微风，而致血痹。

蒋梅等认为血痹病因有内外两因：气虚是内因，形盛气衰是血痹的内伤病因。风邪侵袭是外因，风为百病之长，风性善变，流行最广，易与其他邪气相合致病，如风湿、风火、风寒、风燥等。血痹虽属感受外来微风小邪，但因内伤在先，气虚汗出，起居失调，仍易致病。周健认为血痹的病因病机为外盛而内虚，气血不足，因外感风寒之邪，血行不畅而导致血痹。朱家鲁强调血痹的外邪为风寒湿邪，风寒湿邪侵袭机体痹着血分，血凝痹阻，经络不通，营卫行涩而致。袁世华认为血痹的病因病机为卫阳不足，风寒外入，血行凝滞，痹于肌肤。

目前，关于血痹的内因主要有两种看法：一则认为阳气虚，卫外不固，风邪得以入侵血分，使血行涩滞；二则认为气血不足，感受外邪，阳气受阻，血行不畅所致。一般认为以后者为妥。

病因原文

男子面色薄者，主渴及亡血，卒喘悸，脉浮者，里虚也。（四）

1　古代注解与病因探究

清·徐忠可在《金匮要略论注》中曰："虚劳中虚阳盛、真阴虚者，故以脉之浮大边者为主……若面色薄，是阳精所降也。阳精所降则虚燥随之，故渴，甚则阴虚火动而亡血，加以元气不继而喘，心气不足而悸，脉反不沉而浮，《内经》曰：浮者血虚。故曰里虚也。"徐氏的论述表明，气血同源，阴阳互根，所以在虚劳的病变过程中常互相影响。

清·魏念庭在《金匮要略方论本义》中曰："男子面色薄即不泽也，此五脏之精夺而面色失其光润也。然光必在面皮内蕴，润必在面皮内敷，方为至浓，若大见呈耀，则亦非正浓色矣。今言薄，则就无光润者言，其人必患消渴及诸失亡其血之疾，因而喘于肺而悸于心。卒者，忽见忽已之谓。此俱为邪盛之实、精夺之虚也。诊之必浮大者，邪盛也；大而浮，邪盛兼精夺也，故总归之于里虚而已。"魏氏在此提及了"邪盛"，从正邪两个方面论述了虚劳的病因病机。

古代医家对于虚劳病因的认识不尽相同，主要有以下六个方面。

一是先天不足。先天不足多见于小儿，是虚劳的重要成因之一。宋·窦材在《扁鹊心书·虚劳》中云："若童男女得此病，乃胎秉怯弱。"宋·钱乙在《小儿药证直诀》中以六味地黄丸治疗小儿先天不足而致肾怯失音、囟门不闭等证。南北朝·刘昉在《幼幼新书》中所论的"疳劳"即是小儿因胎中受毒而成的虚劳。明·汪绮石在《理虚元鉴》中对虚劳病先天之因论述较为详尽，其云："因先天者，指受气之初，父母或年已衰老，或乘劳入房，或病后入房，或妊娠失调，或色欲过度，此皆精血不旺，致令所生之子夭弱，故有生来而或肾，或肝心，或脾肺，其根蒂处先有亏，则至二十左右，易成劳怯"。可见，汪绮石认为先天不足的人，因精血不足而容易患虚劳。

二是饮食失节。先天不足者，若后天调养得当，亦可免于虚劳；但若后天调养不当，饮食失节，即使先天肾精充足，亦会渐致虚劳。早在《内经》便意识到五味偏嗜可以导致五脏精气的匮乏，如《素问·生气通天论》云："味过于酸，肝气以津，脾气乃绝。味过于咸，大骨气劳，短肌，心气抑。味过于甘，心气喘满，色黑，肾气不衡。味过于苦，脾气不濡，胃气乃厚。味过于辛，筋脉沮弛，精神乃央。"《素问·痹论》云："饮食自倍，肠胃乃伤"；《中藏经·劳伤》云："饥饱过度则伤脾"；金·李杲在《内外伤辨惑论》中曰："苟饮食失节，寒温不适，则脾胃乃伤"；清·吴谦在《医宗金鉴·虚劳总括》中曰："内伤饮食劳倦，则损从肌肉脾始"，指出饮食失节为虚劳形成三大原因之一。

三是劳倦过度。劳倦过度，易损伤元气。《内经》对不同的劳逸失常致人体不同的损伤有了初步的论述，如《素问·宣明五气论》云："久视伤血，久卧伤气，久坐伤肉，久立伤骨，久行伤筋。"《中藏经·劳伤》中云："起居过常则伤肝"；《诸病源候论·虚劳病诸候上》言："强力举重，久坐湿地伤肾。"纵观古代各家，李杲在《内外伤辨惑论·饮食劳倦论》中云："劳役过度，而损耗元气，既脾胃虚弱，元气不足，心火独盛……火与元气不能两立，一胜则一负。"

　　四是房劳过度。房劳过度是导致虚劳的最直接因素之一。《灵枢·邪气藏府病形》云："入房过度，汗出浴水，则伤肾"；《素问·腹中论》中云"醉入房中，气竭肝伤"所致。《中藏经》云："色欲过度则伤肾"；明·龚廷贤在《万病回春·虚劳》中曰："或酒色过度，渐至真阴亏损。"

　　五是情志内伤。五脏与七情的关系密切，七情过度则伤五脏气血，久则气血耗伤，精气不藏。《素问·阴阳应象大论》记载有"怒伤肝""喜伤心""思伤脾""忧伤肺""恐伤肾""暴怒伤阴，暴喜伤阳"；《灵枢·邪气藏府病形》云："愁忧恐惧则伤心，若有所大怒，气上而不下，积于胁下则伤肝。"《诸病源候论·虚劳病诸候上》云："忧愁思虑伤心""大恐惧不节伤志"；宋·陈无择在《三因极一病证方论·五劳证治》中云："五劳者，皆用意施为，过伤五脏，使五志不宁而为病，故五劳。以其尽力谋虑则肝劳，曲运神机则心劳，意外致思则脾劳，预事而忧则肺劳，矜持志节则肾劳……遂伤五脏"；明·汪绮石在《理虚元鉴》中云："盖七情不损则五劳不成。"可见，五劳多因七情内伤所致。

　　六是病后失调。病后失调也是虚劳形成的一个原因。唐·王焘在《外台秘要·伤寒下》中云："其人血气先虚，复为虚邪所中，发汗吐下之后，经络俱损伤，阴阳竭绝，热邪始散，真气尚少，五脏犹虚，谷神未复，无津液以荣养，故虚羸而生病焉"；宋·陈无择在《三因极一病证方论·虚损》中曰："或大病未复，便和阴阳。"

　　另外，病后失治或误治者，亦可延成虚劳，如《理虚元鉴》中云："因医药者，本非劳症，反以药误而成。或病非因感冒而重用发散，或稍有停滞而妄用削伐，或并无里热而概用苦寒，或弱体侵邪，未经宣发，因其倦怠，骤患其虚，而漫用固表滋里，遂致邪热胶固，永不得解。"

2　近现代中医学家病因研究

　　曹颖甫在《金匮发微》中曰："面色之厚薄，视其人之气血为转移，气血充则颊转丰腴，无论赭如渥丹为厚，即肤如凝脂亦为厚，气血不充，则枯白不华，无论面如削瓜为薄，即肥白如瓠者亦为薄，为其精亏而血少也。"

　　伤寒名家刘渡舟教授云："心肾阴血不足，血气少而不荣于面，则面色无华，望之浅白，谓之'面色薄'。上条（夫男子平人，脉大为劳，极虚亦为劳）重则论脉，此条重则论色，合而观之，以见虚劳为病色脉之诊。血气不足，必然津液匮乏，故见口渴，以及亡失血液，所以，面色薄也。如其人卒然发生气喘心悸，诊其脉而浮于外，便知其里之虚。夫气虚则喘；血少则悸，而脉又按之无力，如是色、脉、证结合分析，故知其证为虚劳。"

　　连建伟教授在《连建伟金匮要略方论讲稿》中认为，"五脏之损，穷必及肾""面色薄"者，主要是由于阴血不足，血虚不能上荣于面，且阴血不足的人常有口渴的症状，甚至有吐血、衄血、便血等亡血症状。另外，血不养心则心悸，肾虚、肾不纳气则气喘，五脏之虚，最后都会影响到肾。陶汉华教授认为《金匮要略》所论的虚劳，无不阴阳俱虚。这是因为长期的虚损劳伤，耗气伤血，阴损及阳，阳损及阴，导致了阴阳气血俱不足。另外，陶氏认为《金匮要略》中的"男子"两字意在提示房事过度、精气内耗是造成虚劳病的一个重要因素。袁世华认为虚劳是因劳而虚，而劳包括体力、脑力及房室之劳。凡是超出生理范围，消耗精神体力的都可谓之劳，皆能令人虚。在脏腑虚损中，脾、肾两脏之虚损是虚劳的根本原因。张俊也认为脾、肾两脏的亏虚是虚劳的病机关键，尤其在虚劳病的中后期，脾肾虚损的见症往往先后或同步出现。

　　陈怀浦认为虚劳病的病因有先天不足、饮食劳倦、外感六淫、内伤七情或大病后失调等，其中先天不足、房劳伤精、思虑过多是虚劳病形成的常见病因。陈氏通过对虚劳病的含义、证候的全身性、复杂性和严重程度及虚劳病的病因病机、治疗等的研究，总结认为虚劳病的根本为肾中精气的损伤，故虚劳病的本质在肾。夏洁楠认为中医虚劳因机证治理论不断发展，宋代以前多从总论脏腑虚实分析虚劳，宋代以后出现从气、血、阴、阳之虚与具体脏腑关系论述虚劳因机证治。夏氏发现虚劳可由外感和内伤而致。王宏玲认为虚劳的病因与病后失调、劳倦过极、七情损伤、先天禀赋不足、饮食失节、失治误治等有关。

病因原文

　　男子脉虚沉弦，无寒热，短气里急，小便不利，面色白，时目瞑兼衄，少腹满，此为劳使之然。（五）

1　古代注解与病因探究

　　清·徐忠可在《金匮要略论注》中曰："短气里急，仍是元气内虚也，小便不利，肾不能主出也，面色白，血不能荣也，时目瞑，阴火不耐动也，兼衄，阴火迫清道之血也，少腹满，肾不治也，非下元虚极，何以使然。"徐氏认为肾虚不能温阳化气以利小便，故小便不利；肾虚加上阴血不足，不能上荣，故面色白；阴虚不能藏阳，虚阳上浮则目瞑兼衄；阴虚火旺，则少腹满。

　　清·尤在泾在《金匮要略心典》中曰："脉虚沉弦者，劳而伤阳也，故为短气里急，为小便不利，少腹满，为面色白；而其极则并伤其阴，而目瞑兼衄，目瞑，目不明也。"尤氏认为劳而伤阳，阳气不足，在面则色白，在肺则呼吸短气，在腹则里急，在肾与膀胱则小便不利、少腹满；阳损及阴，阴精不能滋养肝目则目瞑；兼衄者，阴虚阳浮或阳虚不固皆可致络破衄血也。

　　清·吴谦在《医宗金鉴》中曰："脉虚沉弦，阴阳俱不足也；无寒热，是阴阳虽不足而不相乘也；短气面白，时瞑兼衄，乃上焦虚而血不荣也；里急，小便不利，少腹满，乃下焦虚而气不行也。凡此脉证，皆因劳而病也，故曰：此为劳使之然。"吴氏的论述指出虚劳的病因主要为阴阳两虚。脉虚沉弦，阴阳俱不足之脉象也。凡此脉症，都属于虚劳的范围，又无外感寒热的症状，所以说"此为劳使之然"。

　　清·唐容川《金匮要略浅注补正》中曰："盖沉弦在里，阳郁于内也。故其外无寒热，面色白虽似虚寒，而其里急小便不利，目瞑兼衄，少腹满，俱见内热壅发之症，是阴虚非阳虚也。"唐氏的见解不同于他人，有其独到之处，认为从脉象来看，"沉弦在里"属于"阳郁于内"，故而其"内热壅发之症，是阴虚非阳虚"。

清·黄元御在《金匮悬解》中曰："脉虚者，空虚而不实。沉者，阳陷而不升。弦者，水寒而木枯也。无寒热者，无表证也。短气者，气不归根。里急者，木郁不达。小便不利者，土湿木陷，不能行水。面色白者，血不华色。时时瞑者，阳不归根，升浮而眩晕。衄者，肺金之不敛。少腹满者，肝木之不升。此皆劳伤中气，不能升降阴阳，故使之然也。"黄氏认为"劳伤中气"，气机失调，"不能升降阴阳"导致了虚劳。

2 近现代中医学家病因研究

曹颖甫在《金匮发微》中曰："凡脉见沉弦者，不主里水，即主表寒。卫虚则生寒，营虚则生热，故表邪见沉弦者，心有寒热。今无寒热，则非表邪可知。虚阳不归其根，故短气；里急者，似胀非胀，似痛非痛，而中气否塞也。小便不利而少腹满者，三焦水道由肾下达膀胱。水道得温则行，遇寒则冻，肾阳既耗，水道遂瘀。"

伤寒名家刘渡舟教授在《金匮要略诠解》中认为，"本条是论述阴阳两虚的虚劳病。由于肾中真阳不足，精血内虚，故脉虚沉弦。肾虚不能纳气，则呼吸短气。阳虚不能温煦，则腹中拘急。肾阳虚不能气化津液，则小便不利，少腹胀满。肝血虚，则面色白而无华，阴虚不潜，阳热上扰，则目瞑兼衄"。

连建伟教授在《连建伟金匮要略方论讲稿》中则认为，本条论述的内容主要涉及肝脾，而非肾阳，其认为脉虚而弦为肝血不足，沉为里证，肝血不足，则面白，目不明，甚者则衄，肝病及脾，则"短气里急"，脾虚生湿，则"小便不利""少腹满"。

> ### 病因原文
>
> 人年五六十，其病脉大者，痹侠背行，苦肠鸣，马刀侠瘿者，皆为劳得之。（十）

1 古代注解与病因探究

清·徐忠可在《金匮要略论注》中曰："若人年五六十，阳气衰，脉来宜小弱而反大，则似非细小边之阳虚者矣。然而痹侠背行，侠背是脊之两旁痹，属太阳经，阴不能后通。若肠鸣、刀瘿是上焦阳虚而厥阴之荣热随经上乘也。则脉之大，非阳有余可知，故曰：皆为劳所得之。"徐氏认为年老之人三种虚劳病的病机乃是阳气虚衰，虚阳之上亢，非真阳之有余。

清·魏念庭在《金匮要略方论本义》中曰："人病而脉大，非老年所宜也。必其人素有痹邪凤中于督脉，故痹侠背行；邪凤中于任脉，故肠鸣；其督脉之支者，出脊两傍，故马刀侠瘿。是其人之脉大，固为劳矣。必少年经营辛苦，损伤阴阳，荣卫枯泄，风寒兼湿因而乘之，乃因劳而得虚，因虚而得痹。虽与男子平人失精亡血之虚劳有异，为虚为劳，则本同而末异者也。"魏氏指出"少年经营辛苦"的内伤病因，再加上"风寒兼湿"的外感病因，多种病因作用于人体，进一步引起脏腑气血阴阳的亏虚，日久不复而成为虚劳，又由虚劳导致了血痹。

清·尤在泾《金匮要略心典》中曰："人年五六十，精气衰矣，而病脉反大者，是其人当有风气也；痹侠背行，痹之侠背者，由阳气不足，而邪气从之也；若肠鸣、马刀、侠瘿者，阳气以劳而外张，火热以劳而上逆。阳外张，则寒动于中而为肠鸣；火上逆，则与痰相搏而为马刀、侠瘿。"尤氏的论述也以阳气不足为基础，还说明了风、火、痰等致病因素的作用。

清·吴谦在《医宗金鉴》中曰："平人年二三十，常得大脉者，则多病劳。若人年已五六十，其脉亦大，不即病劳者，以气血虽虚，而火自微也，火微故不病劳也。虽不病劳，然气血荣卫虚痹不行，故为马刀、鼠疮、侠瘰也。此发明脉大虽同，为病不同之义也。"吴氏则认为年老、脉大虽然属气血虚，但还不是病劳，马刀、鼠疮、侠瘰是由于"气血荣卫虚痹不行"所致。

2 近现代中医学家病因研究

伤寒名家刘渡舟教授在《金匮要略诠解》中云："患者五六十岁而精气衰少，虚阳外浮，虚火上炎，故脉大而中软。卫阳不足，督脉气衰，则脊柱两旁而有麻木痹阻之感；气虚而陷，则肠鸣矢气；或者阴虚阳郁，痰核结于腋下，如'马刀'形，称为马刀。结于颈旁，称为侠瘿"，指出了年老体虚是重要的病因。

国医大师何任在《金匮要略新解》中认为，"这条是讲阳气不足，风邪虚火为患的虚劳病。中年以后的男子，阳气渐衰，如果出现大脉，表明风气外邪趁阳衰而入侵，引动虚火，症状为背脊两旁感到麻木不仁和肠鸣，颈下腋下出现瘿核。这都是虚劳所致的"。

病因原文

五劳虚极，羸瘦腹满，不能饮食，食伤、忧伤、饮伤、房室伤、饥伤、劳伤、经络营卫气伤；内有干血，肌肤甲错，两目黯黑。缓中补虚，大黄䗪虫丸主之。（十八）

1 古代注解与病因探究

清·喻昌在《医门法律》中曰："按七伤，《金匮》明谓食伤、忧伤、饮食伤、房室伤、饥伤、劳伤、经络荣卫气伤及房劳伤，但居其一，后人不知何见？谓七伤者阴寒、阴痿、里急精寒、精少、阴下湿、精滑、小便苦数、临事不举，似乎专主肾伤为言，岂有五劳分主五脏，而七伤独主一藏之理。虽人生恣逞伤肾者恒多，要不可为一定之名也。所以虚劳证凡本之内伤者，有此七者之分。故虚劳发热，未有不由瘀血者，而瘀血若无内伤，则荣卫营运行，不失其次，瘀从何起？是必饮食起居，过时失节，荣卫凝泣，先成内伤，然后随其气所阻塞之处，血为瘀积，瘀积之久，牢不可拔，新生之血，不得周灌，与日俱积，其人尚有生理乎？"喻氏认为大黄䗪虫丸所治之证，乃由五劳虚极，经络营卫气伤，血脉凝涩，日久结成"干血"所致。干血内阻，影响新血的生成；瘀郁化热，亦能灼伤阴血。阴血内伤，时久肌肤失养而成甲错，阴血不能上荣于目，以致两目黯黑。阴血不能滋养四肢百骸，故形体消瘦。肝主疏泄而藏血调血，瘀血内积，血不养肝，肝失疏泄之常，不能疏土，故腹满不能食。

清·程林在《金匮要略直解》中曰："夫人或因七情，或因饮食，或因房劳，皆令正气内伤，血脉凝积，致有干血积于中，而尪羸见于外也。血积则不能以濡肌肤，故肌肤甲错，不能以营于目，而两目黯黑。"程氏认为因情志、饮食或房劳等病因可导致"正气内伤，血脉凝积"，故瘀血不去，新血不生，体表失其营养，故肌肤甲错；目睛失其营养，因虚致瘀，故两目黯黑。

清·尤在泾在《金匮要略心典》中曰："虚劳症有挟外邪者，如上所谓风气百疾是也。有挟瘀郁者，则此所谓五劳诸伤，内有干血者是也。夫风气不去，则足以贼正气而生长不荣；干血不去，则足以留新血而渗灌不周，故去治不可不早也。"尤氏认为因劳伤可致血行痹阻，产生瘀血内停，此称为"干血"；"干血不去，则足以留新血而渗灌不周"也比较明确地提出了内有瘀血会影响新血的运行，说明其对瘀血致病因素也有比较深刻的认识。

2　近现代中医学家病因研究

伤寒名家刘渡舟在《金匮要略诠解》中云："由于食伤、忧伤、饮伤、房室伤、饥伤、劳伤、经络营卫气伤，而劳热煎熬，使经络营卫气血运行不畅，以致内有干血，肌肤不润而如鳞甲之交错；内有干血，气血不能上荣，故两目之色黯黑，瘀血聚于少腹，则少腹硬满，痛而不移，脉多见沉弦涩。"国医大师何任认为，"虚劳挟干血，其原因是受各种劳伤所致，即上文提到的五劳、七伤。其症状是形体极虚而瘦弱，腹胀满，不能进饮食，皮肤枯燥如鳞甲，两眼发黑等。这些征象证明有干血在里"。

小　结

1　血痹病与虚劳病的病因性质

血痹病与虚劳病，均由气血亏虚所致，故合为一篇讨论。血痹病的发生，以气血不足而感受风邪、阳气不振、血脉痹阻为主，里虚与外邪同为病因。而虚劳病则主要责之于气血阴阳的不足，无须外邪诱发，即可成病，如遇外邪，可使病情加重，或出现其他病证。由此可知，二者虽合为一篇，但病因性质大不相同，血痹病，虽内外合邪，但病情相对较轻，虚劳病，五脏气血虚损，即使无外邪掺杂，病情也相对较为复杂，可供临床参考。

2　虚劳病可由多种疾病发展而来

张仲景论述虚劳病，将虚劳病的各种表现描述得较为具体。但对虚劳病之病因却未给出特别明确的解释。后世多认为，张仲景所论虚劳病，是一个比较大的范畴，涵盖了多种慢性衰弱性疾病，包括老年病气血虚衰，以及各种消耗期疾病终末期脏器衰竭等，可由多种疾病发展而来，综合为病。然虚劳病病情也有轻重之分，充分理解原文，有助于现代中医在治疗过程中及时做出判断，帮助患者及时补益正气，尽量避免虚劳的发生，或延缓虚劳的进程，以减轻患者的痛苦。

3 病因证治探究及医案精选

3.1 血痹

3.1.1 证治探究

血痹乃因阳气虚弱、卫外不固、感受外邪、血脉凝滞所致，以肢体局部麻木为主症的疾病。临床表现上，血痹与痹证、历节有所不同。痹证以肢体疼痛为主，或兼有麻木，历节则以关节疼痛为主，而无麻木。

对于血痹的病因病机，张仲景认为富贵之人，平时少有劳动，外强中干，阳虚则卫外不固，稍有劳作，即易出汗，又逢风邪外袭，则病血痹。《内经》中有相似的描述，《素问·五藏生成》云："卧出而风吹之，血凝于肤者为痹"，《灵枢·九针》曰："邪入于阴，则为血痹。"后世医家在继承的基础上有所发挥，但是都没有离开"内虚邪中"的基本框架。

血痹的辨证有轻重之分。轻证者，受邪较浅，病情较轻，故仅在寸关两部稍露紧象。可用针刺的方法，引动阳气，阳气通则邪自祛，邪气祛则脉和不紧，血痹可愈。重证者，受邪较为深重，病情较重，脉阴阳俱微。《灵枢·邪气藏府病形》中云："阴阳形气俱不足，勿取以针，而调以甘药"，张仲景基于此，提出了用黄芪桂枝五物汤益气通阳行痹、调和营卫，以治疗血痹。

3.1.2 医案精选

赵某，男，21岁。1年前睡卧着凉后，出现四肢及全身乏力，两脚麻木，逐渐向上发展。约1个月前，两下肢全部麻木，形体日渐消瘦，四肢沉重乏力，步履艰难，心悸气促，疲惫不堪，膝盖以下皮肤温、痛觉迟钝，饮食及二便正常。于1983年4月6日来诊。

诊见：形体消瘦，面色苍白无华，舌质淡润无苔，精神疲惫，步履迟缓，略呈蹒跚步态，言语低微，呼吸均匀，脉细弱而数（120次/分），四肢关节活动正常，双膝以下皮肤温、痛觉迟钝，触觉存在。抗"O"800U，心电图示窦性心律120次/分，余均正常。证属血痹虚劳。由脾肾气虚、营卫失调、风寒外袭所致。治以补益脾肾，益气通阳，调和营卫，祛风散寒。宗《金匮要略》黄芪桂枝五物汤加味：黄芪30克，桂枝15克，白芍20克，甘草10克，党参20克，何首乌15克，女贞子20克，五味子15克，巴戟天15克，半夏15克，秦艽15克。

服6剂，两小腿有轻松感及潮湿感，但无汗，食欲渐增。仍宗前法，减半夏，加当归15克，熟地黄25克。间断服药20剂，四肢乏力明显好转，精神渐充，步行里许不感乏力，夜间时有微汗，面色红润，肌肉渐丰，两下肢皮肤知觉已渐恢复，脉沉细而数（110次/分）。治疗仍守前方出入。诸证悉减，四肢有力，肌肉丰满，面色红润，脉沉缓（72次/分），停药。

按 经云："营气虚则不仁，卫气虚则不用。"本例不仁不用并见，动则喘悸，形体消瘦，面色无华。证属血痹虚劳。营卫俱虚，经脉失濡。营卫气虚当责之于脾肾。脾能益气、藏营，主四肢；肾藏精，精生于气，脾肾气虚则营卫不足，经脉失濡，风寒乘虚侵袭而为痹。肾虚不仅纳气失职亦致心营耗损，故脉细弱而数，动则喘悸。《灵枢·邪气藏府病形》曰："阴阳形气俱虚，而调以甘药。"《金匮要略》用黄芪桂枝五物汤、黄芪建中汤治疗血痹虚劳与此义同。方中黄芪补气健脾；桂枝通阳；加芍草调和营卫，巴戟天、何首乌、女贞子、党参等补心肾、益精气；加秦艽去风寒，共奏补心脾、益精气、和营卫、祛风寒之效。

《辽宁中医杂志》1984，8（7）：38

3.2　虚劳

3.2.1　证治探究

虚劳是因诸多原因所致的以脏腑亏损、气血阴阳不足为主要病机的多种慢性虚损性、消耗性、进行性证候之总称。虚劳范围甚广，凡禀赋不足，后天失调，久病失养，积劳内伤，久虚不复，而表现为各种亏损证候者，都属于本证范畴。其临床辨证不外乎阴虚、阳虚、气虚、血虚或阴阳两虚之证。但必须注意，由于瘀血不去，新血不生，内有干血者，亦称为虚劳，即所谓"干血劳"。

对于虚劳病的治疗，张仲景偏重甘温扶阳，重视脾肾两脏。张仲景之虚劳有八方，分别是失精致虚，桂加龙牡；补阳摄阴，天雄散方；脾虚营弱，小建中汤；虚劳不足，黄芪建中；虚劳腰痛，八味肾气；风气百疾，薯蓣丸方；虚烦不寐，酸枣仁汤；虚劳干血，大黄䗪虫。

3.2.2　医案精选

颜德馨医案：于某，男，43岁。初诊：胃脘痛历20余年，反复发作，食糯米而痛减，夜半不能平卧，起坐稍缓，畏寒喜暖，面㿠神疲，纳少便溏。胃钡检查：十二指肠球部溃疡、变形，伴有激惹现象，舌淡苔薄，脉虚弦。久痛必虚，脾阳失运，黄芪建中汤加味主之：生黄芪30克，桂枝4.5克，杭白芍12克，生姜2片，九香虫2.4克，大枣4枚，炙甘草4.5克，饴糖30克（冲），茯苓9克，5剂。

药后胃脘痛大减，夜得安卧，精神亦振，大便已实，守方连服，随访年余未做。

按 患者长期胃脘痛，脾气虚衰，为阳气上虚、阴干阳痿所致。方用黄芪建中汤加减，小建中汤内加黄芪，可增强益气建中之力，阳生阴长，诸虚不足之证自除。再加茯苓以健脾和胃止呕，九香虫行气止痛温阳。

《国医论坛》1992，（3）：23

参 考 文 献

曹家达.2007. 金匮发微[M]. 汤晓龙，点校. 福州：福建科学技术出版社：79-80

巢元方.1997. 诸病源候论[M]. 黄作阵，点校. 沈阳：辽宁科学技术出版社：6，16，88，261，390

陈怀浦.2006.《金匮要略》虚劳病本质在肾的理论研究[D]. 北京中医药大学

陈言.1957. 三因极一病证方论 18卷[M]. 北京：人民卫生出版社：102，184

代民涛，柴可夫，李秀月.2014.《金匮要略》虚劳病八方探略[J].中医学报，29（2）：200-202

冯慕良.1984.医案三则[J].辽宁中医杂志，（7）：38-39

龚廷贤.1993.万病回春[M].朱广仁，点校.天津：天津科学技术出版社：125，225

何任.1981.金匮要略新解[M].浙江：浙江科学技术出版社：50

华佗撰.2007.中藏经[M].农汉才，点校.北京：学苑出版社：21，47

黄元御.1990.黄元御医书十一种（中）[M].麻瑞亭等，点校.北京：人民卫生出版社：358

蒋梅，陈露，柯晓斌.2012.血痹学说辨治奥沙利铂药物神经毒性的思路探讨[J].中华中医药学刊，30（9）：
2135-2137

李东垣，罗天益.2008.东垣论脾胃[M].董卫等，校注.太原：山西科学技术出版社：18

连建伟.2008.连建伟金匮要略方论讲稿[M].北京：人民卫生出版社：98-100，102

刘渡舟，苏宝刚.1984.金匮要略诠解[M].天津：天津科学技术出版社：55，57，60，65

孙绍周.1985.第六讲.血痹虚劳病脉证并治第六（下）[J].山东中医杂志，（6）：50-52

唐容川.1996.血证论[M].金香兰，校注.北京：中国中医药出版社：167

陶汉华.1984.学习《金匮》虚劳病篇的体会[J].山东中医杂志，（5）：3-5

汪绮石.1988.理虚元鉴[M].谭克陶，点校.北京：人民卫生出版社：24-26

王冰.1998.素问[M].何文彬，谭一松，主编.北京：中国医药科技出版社：15，28，61，147，244，288

王冰.2008.黄帝内经·灵枢[M].张新渝，马烈光，主编.成都：四川科学技术出版社：38，49，529

王宏玲.2015.浅析虚劳病因病机[J].中国中医药现代远程教育，13（21）：6-7

王焘.1993.外台秘要方[M].高文铸，校注.北京：华夏出版社：57

吴谦.1997.医宗金鉴[M].石学文等，点校.沈阳：辽宁科学技术出版社：1

夏洁楠.2015.中医虚劳理论研究[D].中国中医科学院

徐忠可.1993.金匮要略论注[M].邓明仲等，点校.北京：人民卫生出版社：88，90，92

严用和.1980.重订严氏济生方[M].浙江省中医研究所文献组，湖州中医院，整理.北京：人民卫生出版
社：49

颜乾珍，屠执中.1992.颜德馨教授用经方治疗急难重症举案[J].国医论坛，（3）：22-23

姚明升.2010.《金匮要略》虚劳证治规律的研究[D].广州中医药大学

尤在泾.2009.金匮要略心典[M].杨旭杰，主编.北京：人民军医出版社：48-52，55-56

袁世华.1985.《金匮要略》讲座 第六篇 血痹虚劳病脉证并治[J].吉林中医药，（1）：45-48

张从正.1999.儒门事亲[M].刘更生，点校.天津：天津科学技术出版社：8

张俊.1986.《金匮要略》虚劳病及治则探讨[J].浙江中医药大学学报，（1）：14-15

周健.1994."血痹"论释之我见[J].中医文献杂志，5（2）：9

周扬俊.1990.金匮玉函经二注[M].周衡，王旭东，点校.北京：人民卫生出版社：103

朱家鲁.1986.浅论血痹及黄芪桂枝五物汤的临巧应用[J].云南中医学院学报，（2）：22

肺痿肺痈咳嗽上气病脉证治第七

本篇主要论述了肺痿、肺痈、咳嗽上气三种病证的辨证论治。其中肺痿和肺痈是独立的疾病名称，而咳嗽上气则是咳嗽、哮喘等肺气上逆之证。因这三种病证的病位都在肺，在病机、症状等方面互相联系，互相影响，故合为一篇论述。

病因原文

问曰：热在上焦者，因咳为肺痿。肺痿之病，从何得之？师曰：或从汗出，或从呕吐，或从消渴，小便利数，或从便难，又被快药下利，重亡津液，故得之。（一）

1 古代注解与病因探究

清·徐忠可在《金匮要略论注》中曰："……肺痿者，气痿而不振，乃无形之气病……胸中为肺之府，热在上焦，则肺为热烁而咳，所谓因热而咳，因咳而为肺痿也。然亦有久咳而不为肺痿者，则知痿非无因，故曰或从汗出，是津脱也；或从呕吐，是液伤也；或从消渴，是心火耗其阴也；或肠枯、便秘，强利求快，是脾津因下而亡也；总属燥热亡阴边事，乃胃中津液不输于肺，肺失所养，而肺乃痿也。"徐氏认为肺痿的直接病因乃"因咳而为肺痿"由"热在上焦"所致，而间接病因多为其他病证，病机总属"燥热亡阴"，不能上输于肺，肺失濡养。

清·沈明宗在《金匮要略编注》中曰："心肺居上，肾水不足，心火刑金，为热在上焦，肺阴日消，气逆则咳，故致肺痿。然本经明其始病之因，或从病后阴虚，过汗伤液，呕吐伤津，消渴，血虚津竭；或利小便，数而伤阴；或便难，反被快药下利而重亡津液，以致肺津枯燥，虚热熏蒸，故寸口脉数，其人咳嗽，气弱不振，津液不布，化为浊唾涎沫而成肺痿。"沈氏首先指出了虚热肺痿的成因，系"肾水不足"，心肾不交，心火亢盛，灼伤肺金。或由于汗出过多，或呕吐频作，或患消渴而小便频数量多，或因大便难，过用泻下之品而致下利等多种原因，均可导致津液严重耗伤，以致虚热内生，熏灼于肺，肺失肃降而咳，久则肺气痿弱不振而成肺痿。

张仲景以前虽然没有"肺痿"之名，但《内经》《难经》等早已对肺痿有相关的认识。《内经》中有专开一篇论痿，该篇对痿的病因、病机、证候、治法皆有论述，如《素问·痿论》云："肺主身之皮毛……故肺热叶焦，则皮毛虚弱急薄，着则生痿躄也……肺者脏之长也，为心之盖也，有所失亡，所求不得，则发肺鸣，鸣则肺热叶焦，故曰五脏因肺热叶焦，发为痿躄，此之谓也。"另外，《素问·至真要大论》云："诸痿喘呕，皆属于上……诸气𪘜郁，皆属于肺"，《灵枢·邪气藏府病形》曰："肺脉……微缓为痿瘘，偏风，头以下汗出，不可之止"，《素问·六节藏象论》云："肺者，气之本。"《难经·十四难》云："损其肺者，益其气"，《难经·四十九难》云："形寒饮冷则伤肺。"

张仲景以后的医家对肺痿病因的认识有所继承和发挥。西晋·王叔和在《脉经·平肺痿肺痈咳逆上气痰饮脉证第十五》中曰："阴脉不涩，身体反冷，其内反烦，多吐唇燥，小便反难，此为肺痿，伤于津液。便如烂瓜，亦如豚脑，但坐发汗故也"，可见，王氏认为肺痿是由于"但坐发汗故""伤于津液"所致。隋·巢元方对肺痿的成因等做了进一步探讨，其在《诸病源候论》中曰："肺主气，为五脏上盖，气主皮毛，故易伤于风邪，风邪伤于腑脏，而气血虚弱，又因劳役大汗出之后，或经大下而亡津液，津液竭绝，肺气壅塞，不能宣通诸脏之气，因成肺痿也。"唐·王焘认为肺中伏热久咳迁延可成肺痿，其在《外台秘要·咳嗽门》中曰："肺气嗽者，不限老少，宿多上热，后因饮食将息伤热，则常嗽不断，积年累岁，肺气衰便成气嗽，此嗽不早疗，遂成肺痈，若此将成，多不救矣。"

宋·王怀隐认为劳伤可成肺痿，其在《太平圣惠方·治骨蒸肺痿诸方》中曰："夫肺者为五脏之华盖，盖诸脏腑通于声，主于气，若人劳伤不已，邪气干于肺，则壅生热，故吐血，胸短气，咳嗽不止，痰甚多唾，时发寒热，肌体羸瘦，乃成肺痿之病也。"宋·陈无择在《三因极一病证方论》中曰："肺为五脏华盖，百脉取气，运动血脉，卫养脏腑，灌注皮毛，将理失宜，气与血乱，则成肺痿肺痈矣。"另外，陈氏指出外邪、情志、劳逸、饮食皆可致肺痿，曰："肺虚，或感风寒暑湿，及劳逸抑郁，忧思喜怒，饮食饥饱，致脏气不平，咳唾脓血，渐成肺痿，憎寒发热，羸瘦困顿，皮肤甲错，将成劳瘵。"宋·陈自明认为妇人月经不行可致肺痿，其在《妇人大全良方》中曰："初虞世云：女子十四，天癸至，任脉通，月事以时下，故令有子。天癸者，物之自然。月者，以月至经者，有常也。其来不可过与不及、多与少，反此皆谓之病。不行犹甚，百疾生焉。血既不能滋养百体，则发落面黄，身羸瘦。血虚则发热，故身多热。水不足则燥气燔，燥气燔则金受邪，金受邪则肺家嗽，嗽则为肺痈、肺痿必矣。"

明·龚廷贤在《万病回春·痰饮》中曰："咳嗽咯吐黄痰者，脾胃有热也。久不愈成肺痿，口吐痈脓，或痰血作腥臭，难治也。"龚氏指出了久嗽，脾胃有热可致肺痿。

明·陈实功在《外科正宗》中曰："久嗽劳伤，咳吐痰血，寒热往来，形体消削，咯血瘀脓，声哑咽痛，其候转为肺痿。"陈氏指出了肺痈后期可转化为肺痿。

清·陈士铎在《辨证录·痿证门》中指出阳明之火上冲于肺致肺痿，曰："夫肺之成痿也，由于阳明之火上冲于肺，而肺经津液衰少，不能灭阳明之焰，金从火化，累年积岁，肺叶之间酿成火宅，而清凉之药，不能直入于肺……"，另外，其在《辨证录·消渴》中指出消渴日久可致肺痿，曰："不知久渴之后，日吐白沫，则熬干肺液。使但补肾水，火虽得水而下降，而肺中干燥无津，能保肺之不告急乎。肺痿、肺痈之成未必不始于此。"

2 近现代中医学家病因研究

伤寒名家刘渡舟教授在《金匮要略诠解》中认为"肺痿病的成因，由于汗出太多；或呕吐频作而伤胃液；或因消渴而津液不滋；或小便利数，而下伤津液；或大便秘结，燥伤津液；或因攻下过度，而重伤津液，如此种种，不一而足。总之，津伤则阴虚，阴虚则生热，热灼肺叶，肺燥火盛，则寸口脉数，热炼津液而为痰，故口中反有浊唾涎沫"。

国医大师何任认为："热在上焦，怎样会成肺痿？主要有几种情况：一是过分地出汗；二是频频地呕吐；三是由于消渴而小便过分得多；四是由于大便闭结而用了峻下剂。这四种情况都足以反复地耗伤津液。由于津液伤，则上焦的热成为燥，肺位在上焦，既虚且热，于是咳而成为肺痿。"

袁世华认为："此条论述虚热肺痿之成因。肺主气，位居上焦，喜清润而恶燥热。热在上焦即是指热邪盘踞于肺，肺为热灼则咳。久咳不已，则肺气大伤，肺叶萎弱，此是肺痿形成的一个原因。另一主要原因是肺津不足，肺叶失养而焦枯。上焦有热可以耗伤肺津，误治亦是伤津的重要原因。误汗或过汗，均可使肺津枯涸。呕吐可大伤肺胃之阴，令津竭。消渴病，水谷精微俱从小便出，更可大伤津液。便难原属津亏之证，复用攻下逐水之剂，必致津涸。总之，误施汗吐攻下，可使津液一伤再伤，即所谓'重亡津液'，致肺叶失养而成肺痿"。另外，袁世华认为肺痿的病因病机为"久咳不已，肺气大伤，则肺叶萎弱而不振。又因上焦有热，灼伤肺津，或误施汗下重伤肺津，或肺中虚冷，气不化津。均可致肺叶失养而焦枯，久则成肺痿。"

张谷才认为："肺痿病是由于热邪在上焦，熏灼肺阴，久咳伤肺而形成的。肺痿病的内热从哪里得来？师说：原因很多，有因出汗过多，有因呕吐频繁，有因消渴小便利数，有因大便秘结，又常用猛药攻下等，这些都能严重地损伤肺中的津液、阴液不足，则虚热内生，熏灼肺脏，肺失濡养，这就变成了肺痿病"。

张玉清认为"肺受热灼则津液耗，津液耗则阴虚，热且阴虚，肺失所养，致肺叶枯萎，则应干咳无痰，口中不应有浊唾涎沫，今则见之，故仲景特问之曰：'口中反有浊唾涎沫者何？'不应见而见，是以谓反，究其主要原因，乃肺之气阴两伤所致，但气、阴之伤又各有偏重。若气伤重，阴伤轻，则气不化津，肺不能沛降雨露以养周身，通调不行，于是随咳吐出为涎沫；若阴伤重，气伤轻，则已损之津液复被虚热所灼炼，故成浊唾。"指出了虚热肺痿除阴虚内热的病机以外，尚有肺气不足的因素存在。

黄仰模在《金匮要略讲义》中提出："肺痿即肺气痿弱不用，属于慢性虚弱性疾病……有因重伤津液致虚热肺痿和因肺中虚冷成虚寒肺痿之分。二者的病机均为肺气痿弱不用"。

吴传清认为："误治伤阴肺痿的发病基础，而久咳伤气，则促成了肺痿病的发生。当这二者相互结合，共同为患之时，就很容易形成肺痿。如果仅仅是长期咳嗽，而无肺阴亏损，或是仅有阴虚而未长期咳嗽，则不一定会形成肺痿"。姜德友认为"肺痿病因多种多样，但是不外乎外感、内伤两端，久则伤肺，肺失濡养而致肺叶痿弱不用，终成肺痿。其中内伤包括饮食不节、劳欲过度、情志内伤、肺失调畅、过服温燥药物、末石伤肺、久病伤肺以及失治误治等。"

肺居胸中，其位最高，故为五脏之华盖，又为娇脏，喜润恶燥，既恶热又恶寒。若上焦有热，肺为热灼则咳，咳久不已，肺气受损，痿弱不振，而形成肺痿。导致上焦有热的原因很多，或因发汗过多，或因呕吐频作，或因消渴小便频数量多，或因大便燥结而使用了泻下峻猛的药物，攻下太过。以上种种因素，反复损伤津液。阴津亏虚则生内热，故而形成本病。

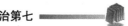

病因原文

　　问曰：病咳逆，脉之，何以知此为肺痈，当有脓血，吐之则死？其脉何类？师曰：寸口脉微而数，微则为风，数则为热；微则汗出，数则恶寒。风中于卫，呼气不入；热过于荣，吸而不出。风伤皮毛，热伤血脉；风舍于肺，其人则咳，口干喘满，咽燥不渴，多唾浊沫，时时振寒。热之所过，血为之凝滞，蓄结痈脓，吐如米粥，始萌可救，脓成则死。（二）

1 古代注解与病因探究

　　清·喻嘉言在《医门法律》中曰："肺痈之脉，既云滑数，此复云微数者，非脉之有不同也。滑数者，已成之脉。微数者，初起之因也。初起以左右三部脉微，知其卫中于风而自汗。左右三部脉数，知为荣吸其热而畏寒。然风初入卫，尚随呼气而出，不能深入，所伤者，不过在于皮毛。皮毛者，肺之合也。风由所合，以渐舍肺俞，而咳唾振寒。兹时从外入者，从外出之，易易也。若夫热过于荣，即随吸气深入不出，而伤其血脉矣。卫中之风，得荣中之热，留恋固结于肺叶之间，乃致血为凝滞，以渐结为痈脓。"喻氏是从脉象论肺痈的病机来看，认为肺痈的成因，多因感受风邪所引起，"风初入卫"又"得荣中之热"，"结于肺叶之间"，血为之凝滞，蕴酿成痈。

　　清·尤在泾《金匮要略心典》中曰："此原肺痈之由，为风热蓄结不解也。凡言风脉多浮或缓，此云微者，风入营而增热，故脉不浮而反微，且与数俱见也。微则汗出者，气伤于热也；数则恶寒者，阴反在外也；呼气不入者，气得风而浮，利出而艰入也；吸而不出者，血得热而壅，气亦为之不伸也。肺热而壅，故口干而喘满；热在血中，故咽燥而不渴。且肺被热迫，而反从热化，为多唾浊沫；热盛于里，而外反无气，为时时振寒。由是热蓄不解，血凝不通，而痈脓成矣，吐如米粥，未必便是死证，至浸淫不已，肺叶腐败，则不可治矣，故曰始萌可救，脓成则死。"尤氏认为，外感风热病邪是肺痈发生的主要病因。

　　清·吴谦在《医宗金鉴》中曰："脉微之三'微'字，当是三'浮'字，始与文气不属，必是传写之讹。"浮主表证，吴氏之语，也突出了风气初袭表的脉证。

　　清·黄元御在《金匮悬解》中曰："寸口脉微而数，微则为风泄于表，数则为热郁于里。微为风泄，则窍开而汗出，数为热郁，则阴束而恶寒。风则伤卫，风愈泄而卫愈闭，呼气不能入，热则伤营，卫有闭而营莫泄，吸气不能出也。出气为呼，风泄于外，譬犹呼气，泄而不开，是呼气不入。入气为吸，气闭于内，譬犹吸气，闭而不泄，是吸气不出。风邪外伤其皮毛，热邪内伤其血脉。风伤皮毛，故风舍于肺，皮毛闭塞，肺气壅阻，则生咳嗽，口干喘满，咽燥不渴，多吐浊沫，时时振寒。热伤血脉，故热过于营，血脉凝滞，瘀蒸腐败，化为痈脓，痈脓蓄结，吐如米粥。始萌可救，脓成则死，盖肺痈之病，因胸膈湿盛，外感风邪，肺气壅遏，湿郁为热，表则寒热兼作，里则瘀浊淫蒸，营血腐烂，化而为脓，久而肺脏溃败，是以死也。"黄氏比较详细地论述了肺痈的病变过程，提出肺痈的主要病因病机是风热内壅，肺气不利，又有湿邪为患，进而产生了"瘀浊"，影响营血运行而化脓。

纵观上述分析，古代医家对于肺痈病因的认识主要可以分为外感六淫、情志因素、饮食劳倦内伤和痰饮血瘀四个方面。

一者外感六淫。风为百病之长、风为阳邪，其性开泄、风邪善行数变。《素问·太阴阳明论》云："伤于风者，上先受之"，肺主皮毛，司呼吸，肺为华盖，所以风邪致病往往最先伤肺，且易夹热、夹寒、夹湿，肺为娇脏，所以最容易致病，发为肺痈。虽然张仲景认为肺痈致病是外感风热之邪所致，然而风寒入里化热及外感风邪夹湿亦都是导致本病发生的根本原因。如隋·巢元方在《诸病源候论》中曰："肺痈者，由风寒伤于肺，其气结聚所成也。"可见，巢元方认为肺主皮毛，肺气虚则腠理开，外感风寒，寒邪伤肺，而成肺痈。此外，因肺虚导致的虚火，日久而成实火，亦是导致本病的原因之一。

二者情志因素。情志的抑郁易导致气机的郁滞，从而导致气机的升降出入受到制约，气机枢机不利；情志不疏，日久耗伤阴血，阴虚火旺，加之外感六淫邪气而发为肺痈。明·陈实功在《外科正宗》中曰："亦有七情饥饱劳役，损伤脾肺者……致生肺痈者。"

三者饮食劳倦内伤。过食辛辣肥甘厚味、房劳都会造成体内阴阳失衡，久而久之则化火，肺为娇脏，郁热之火上乘及肺之血脉，血败肉腐而成肺痈。因此，《医门法律》认为肺痈是由于五脏的蕴崇之火，与胃中停蓄之热，上乘于肺，肺受火热熏灼，热伤血脉，血为之凝，血凝即痰为之裹，遂成小痈。清·李用粹在《证治汇补》中曰："酒毒留于肺者，缘肺为清虚之脏，多则损其清虚之体，由是稠痰浊火，熏灼其间，轻则外为鼻准赤，内为咳嗽痰火；重则肺叶受伤，为胸痛胁胀，咳唾脓血，痰出腥秽，肺痈溃烂。"

四者痰饮血瘀。中医有"百病多由痰作祟""百病由瘀血者多"之说，说明了痰与瘀血在肺痈的发生中起着重要作用。清·张璐在《张氏医通·肺痈》中曰："或夹湿热痰涎垢腻，蒸淫肺窍，皆能致此。"这句话表明，痰热上扰于肺是导致本病的一个重要因素。宋·严用和在《严氏济生方》中曰："人之气道贵乎顺，顺则津液流通，决无痰饮之患，调摄失宜，气道闭塞，水饮停于胸膈，结而成痰，其为病也。"可见，如果气道不顺，则会使痰凝瘀阻，渐致肺痈。清·唐宗海在《血证论·吐脓》中曰："此书原专论血证，所以兼及内痈者，以痈脓之病，皆由血积而成。"

2 近现代中医学家病因研究

国医大师何任认为"风邪初入于卫分时，邪还是容易外出的，当热邪进入卫分时，就不易排出了。风邪开始伤及皮毛，终于停积于肺；热邪通过营分，而终于伤及血脉，因而肺及血脉受风热所蓄积，被风热所伤，于是出现咳嗽、口干、气喘胸满、咽燥、唾浊、形寒、吐痰如米粥等症成为肺痈"。

袁世华认为"依《金匮》之意，文中论脉之三'微'字，当是三'浮'字。从浮、数两脉得知形成肺痈的两个重要因素一为风，二为热。'风中于卫'，'风伤皮毛'阶段，病位尚浅，正气尚能驱邪外出而不致深入，即'呼气不入'，此时如施以辛凉解表法可使病程中止。'热过于营'，'热伤血脉'说明风邪已经化热，或原来感受的即是风热之邪，此邪已由卫分进入营血，由皮毛内迫于肺。因病位已深，正气不能驱邪外出，故云'风舍于肺'，'吸而不出'。此外，形成肺痈的因素尚有瘀血。而瘀血的形成是由于'热之所过'。不仅肺痈，凡痈类皆由此而成。总之，肺痈是由风而化热，由热而致瘀，瘀血为热毒所熏蒸，则肉腐而成痈脓"。

秦小珑根据临床发现，肺痈的成因与机体的内在因素密切相关。如正气内虚或痰热素盛、嗜酒不节、过食辛热厚味致使湿热内蕴、上蒸于肺，或肺有伏热，或风寒化热客肺、内外合邪，均可致肺痈。张飚安认为肺痈的病因病机是由于风邪入肺，郁而生热，风热二邪相搏而成。赖俊宇等认为肺痈的病因除了前贤所认为的风热、痰热之外，另与内有水饮、外感风寒关系密切。何圣豪认为肺痈的病因除了张仲景提出所谓外感风邪热毒之外，风寒入里化热、饮食劳倦内伤、情志因素等均可导致肺痈的发生。

通过以上诸家的研究可以看出，本病的病因主要有外感和内伤两个方面。外感系风热外邪自口鼻或皮毛侵犯于肺所致；或因风寒袭肺，未得及时表散，内蕴不解，郁而化热所为，肺脏受邪热熏灼，肺气失于清肃，血热壅聚而成。内伤方面，痰热素盛平素嗜酒太过或嗜食辛辣刺激、肥甘厚味，酿湿蒸痰化热，熏灼于肺；或肺脏宿有痰热，或他脏痰浊瘀结日久，上干于肺，形成肺痈。若宿有痰热蕴肺，复加外感风热，内外合邪，则更易引发本病。而劳累过度，正气虚弱，则卫外不固，外邪易乘虚侵袭，是致病的重要内因。

小 结

1 肺痿肺痈病因之辨

肺痿，痿同萎，即萎弱不用之意。是以肺气痿弱不振，见咳嗽、多浊唾涎沫、短气脉虚数等。临床分为虚热和虚寒两类。前者是热在上焦、津气两虚所致；后者是肺中虚冷、阳气不振所致。肺痈是因感受风邪热毒而致肺生痈脓的病变，临床可见发热口渴、咳唾脓血、脉滑数等。其病情变化约可分为三个阶段，即表证期、酿脓期和溃脓期。一般来说，肺痿属于虚证，肺痈属于实证，但肺痈到了后期，气阴耗伤，亦可转变为虚证肺痿。

肺痿肺痈，病位在肺，故合为一篇讨论。张仲景原文中提到，肺痿之因，由"重亡津液"而得之，汗、吐、下、消渴，均可使津液亡失而生燥热，热灼肺叶而成痿。关于肺痈，其病因张仲景并未点明，而从其病机与证候分析可得，肺痈之为病，乃风热邪毒犯肺，郁而不出所致。由此可知，肺痿与肺痈虽病位相同，其致病之因却一虚一实，截然相反，且肺痿为病，肺阴亏而生内热；肺痈为病，邪郁肺亦生热，虽虚实不同，却皆有热象，临证治之，确有难辨之处。清·尤在泾提到"痿者萎也，如草木之萎而不荣，为津烁而肺焦也；痈者壅也，如土之壅而不通，为热聚而肺溃也"，一"焦"一"溃"，准确地辨析了肺在不同疾病下的状态，使后人在临床施治时更易把握。

2 张仲景所论肺系疾病与痰饮的关系

张仲景在此篇中，论述了肺痿肺痈及咳嗽上气的脉证治疗。细究之，此三者与痰饮均有着密不可分的关系。肺为贮痰之器，痰饮对于肺系疾病有很大的影响，二者常互为因果，痰饮可致肺系疾病，肺系疾病亦可生痰饮。仅就病因角度出发，张仲景此篇所描述之肺系疾病均与痰饮有着密切的关系。肺痈，自不必说，痰热熏蒸肺叶，致败血腐脓而成痈；肺痿，则为重亡津液，似与痰饮关系不大，其实不然，肺络受损，肺通调水道的功能失常，水不运，聚而为饮，反而进一步加深肺脏的负担，这一点于虚寒肺痿中体现更为明显。至于咳嗽上气，历代医家对其病名见解不一，有认为其指哮喘，亦有认为此为肺胀之病，还有医家认为此乃肺系疾病中的某个症状，然究其因，总不离外邪内饮共同为病，由此可知，肺系疾病与痰饮有着密切的关系。

3　病因证治探究及医案精选

3.1　肺痿

3.1.1　证治探究

肺痿是指因咳喘日久，肺气受损，或肺阴耗伤所致肺叶痿弱不用，临床以长期反复咳吐浊唾涎沫为主症的慢性肺脏虚损性疾病。

因肺痿是一种慢性肺脏虚损性疾病，因此肺不伤则不痿，肺痿多由其他肺脏疾病迁延不愈，转化而来，如肺痈、肺劳、哮喘、久嗽等日久伤肺，均可转化为肺痿。对于肺痿病因病机的认识，早期多认为其由外感而得，因外感迁延不愈，或失治误治而致肺痿；后世医家补充了情志、劳逸、饮食等皆可致肺痿，正如《内经》所云"五脏六腑皆能令人咳"，这说明五脏六腑有疾皆能影响到肺脏，另外，这也与张仲景开篇所言"经络受邪，入脏腑，为内所因也"是一致的。

张仲景早已认识到肺痿的病机有虚热、虚寒之分，临床所见以虚热占绝大多数，多为本虚而标实，肺脾肾气阴亏虚为本，痰浊、瘀血、燥热为标，病久者可见阴阳两虚，寒热错杂成上盛下虚之肺痿重证。治疗虚热肺痿主以麦门冬汤，治虚寒肺痿主以甘草干姜汤。

预防肺痿之大法有二：一是迅速治疗外感病，以免迁延失治耗伤肺津而成肺痿；二是治疗虚人疾病，决不可孟浪用药伤津劫液，汗、吐、下法要审慎，温燥之品休乱投。

3.1.2　医案精选

李某，女，75岁，1981年1月2日初诊。高年形瘦体弱，素来不禁风寒，不耐劳作。稍受外感则每易发热咳嗽，稍有劳累则必定气喘息促。半个月前因外感发热咳嗽，未及时治疗，迁延时日，至今虽外邪自解，但口干咽燥，气喘息促，咳嗽频繁，吐出大量白色涎沫。面色萎黄，纳食少进，口淡乏味，精神疲惫，卧床不起。脉虚缓，舌质淡红少苔。此属肺痿之证，气阴二伤。治拟《金匮要略》麦门冬汤培土生金，以降冲逆。处方：

麦冬12克，党参12克，制半夏6克，炙甘草10克，大枣七枚，茯苓10克，粳米一把（自加）。

1月25日复诊：服药3剂，纳食增加，口干、咳嗽大有转机，精神好转，已能起床活动。然仍面色萎黄，脉缓右关虚大，苔薄而略干。脾气大虚，胃阴亦伤，再用前方加山药12克，炙黄芪10克。服7剂后，诸证悉除，已能操持家务。

按　患者素来易感风寒，不耐劳作，说明本身气虚，年老形瘦而气阴不足；现因外感发热咳嗽，未及时治疗，迁延日久，可致肺阴不足，故咳逆上气，咳吐涎沫，口干咽燥；胃阴不足，胃中津液干枯，故纳差，舌淡少苔。气虚则面色萎黄，精神疲惫，卧床不起，脉虚缓。方中麦冬滋养肺胃，党参益气健脾，半夏降逆化痰，茯苓健脾利痰湿，甘草、大枣、粳米益胃气，生津液，诸药合用，使肺胃气阴得复，逆气降，痰涎清，咽喉利，咳喘自愈。后加炙黄芪、山药，补脾气、补肺气、益胃阴，以巩固疗效。

《浙江中医药大学学报》，1982，（02）：25

3.2 肺痈

3.2.1 证治探究

肺痈是肺叶生疮，形成脓肿的一种病证，属于内痈之一。临床以咳嗽、胸痛、发热、咳吐腥臭浊痰甚则脓血相兼为主要特征。

肺痈的病因主要是感受六淫外邪，内犯于肺，或因痰热素盛，蒸灼肺脏，以致热壅血瘀，酝酿成痈，血败肉腐化脓。另外，有的医家认为肺痈的病因与七情不舒、饮食劳倦等有关。有的医家认为是内外合邪，如吴谦《医宗金鉴·外科心法要诀》云："此证系肺脏蓄热，复伤风邪，郁久成痈。"

至于肺痈的辨证论治，我们要分清脓成与否。未成脓时，可用葶苈大枣泻肺汤，开泄肺气。若脓已成，时间已久，可用桔梗汤，排脓解毒而不伤正。至于附方《备急千金要方》苇茎汤，为清泻肺热，兼有逐痰排脓解痈作用，不管脓成与否，均可应用。

3.2.2 医案精选

癸亥年三月初八，王氏，五十八岁，初起喉痹，为快利药所伤，致成肺痈。胸中痛，口中燥，痹仍未痊，不食不寐。痰气腥臭，已有成脓之象，脉短而数，寒热，且移热于大肠而泄泻。难愈之证，勉与急急开提肺气，议《备急千金要方》苇茎汤与甘橘合法。

苦橘梗二两，桃仁五钱，冬瓜仁五钱，生薏仁一两，甘草一两，鲜苇根四两。

按 感受外邪侵犯于肺，初起喉痹，误用快利药，未及时表散，内蕴不解，郁而化热，肺脏受邪热熏灼，肺气失于清肃，血热壅聚而成肺痈。治用《备急千金要方》苇茎汤。本方具有清肺化痰、活血排脓的作用。方中以鲜苇根为君清肺泄热，《本经逢原》说："苇茎中空，专于利窍，善治肺痈，吐脓血痰。"薏苡仁、冬瓜仁下气排脓，善消内痈；桃仁活血祛瘀。本方为治疗肺痈常用方剂，无论肺痈将成或已成，均可服用。本案患者已有成脓之象，加桔梗、甘草以增强化痰排脓之效。

《吴鞠通医案》

参 考 文 献

巢元方. 1997. 诸病源候论[M]. 黄作阵, 点校. 沈阳：辽宁科学技术出版社：105，158

陈实功. 1993. 外科正宗[M]. 刘忠恕, 张若兰, 点校. 天津：天津科学技术出版社：144

陈士铎. 2011. 辨证录[M]. 柳璇, 宋白杨, 校注. 北京：中国医药科技出版社：08

陈修园. 1988. 金匮要略浅注[M]. 林庆祥, 校注. 福州：福建科学技术出版社：78

陈言. 1957. 三因极一病证方论 18 卷[M]. 北京：人民卫生出版社：180

陈自明. 1992. 妇人大全良方[M]. 余瀛鳌等, 点校. 北京: 人民卫生出版社: 17-18

冯兆张. 1998. 冯氏锦囊秘录[M]. 王新华, 点校. 北京: 人民卫生出版社: 497

龚廷贤. 1993. 万病回春[M]. 朱广仁, 点校. 天津: 天津科学技术出版社: 125

何任. 1979. 《金匮要略》浅释(七)[J]. 浙江中医药大学学报, (3): 44-48

何圣豪. 2015. 仲景论治肺痈的文献研究[D]. 北京中医药大学

黄仰模. 2003. 金匮要略讲义[M]. 北京: 人民卫生出版社: 87

黄元御. 1990. 黄元御医书十一种(中)[M]. 麻瑞亭等, 点校. 北京: 人民卫生出版社: 456

姜德友, 姜培培. 2015. 肺痿源流考[J]. 浙江中医药大学学报, 39(01): 15-18

赖俊宇, 伍建光. 2011. 《金匮要略》对肺痈病因的认识[J]. 江西中医药, 42(12): 15-16

连建伟. 1982. 重温《金匮》谈肺痿[J]. 浙江中医药大学学报, (02): 24-25

刘渡舟, 苏宝刚. 1984. 金匮要略诠解[M]. 天津: 天津科学技术出版社: 68

秦小珑. 1995. 《金匮要略》肺痈之病因探析[J]. 中医函授通讯, 13(05): 11-12

秦越人撰. 1998. 难经[M]. 孙桐, 主编. 北京: 中国医药科技出版社: 16, 70

沈自南. 1990. 中国医学大成(8)沈注金匮要略[M]. 上海: 上海科学技术出版社: 105

唐容川. 1996. 血证论[M]. 金香兰, 校注. 北京: 中国中医药出版社: 71

王冰. 1998. 素问[M]. 何文彬, 谭一松, 主编. 北京: 中国医药科技出版社: 54, 177, 249, 482

王冰. 2008. 黄帝内经·灵枢[M]. 张新渝, 马烈光, 主编. 成都: 四川科学技术出版社: 45

王怀隐. 1958. 太平圣惠方(上)[M]. 北京: 人民卫生出版社: 881

王叔和. 1998. 脉经[M]. 吴承玉, 王鲁芬, 点校. 北京: 中国医药科技出版社: 409

王焘. 1993. 外台秘要方[M]. 高文铸, 校注. 北京: 华夏出版社: 172

吴传清. 1984. 学习《金匮》肺痿证治的体会[J]. 泸州医学院学报, (03): 13-16

吴勉华, 王新月. 2012. 中医内科学[M]. 北京: 中国中医药出版社: 120

吴谦. 1997. 医宗金鉴[M]. 石学文等, 点校. 沈阳: 辽宁科学技术出版社: 192

吴瑭. 1985. 吴鞠通医案[M]. 王绪点校. 北京: 人民卫生出版社: 294

徐忠可. 1993. 金匮要略论注[M]. 邓明仲等, 点校. 北京: 人民卫生出版社: 102

严用和. 1980. 重订严氏济生方[M]. 浙江省中医研究所文献组, 湖州中医院, 整理. 北京: 人民卫生出版社: 78

尤在泾. 2009. 金匮要略心典[M]. 杨旭杰, 主编. 北京: 人民军医出版社: 58-60

袁世华. 1985. 《金匮要略》讲座(八) 第七篇 肺痿肺痈咳嗽上气病脉证治第七[J]. 吉林中医药, (02): 40-42

张飚安. 1996. 《金匮要略》肺痈病的辨证论治[J]. 中医研究, 9(05): 16-18

张谷才. 1983. 《金匮要略》节讲(五)[J]. 中国农村医学, (05): 42-45

张璐著. 1995. 张氏医通[M]. 李静芳等, 校注. 北京: 中国中医药出版社: 81

周扬俊. 1990. 金匮玉函经二注[M]. 周衡, 王旭东, 点校. 北京: 人民卫生出版社: 117, 119

奔豚气病脉证治第八

本篇主要论述了奔豚气病的辨证论治。奔豚、吐脓、惊怖、火邪四种病证，多因惊恐导致，所以说"此四部病，皆从惊发得之"。奔豚气是一种发作性疾病，每发作时患者自觉气从少腹起，继而上冲至心胸甚至咽喉，腹痛寒热，苦楚难忍，有欲死之念，甚或昏厥，不省人事，而冲气平复、病止却如常人一般，所以说"发作欲死，复还止"。

病因原文

　　师曰：病有奔豚，有吐脓，有惊怖，有火邪，此四部病皆从惊发得之。(一)
　　师曰：奔豚病，从少腹起，上冲咽喉，发作欲死，复还止，皆从惊恐得之。(二)

1　古代注解与病因探究

　　清·尤怡在《金匮要略心典》中曰："奔豚具如下文。吐脓有咳与呕之别，其从惊得之旨未详。惊怖即惊恐，盖病从惊得，而惊气即为病气也……后奔豚证治三条，亦不必定从惊恐而得，盖是证有杂病、伤寒之异。从惊恐得者，杂病也；从发汗及烧针被寒者，伤寒也。其吐脓、火邪二病，仲景必别有谓，姑阙之以俟知者。或云：东方肝木，其病发惊骇，四部病皆以肝为主。奔豚、惊怖皆肝自病，奔豚因惊而发病，惊怖即惊以为病也。吐脓者，肝移热于胃，胃受热而生痈脓也。火邪者，木中有火，因惊而发，发则不特自燔，且及他脏也，亦通。前云惊发，此兼言恐者，肾伤于恐，而奔豚为肾病也。豚，水畜也；肾，水脏也。肾气内动，上冲胸喉，如豕之突，故名奔豚。亦有从肝病得者，以肾肝同处下焦，而其气并善上逆也。"尤氏认为奔豚、吐脓、惊怖、火邪的发生都可能与惊恐相关，但并不是单纯因惊恐而发，还有其他病因。

　　清·周扬俊在《金匮玉函经二注》中曰："夫惊者，实有可畏触于我也。因其可畏而惴惴焉疑，惕惕焉惧，则曰恐，故惊则伤心，恐则伤肾。肾为作强之官，受伤则邪气斯盛；心为神明之出，受伤则正气以衰。水本克火者也，于是肾邪欲上凌心，斯从少腹而上冲咽喉也。何也？夫少阴脉循喉咙，因其所系之经，而上冲殊便。纵使土可制水，乃由惊病肝，则木气足以胜土，且因惊病心，则火气又不足以生土，然则水气之止，亦其势衰而复还耳，岂诚阳明太阴足以堤防之耶？仲景言奔豚之始本于惊，故并及他病之亦因于惊者。夫奔豚，水兽也，奔豚证，肾病也。《经》曰：东方肝木病，发惊骇。夫肝为火之母，故肝病，则不足以生君火，而所胜者侮之也。肝为水之子，故肝病，则必至于扰肾水，而所生者顾之也。厥阴脏为藏血之地，惊则气凝，气凝则血滞，故厥阴篇有呕家痈脓，脓尽自愈也。阳明土本畏木者也，木得邪助，下克斯土，故传而为惊怖。所以《经》谓见肝之病，当先实脾也。至肝病已不得水之滋养，必热甚生风，故火炽而未得熄焉。要之皆因于惊，而随人之所虚以致病焉耳。"通过周氏的论述可以看出：奔豚气的发病主要责之于惊恐，与五脏皆有干系，以心、肝、肾关系最为密切。

清·黄元御在《金匮悬解》中曰："奔豚者，肝木之邪，阳亡土败，水寒木郁，风动根摇，奔冲心肺，是谓奔豚，（言其势如奔豚也）。吐脓者，惊悸之家，气动血挠，离经郁蓄，涌溢阳窍，是为吐衄，不经吐衄，郁碍阳气，阳郁热发，淫蒸腐化，随吐而上，是谓吐脓。惊怖者，水寒土湿，胃气不降，胆木失根，神魂振惕，是谓惊怖。火邪者，火劫发汗，阳败惊生，迷乱昏狂，卧起不安，是谓火邪。此四部之病，异派同源，悉属肝胆。肝胆主惊，皆由木气受伤，惊发于肝胆，而得之也。"从黄氏的论述可以看出，惊恐是奔豚病发作的主要诱因，奔豚、吐脓、惊怖、火邪都是因为肝胆病变所致。

清·吴谦在《医宗金鉴》中曰："奔豚者，肾病也，以其病从少腹上冲咽喉，有如豚窜奔突之状，故名之也。发作则肾气上乘于心而欲死，作已则气衰复还于肾而止，故其病虽有微甚不同，然必皆从惊恐得之。盖惊伤心，恐伤肾，两藏交病也，水能胜火，肾上凌心，故治法宜泻肾而补心也。"吴氏从脏腑相关病因病机论述奔豚。肾居下焦，主水而藏精纳气，为五脏六腑之根；它与心高下相召，升降相因，阴阳相引，水火相济，是人体正常生命活动的调节中心。

清·丹波元简在《金匮玉函要略辑义》中曰："张从正曰：'惊者为自不知故也，恐者为自知也。'巢源云：'夫奔豚气者，肾之积气，起于惊恐忧思所生。若惊恐，则伤神，心藏神也。忧思则伤志，肾藏志也。神志伤动，气积于肾，而气下上游走，如豚之奔，故曰奔豚，其气乘心，若心中踊踊，如车所惊，如人所恐，五脏不定，食饮辄呕，气满胸中，狂痴不定，妄言妄见，此惊恐奔豚之状。若气满支心，心下闷乱，不欲闻人声，休作有时，乍瘥乍极，吸吸短气，手足厥逆，内烦结痛，温温欲呕，此忧思奔豚之状。诊其脉，来触祝，触祝者，病贲豚也。'《灵枢·邪气藏府病形》云：'沉厥奔豚，足不收不得前后。'盖本篇所论即是也。而《难经》，名肾积为奔豚。然与此自别。故杨玄操注《难经》云又有奔豚之气，非此积病也。名同而病异，可以见耳。后世有奔豚疝气之称，即内经所谓冲疝。疝病而为奔豚气者。张氏医说云：'以肾气奔冲为奔豚，谓豚能奔逸，而不能远也。此解得之。'沈注云：'状如江豚，此说本于丹溪心法，决不可从。'"

从丹波元简的论述可以看出，古人对于奔豚气病病因病机的认识不一，如隋·巢元方在《诸病源候论》中曰："夫贲豚气者，肾之积气，起于惊恐、忧思所生。若惊恐则伤神，心藏神也；忧思则伤志，肾藏志也。神志伤动，气积于肾，而气下上游走，如豚之奔，故曰贲豚。"巢氏将奔豚气病分为了惊恐奔豚与忧思奔豚，这既承《难经》肾积之论，又合《金匮要略》情志致病之说。其后如《备急千金要方》《外台秘要》等对奔豚气病的认识，从其对病因及描述的症状来看，尚未明确张仲景所言之奔豚气病与肾积奔豚的概念。

2 近现代中医学家病因研究

伤寒名家刘渡舟教授在《金匮要略诠解》中认为"惊，由于精神突然受到刺激，而心先受病，心受病若引起肾之水寒之气上凌，则成奔豚气病；若心受病，而及于胃，胃从少阴之火化，则生内痈，而发生'吐脓'；若心病而肝风得少阴之火热而煽动，则可发生'惊怖'；若心病生火，而肾水不能上济，则心火无制而旺，则成'火邪'。由此可见，以上四部病，是皆从惊发得之。惊恐之变，如思虑则伤心神，恐惧易伤肾志等。神志受伤，则心和肾两脏同病，心火不能下温肾水，肾水不能上滋心火，则心肾水火失调，而下焦水邪之气，则可从少腹如豚之奔，直上冲咽喉，而成奔豚病。奔豚之气上乘于心，则见心惊胆怯，心中烦乱；奔豚气上冲于中，则有腹中胀满，或气满支心，温温欲吐等证。奔豚病发作之时，其人有恐怖之感，故有'发作欲死'的记载。随着冲气的下退，而证状也逐渐消失，恢复如常，如曰'复还止'。"

连建伟教授在《连建伟金匮要略方论讲稿》中认为，"有奔豚气病，有吐脓病，也有惊怖病，惊怖即受惊吓而恐怖；还有一种火邪病，乃由古代烧针治病所致。以上四种病都和患者受惊吓有关，因惊而病。奔豚气病发作时患者感觉有气从少腹开始，一直往上冲，冲到咽喉，这种感觉很难受，就像快要死了一样，这与冲脉有关。因冲脉起于下焦，上循咽喉，因此冲脉之气上逆常常可以见到奔豚的发生。另外，这与惊恐等情志关系密切。因情志不遂，肝气郁结，遂致冲气上逆，这是因为肝脉与冲脉关系密切，肝主藏血，而冲为血海"。

袁世华认为本病与肝、肾、心、冲脉关系密切。肝气奔豚多因情志失调，肝气郁结，化火上逆而成，故又名火逆奔豚。肾气奔豚多因误汗后心阳虚，肾中寒水之气上逆而成，故又名水逆奔豚。

伍治焱认为奔豚气病的成因可分为水逆和火逆两种，皆由惊恐或误汗所致。其中阳虚水逆是由于惊恐而惊伤心神，恐伤肾气，致使心阳不足，肾气妄动，寒水之气循冲脉上冲而发为水逆奔豚；后者是因为伤寒发汗后再加烧针，伤及心阳，复感寒邪，导致心虚气动，寒邪挟水气上凌，发为水逆奔豚。阴虚火逆是由于肝阴不足，肝阳偏旺而生风化火，风火之气随冲脉上冲而成火逆奔豚。

荣宝山等认为奔豚气病的病因有两类。一类为惊、恐这类情志刺激性因素，但又不限于惊、恐两端，此外，尚应包括喜、怒、忧、思、悲等其他情志变化；另一类为汗出，损伤心阳。基于此其提出了奔豚气的易感人群为平素有情绪低落、抑郁、胸胁满闷、咽喉不适等气机郁结证候表现者；或平时性格敏感，经常处于情绪紧张状态；或平时有心阳不足、水饮内停等的情况下，再受到一些不良的刺激，就可能诱发本病。

李慧从气机的升降出入谈奔豚气病的成因，认为奔豚气病的形成条件不是传统医家所认为的单一的肝郁气冲，心肾两虚或阳虚饮邪上逆。其认为奔豚气病的病因病机有二：一是阳经郁滞，气无法从表出；二是升降运动突然被打破，气血化生障碍，无向外抗邪之气的补充，所以不向外而向上冲。

支英杰认为奔豚气病的病因较为复杂，既有七情所伤，或是突受惊恐，或是忧思过度，心神被扰，又有肝肾气逆致脏腑气机逆乱，循经上冲为患，更有下焦寒水之气停于脐腹，乘脾肾阳虚而上逆胸咽。此冲脉起于下焦,止于胸中之故。故不论七情所伤或是下焦寒水上逆,皆循经上冲而发为本病。但临床以肝气上逆和寒水上逆多见。

小 结

1 奔豚病因简述

奔豚气病是指气从少腹上冲咽喉的一种突然发作性疾病。其病因主要与惊恐等情志因素有关,另外汗出以致心阳受损,累及肾阳,致气上冲也是其主要的致病因素。奔豚气病的症状表现主要是"从少腹起,上冲咽喉,发作欲死,复还止"。关于奔豚气病的治疗,张仲景有三方。因肝郁化热上冲者,宜用奔豚汤,疏肝解郁,平冲降逆;因阳虚阴寒上逆者,宜用桂枝加桂汤,温阳降逆,散寒消阴;因阳虚水饮内动者,宜用苓桂枣甘汤,温阳利水,下气止悸。

2 病因证治探究及医案精选

2.1 证治探究

"奔豚"一名,最早出现于《灵枢·邪气藏府病形》,曰:"肾脉急甚为骨癫疾;微急为沉厥奔豚,足不收,不得前后。"而《难经》中亦有描述,曰:"五脏之积,各有名乎……肾之积,名曰奔豚,发于少腹,上至心下,若豚状,或上或下无时。久不已,令人喘逆,骨痿,少气。"此二者,所描述的奔豚,不同于张仲景所描述之奔豚病。《内经》中所描述的为沉厥奔豚,主要为邪中肾脏,下肢沉重厥冷,活动不便;而《难经》中所述则为肾积奔豚,属五积之一,主要致病因素为有形积块;至于本篇中张仲景所描述之奔豚气病,主要与惊恐等情志因素有关,由冲气上逆所致,属于"气病"的范畴,不可混为一谈。

2.2 医案精选

李赛美医案:"患者,男,54岁。因患慢性浅表性胃炎、胃溃疡而入院。患者诉下腹胀时,旋即有气从少腹上冲胸咽,发作时伴头汗出、呃逆、渐渐恶寒,矢气后缓解,一天数发,心神不宁,顾虑重重。平日恶寒喜暖,舌暗、苔薄白,脉沉。予以桂枝加桂汤,服2剂后,感气上冲从咽喉平至胸部,继进3剂,气上冲明显减少,发作程度亦轻,恶寒不明显。守方调理2月余,食纳、精神明显改善。"

按 患者平日饮食、劳作、思虑过度,且久服寒凉损伤脾胃,加之肝失疏泄,气郁犯胃,气机上逆,扰动卫气,故见气从少腹上冲咽喉,发作时伴渐渐恶寒、汗出。经云:"……气从少腹上冲心者……与桂枝加桂汤,更加桂二两也。"一是取其平冲降逆,二是调和营卫,三是温养胃气,四是温补心阳,肝、胃、心、肺同治,胸阳得振,肝胃气得平,则诸症悉除。

《新中医》,2002,34(02):64

参 考 文 献

丹波元简. 1983. 金匮玉函要略辑义[M]. 北京:人民卫生出版社:107.

黄元御. 1990. 黄元御医书十一种(中)[M]. 麻瑞亭等,点校. 北京:人民卫生出版社:367

李慧. 2012. 从升降出入谈《金匮要略》奔豚气病：全国第二十次仲景学说学术年会[C]. 中国云南昆明

李赛美. 2002. 验案 4 则[J]. 新中医，34（02）：63-64

连建伟. 2008. 连建伟金匮要略方论讲稿[M]. 北京：人民卫生出版社：128

刘渡舟，苏宝刚. 1984. 金匮要略诠解[M]. 天津：天津科学技术出版社：80

荣宝山，黄震洲，白雅雯，等. 2014. 结合病案浅谈《金匮要略》奔豚气的证治[J]. 内蒙古医科大学学报，36（S2）：773-775

王冰. 1998. 素问[M]. 何文彬，谭一松，主编. 北京：中国医药科技出版社：322

王冰. 2008. 黄帝内经·灵枢[M]. 张新渝，马烈光，主编. 成都：四川科学技术出版社：47，82

吴谦. 1997. 医宗金鉴[M]. 石学文等，点校. 沈阳：辽宁科学技术出版社：196

伍治焱. 1985. 《金匮要略》奔豚气病初探[J]. 南充医专学报，（01）：58-60

叶进. 2002. 《金匮》奔豚气病纵览[J]. 上海中医药大学学报，16（04）：9-11

尤在泾. 2009. 金匮要略心典[M]. 杨旭杰，主编. 北京：人民军医出版社：68-69

袁世华. 1985. 《金匮要略》讲座（九）[J]. 吉林中医药，（03）：40-42

张介宾（原撰），郭教礼，张西相等. 1996. 类经评注 上[M]. 西安：陕西科学技术出版社：497

支英杰. 2006. 《金匮要略》奔豚气病证治源流研究[D]. 北京中医药大学

周扬俊. 1990. 金匮玉函经二注[M]. 周衡，王旭东，点校. 北京：人民卫生出版社：131

胸痹心痛短气病脉证治第九

本篇包含胸痹、心痛、短气三个病证。胸痹是以胸膺部疼痛为主要表现，主要由于心胸阳气被遏、闭塞不通引起。心痛则可指心腹部疼痛之疾，亦可指代心胸疼痛的具体症状，为胸痹的主要症状之一。短气，即呼吸表浅，急促不利之证，亦为胸痹病伴随症状。将此三者合篇而论，一则因为其病位均为上焦，乃心肺胸膈间病证；二则因为三者间具有密切的联系。胸痹、心痛、短气均可互为兼有症状，条文中亦多次将胸痹心痛或胸痹短气同论，故本篇实质以论述胸痹病为主。然心痛、短气亦有非因胸痹引起之例，本篇所列心痛、短气，虽均为胸痹的伴随症状，但并未涵盖所有心痛短气的病证，对于疾病来讲，三者没有从属关系，故仲景将此三者同列于一篇。仲景此篇对病因的分析，主要反映在第一、二条，从病证的虚、实证型切入，进而审证求因。由于本病在临床老年疾病中属于高发病，故古今文献对此篇的研究较多，现代的冠心病、心绞痛等相关疾病也都常溯源至此，进行病因证治的相关探讨。

病因原文

师曰：夫脉当取太过不及，阳微阴弦，即胸痹而痛，所以然者，责其极虚也。今阳虚知在上焦，所以胸痹、心痛者，以其阴弦故也。（一）

1 古代注解与病因探究

隋·巢元方对胸痹、心痛的病因及其证候的分析在《金匮要略》的基础上有所继承和发挥，如《诸病源候论·咽候等诸病胸痹候》云："寒气客于五脏六腑，因虚而发，上冲胸间，则胸痹。胸痹之候，胸中愊愊如满，噎塞不利，习习如痒，喉里涩，唾燥。甚者，心里强痞急痛，肌肉苦痹，绞急如刺，不得俯仰，胸前皮皆痛，手不能犯，胸满短气，咳唾引痛，烦闷，白汗出，或彻背膂。"《诸病源候论·心痛诸病心痛候》云："心痛者，风冷邪气乘于心也，其痛发，有死者，有不死者，有久成疹者"；《诸病源候论·久心痛候》曰："心为诸脏主，其正经不可伤，伤之而痛者，则朝发夕死，夕发朝死，不暇展治。其久心痛者，是心之支别络，为风邪冷热所乘痛也，故成疹不死，发作有时，经久不瘥也。"以上篇章说明，巢氏认为在五脏六腑本虚的基础上，受寒邪入侵，上冲胸间，风冷邪气客于心，此为胸痹、心痛之病因。

明·秦景明主要从饮食失宜，饥饱失常，损伤脾胃，痰浊内生来分析胸痹之因机，如其《症因脉治》云："胸痹之因：饮食不节，饥饱损伤，痰凝血滞，中焦混浊，则闭食闷痛之症作矣。"

清·徐忠可《金匮要略论注》云："此言治病，当知虚之所在，故欲知病脉，当先审脉中太过不及之形，谓最虚之处，即是容邪之处也。假令关前为阳，阳脉主阳，阳而微，虚也。关后为阴，阴脉主阴，阴而弦，虚邪也。然弦脉为阴之所有，虽云弦则为减，虚未甚也。阳宜洪大，而微则虚之甚矣，虚则邪乘之，即胸痹而痛……痹者，胸中之阳气不用也，痛者，阳不用，则阴火刺痛也。然则不虚，阴火何能乘之，故曰：所以然者，责其极虚。然单虚不能为痛，今阳微而知虚在上焦，其所以胸痹心痛，以阴中之弦，乃阴中寒邪，乘上焦之虚，则为痹为痛，是知虚为致邪之因，而弦乃袭虚之邪也。但虽有邪亦同归于虚，阳微故也。"徐氏对此条文的注解中明确说明胸中之阳气虚与阴寒之邪侵袭为胸痹、心痛之病因，上焦阳气亏虚，阴寒内盛而上袭阳位，故"为痹为痛"。"最虚之处，即是容邪之处也"与《内经》"邪之所凑，其气必虚"不谋而合。

清·尤在泾《金匮要略心典》云："阳微，阳不足也；阴弦，阴太过也。阳主开，阴主闭，阳虚而阴干之，即胸痹而痛。痹者闭也。夫上焦为阳之位，而微脉为虚之甚，故曰责其极虚。以虚阳而受阴邪之击，故为心痛。"尤氏简明扼要地说明了本阳虚受阴邪是胸痹、心痛之病因。其"虚阳受阴邪之击"，将"阳微阴弦"之机制描述得颇为形象与贴切，值得后世参考学习。

清·吴谦在《医宗金鉴》中言简意赅的注解亦有助于我们研究和理解仲景此条辨脉证求因机的内涵，《医宗金鉴·卷二十·胸痹心痛短气病脉证并治第九》曰："脉太过则病，不及亦病，故脉当取太过不及而候病也。阳微，寸口脉微也，阳得阴脉为阳不及，上焦阳虚也；阴弦，尺中脉弦也，阴得阴脉为阴太过，下焦阴实也。凡阴实之邪，皆得以上乘阳虚之胸，所以病胸痹心痛。胸痹之病轻者即今之胸满，重者即今之胸痛也。"吴氏重于脉象分析，将"阳微阴弦"之脉解释为阳脉虚，即寸脉微，而上焦阳气弱；阴脉弦，即尺脉盛，则下焦阴气盛，继而说明上焦阳虚遇阴实之邪，是导致轻者胸满、重者胸痛之胸痹的病因，代表了历代医家关于"阳微阴弦"脉象的其中一种看法。

清·黄元御《金匮悬解》云："诊脉当取其太过不及，以定虚实。寸为阳，尺为阴，寸旺于尺，人之常也，寸微是阳虚于上，尺弦是阴盛于下。弦为肝脉，应见于左关，尺弦者，水寒不能生木，木郁于水而不升也。木不升则脾必陷，肝脾所以升清阳，肝脾郁陷，清阳不升，是寸之所以微也。阳不敌阴，则阴邪上犯，浊气填塞，是以胸痹，宫城逼窄，是以心痛。所以然者，责其上焦之清阳极虚也。阳在上，今寸微阳虚，因知病在上焦。其上焦所以胸痹而心痛者，以其尺脉之弦，阴盛而侵微阳，上凌清位，窒塞而不开，冲击而不宁也（此脉之不及而病虚者）。"黄氏另辟蹊径，从五行相生相克角度解释"阳微阴弦"之脉，说明胸痹、心痛的病因病机为下焦水寒，肝木不升，脾土不疏，清阳不升，上焦胸阳衰微，即阴寒之邪上侵虚阳之清位。

清·高学山《高注金匮要略》云："胸痹一症，多在当心之膈膜，其有形血肉戚中之气虚，故痹着而痛，且从孙络而痛彻于背也。大概无形之宗气，虚于大惊大吐，或忧所致，其病顿，略久而上不能御下者，则成惊悸。或便难而见吐衄等血，其不能提下者，又成半产漏淋，亡血失精之候，并传变为本门之胸痹者亦有之。当心之膈膜，其有形血肉中之气，又虚于形寒饮冷，及伤心诸事者居多，其病渐而在心后之脉络，故其曰心痛者，谓当心而痛，非心脏中之自痛也。"高氏认为胸痹、心痛病为有形血肉中之气虚，感受寒邪或饮冷或情志过极而发生胸痹，并与无形之气虚可能导致的疾病做了鉴别。亦指出，胸痹病位"当心之膈膜"，而渐至"心后之脉络"，非心脏自痛，与现代医学冠状动脉供血不足而产生心绞痛的概念非常接近。

2　近现代中医学家病因研究

近代医家赵桐在《金匮述义》中提出："此以脉而知虚也。阳微阴弦，上焦气虚，下焦阴邪盛，理极简明，宜补心阳而抑肾阴。师不出方，上焦阳虚不能御阴人参汤，下焦阴盛加附萸，至明显也。"赵氏不仅对此虚证胸痹的病因证治有言简意赅的阐释，同时对胸痹的病因病机有全面的分析。赵桐曰："胸痹，胸中痹闭也。大纲分为虚实。脉阳微阴弦，阳不胜阴，由虚渐来，一也。痰饮气血，寒热阻隔，胸中气不得宣，二也。下焦阴盛，上犯冲胸，三也。胸阳不足，虚而作痹，四也。上焦骤感寒气，因以胸痹，五也。上下皆感寒邪，六也。"

岳美中先生在《岳美中医案集》中提出："人体阳气少阴气盛，则容易得痹证，即阳气功能虚弱，脏腑功能不足，尤其是上焦多产生阴寒证候。寒凝气滞，寒是阴邪，寒凝则在气液易成痰浊、在血则凝滞为瘀。"

国医大师何任在《何任金匮汇讲》中提出："胸痹、心痛之脉阳微阴弦。'阳微'为上焦阳气不足，胸阳不振之征；'阴弦'为阴寒太盛，水饮内停之象。'阳微'与'阴弦'并见，则上焦阳虚，阴邪上乘，邪正相搏，壅塞胸位，阳气不通，气滞血瘀，则胸痹心痛，故'阳微'与'阴弦'是胸痹心痛不可缺一之病机。"连建伟教授讲解此篇时说："阳微是指上焦的阳气不足，胸阳不振，阴弦指的是寒甚，寒饮内停。正因为阳虚，阴寒之邪就要上乘阳位，停留在胸中，使得胸中闭塞，阳气不通，造成了胸痹心痛。"这就是仲景借脉来分析胸痹心痛病因病机的方法。仲景从脉证分析胸痹心痛的病因，实乃中医审证求因思维方式的运用。其所言"阳微阴弦"，即上焦胸阳虚，即心阳虚；同时，伴有寒、痰、饮、瘀等阴邪。因此，胸痹心痛的病因除了心阳衰之本虚以外，还有寒、痰、饮、瘀等的标实。

林博等认为："胸痹多发于年高者，上焦心肺阳虚、中焦脾气不足、下焦肾阳亏损，阳气不足，温煦推动血脉运行的功能减弱，致血行不畅，心脉瘀滞，脏腑渐衰。在本虚基础上，调摄不慎，劳逸失度，或饮食不节，过食肥甘等而致寒饮、痰浊、血瘀、气滞等标实之邪上逆胸中，痹阻心脉。"

胡冬裴认为："胸痹病因为外感风寒暑火，内伤情志、饮食、劳逸，形成寒凝、气滞、痰饮、血瘀等，多为内虚外邪侵袭，导致气滞血瘀，痰浊闭阻、阴寒内结，痰瘀互阻，终致胸阳失运，心脉痹阻发生本病。"

崔源源根据中医学"心"的病理生理特性，结合临床实践，认为："心阳气虚应为胸痹（心痛）发生的始动因素，继而心主血脉失司，则血脉瘀滞，聚而为痰为瘀。"现代医学的血糖、脂肪、蛋白质等营养物质，可比拟为中医的"精微物质"，如不为正常所用，则化为痰浊堆积在体内，成为 CHD 的危险因素。饮食也是影响血脉运行的一个重要因素。饮食清淡，则血液轻盈，反之则易壅滞。CHD（胸痹）是年龄、生活行为、家庭遗传等综合因素长期作用（正气和邪气相互作用）的结果，多种原因可致心气损伤，影响心行血脉，出现痰浊、瘀血病邪。

张剑等认为："气属阳，阳微乃气络亏虚；血属阴，阴弦乃血络不通，冠心病以'气络失调'为先导，以'邪气伏络'为关键病理环节，气络失调则以络气亏虚为本，邪气伏络则以痰瘀互结为要。"

病因原文

平人无寒热，短气不足以息者，实也。（二）

1 古代注解与病因探究

清·尤在泾《金匮要略心典》云："平人，素无疾之人也。无寒热，无新邪也。而乃短气不足以息，当是里气暴实，或痰、或食、或饮，碍其升降之气而然。盖短气有从素虚宿疾而来者，有从新邪暴遏而得者。二端并否，其为里实无疑。此审因察病之法也。"尤氏认为患者出现短气，当排除宿疾与新邪的因素，则其病因当为痰饮或食积之里实邪。

清·徐忠可《金匮要略论注》云："若平人无寒热，则非表邪矣。又不见胸痹心痛之证，然而短气不足以息，非有邪碍其呼吸之气而何，故曰实也，则并非胸痹矣。合出二条，所以示人辨虚实之法。"徐氏简要说明了此非胸痹之短气，是因实邪碍其呼吸，当与虚证之胸痹病因相区别。

清·吴谦《医宗金鉴》云："平人，无病之人也。无寒热，无表邪也。平人无故而有短气不足以息之证，不可责其虚也，此必邪在胸中，痹而不通，阻碍呼吸，当责其实也。"吴氏亦阐明此无表邪无宿疾之短气，病因当为实邪在胸。

清·高学山《高注金匮要略》云："短气者，宗气上虚，而逆阴凑之，则吸气艰于深入，入浅则出亦浅，故殊觉短而不足以息也。寒则肺卷，热则气闭，俱能短气。今外则似无病之平人，既无寒热之症，则其所以短气者，岂非上虚而邪凑之，以致气机不能深入之故乎？夫邪之所凑，其气必虚，留而不去，其病乃实，即第五条所谓留气结在胸中者是也，故曰'实'也。上照前条之极虚，故使客邪逗留而反实，下伏后方之攻实，故用橘、枳、厚朴以散痞也。"高氏以"邪之所凑，其气必虚"立论，说明此平人似无病，而实有虚，故短气病因为上虚而邪凑之，邪气留而不去。

2 近现代中医学家病因研究

赵桐在《金匮述义》中提出："此以问而知实也。上章乃渐久之虚痹，由阳虚以形阴实，补正逐邪以守为攻。若平素无病，又无新感寒热，而忽然短气不足以息者，非气少不足于言之短气，乃有痰食水饮内结，实邪阻隔呼吸之截气也。法当峻逐实邪，去邪即以安正也。此二章，胸痹虚实之大纲也。"

国医大师何任先生在《何任金匮汇讲》中提出："本条所论短气不足以息为实证，与胸痹之阳虚邪闭短气证不同，前后并列，以示医者临床必须从症分虚实。"

连建伟教授在《连建伟金匮要略方论讲稿》中提出："'平人'就是指类似于正常人，疾病没有发作，没有感受外邪，没有恶寒发热，在这样的情况下，突然发生了短气不足以息，正因为他短气，甚至于呼吸也有一定的困难，故曰：'短气不足以息'……主要是体内有痰，或者是有饮食积滞，阻碍了气机的升降而致，所以它是一个实证。"

张晶等对短气症状之病因及其缓急有更深刻的认识，"短气"虽为心脏疾病的主要症状之一，但其可为病也可为证，实为心与肺病变的结果。张氏结合此篇仲景之胸痹、心痛的分析，提出胸痹与心痛之轻重缓急虚实之别：胸痹轻缓之证仅有"气塞、短气"之症，而重急之症不仅有"不得卧，心痛彻背"之症，尤有"缓急"危重的症状，同样心痛轻缓之证仅见"心中痞，心悬痛"诸症，而重急之症则见"心痛彻背，背痛彻心"等危重症；同时总结出"胸痹治气，心痛治血"的治疗原则。

小　结

1　仲景关于胸痹心痛病因的分析

关于胸痹心痛病的病因，仲景主要从内因外因两个方面进行了论述。从内因分析，主要责之于阳气亏虚，尤以心、肺等上焦阳气虚损为主，为胸痹发病的根本原因。从外因来讲，主要责之于下焦阴气上乘阳位，这其中，或因寒邪凝结，"胸痹之病，喘息咳唾，胸背痛，短气，寸口脉沉而迟，关上小紧数，栝蒌薤白白酒汤主之"，胸阳不振，阴寒之气上乘阳位，寒凝心脉而致胸痹；或因痰浊阻滞，"胸痹不得卧，心痛彻背者，栝蒌薤白半夏汤主之"，仲景于上方加逐痰之半夏，因痰邪痹阻，痞塞心胸，且痰为阴邪，使上焦阳气更虚，故较前"栝蒌薤白白酒汤"证为重；抑或可因阳气郁闭不通，"胸痹心中痞，留气结在胸，胸满，胁下逆抢心，枳实薤白桂枝汤主之"，胸中阳气不甚虚而郁闭，然阴寒内结亦盛，上冲心胸，发为胸痹，仲师急投桂枝散结通阳，降逆泄浊，可收良效。然上述内外因四者，并非独立并行，而是相互影响，互为因果，但总不离上焦阳虚、阴乘阳位之理，即仲景所谓"阳微阴弦"。

2　历代医家病因发挥

仲景关于胸痹心痛病的记载，对后世认识此类疾病起到了极为重要的推动作用，而关于胸痹心痛病的病因，历代医家又在仲景的基础上进行了继承与发扬。隋·巢元方在其《诸病源候论》中明确提出胸痹的病因，"寒气客于五脏六腑，因虚而发，上冲胸间，则胸痹"及"心痛者，风冷邪气乘于心也"，认为外有寒邪侵袭，内有脏腑虚损，故发为胸痹心痛病。在《圣济总录》中也提到，"虚极之人，为寒邪所客……故为胸痹"。然清·叶天士则认为"胸中阳虚不运，久而成痹"。综合历代医家观点，胸痹心痛病的病因主要可归结为以下几个方面。

2.1 寒邪侵袭

寒邪侵袭，被历代医家认为是胸痹形成的主要原因之一，自仲景"阳微阴弦"理论而延续至今。皇甫谧《针灸甲乙经》将"寒气客于五脏六腑，发卒心痛胸痹"列为专章，明确了寒邪侵袭可导致胸痹。后世多遵《金匮要略》之理论，将祛邪温阳作为治疗胸痹的治疗法则。值得一提的是，论治胸痹，虽当用温法，但通常选择温通阳气、开结除痹药物，而非大辛大热之品，因胸痹为病，其人往往阳气不足，虽当温阳，但不足以承受峻阳之剂，临证时当细细品之。

2.2 脏腑虚损

经云："邪之所凑，其气必虚。"可见，除寒邪外侵外，脏腑虚损是胸痹心痛病的主要内在因素，外邪内因合而为病，可致胸痹。上文关于脏腑亏损已有详细阐释，在此不作赘述。

2.3 情志失调

胸痹心痛病病位在心，心主神明，人体的生命活动均受到神的影响。经云："所以任物者谓之心。"情志的失调，最易影响心神，心神失养，则气血逆乱，心脉不畅，导致胸痹心痛的发生。

2.4 饮食不节

许多医家认为，饮食不节亦是导致胸痹的重要诱因。上文提到，明·秦景明《症因脉治》认为，饮食不节可作为胸痹之因，《济生方》亦有言："夫心痛之病，皆因外感六淫，内阻七情，或饮啖生冷果食之类。"饮食不节，则损伤脾胃，脾失健运，痰浊内生，阻滞气机，致使清阳不升，心脉痹阻而致胸痹心痛病。

同时，虽胸痹心痛病位在心，但与五脏均有密切联系，现代文献表明，除心本脏外，从肺、从脾、从肝、从肾论治胸痹心痛病，均有医者在临床进行过实践，并收效甚佳，可供临床医学工作者参考。

3 证治探究及医案精选

3.1 证治探究

本篇第一条和第二条，从脉、证上分析了胸痹、心痛及短气的病因病机。通过对古今医家注解的研究整理，可将胸痹分为胸痹轻证：胸闷、短气；胸痹重证：心（胸）痛。胸闷、短气的病因：以胸中痰饮、瘀血之实邪为主要病因，胸中气虚为病因基础。胸痹、心痛的病因：以上焦胸阳虚衰与下焦之阴寒实邪为内在病因基础，饮食不节、寒暑失宜、情志过极为外在诱发病因。

3.2 病案精选

何任医案云："余于1979年2月15日遇一渗出性胸膜炎患者：男性，32岁，其主症胸脘不舒、胸痛不已，自感一股气由胁下冲心窝，脉证俱实，乃处全瓜蒌21克，薤白12克，川桂枝9克，厚朴9克，枳实9克，加郁金9克，川楝子9克，柴胡9克，乳香、没药各0.5克。服药4剂以后，胸痛解，胁下气冲心窝感已无。此患者，西医诊为渗出性胸膜炎。患者发现本病不久，而见证符合胸痹痞气上逆'胸满胁下逆抢心'之特征，属新病、实证，故以枳实薤白桂枝汤全方（五味）加郁金、川楝子、柴胡、乳没，数剂而征象全解。盖方中枳实、厚朴泄其痞满，行其留结，降其逆抢，复得桂枝通阳化气，则胸中滞塞自开。以此之药与瓜蒌、薤白之专治胸痹者合并用之，其意或亦去疾务尽之旨欤！"

《何任金匮汇讲》

参 考 文 献

巢元方. 2016. 诸病源候论[M]. 柳长华，主编. 北京：北京科学技术出版社

崔源源，高铸烨，史大卓. 2014. 冠心病（胸痹）气虚痰瘀互结病机辨析[J]. 北京中医药，33（2）：117-119

高学山. 2013. 高注金匮要略[M]. 陈纪藩等，校注. 北京：中医古籍出版社：126

何任. 2012. 何任金匮汇讲[M]. 何若苹，徐光星，整理. 北京：中国中医药出版社：66

胡冬裴. 2004. 胸痹古今证型归类研究[J]. 上海中医药大学学报，18（4）：8-10

黄元御. 2012. 伤寒悬解·金匮悬解·伤寒说意[M]. 太原：山西科学技术出版社：318-319

连建伟. 2008. 连建伟金匮要略方论讲稿[M]. 北京：人民卫生出版社：135

林博，张明雪. 2013. 胸痹病因病机历史沿革[J]. 实用中医内科杂志，27（7）：7-8

秦昌遇. 2008. 症因脉治[M]. 北京：中国中医药出版社：250

孙中堂. 1999. 尤在泾医学全书[M]. 北京：中国中医药出版社：126

吴谦等. 2011. 御纂医宗金鉴[M]. 太原：山西科学技术出版社：209

徐忠可. 1993. 金匮要略论注[M]. 邓明仲等，点校. 北京：人民卫生出版社：122-123

张剑，刘创，赵仲雪，等. 2013. 基于络病理论的冠心病"气络失调邪伏血络"病因病机探微[J]. 辽宁中医杂志，40（11）：2239-2240

张晶，张宗明. 2005.《金匮要略·胸痹心痛短气病》篇探析[J]. 甘肃中医，18（1）：1-3

赵桐. 2009. 金匮述义[M]. 赵寿康，整理. 北京：人民卫生出版社：74

中国中医研究院. 1978. 岳美中医案集[M]. 北京：人民卫生出版社：69

腹满寒疝宿食病脉证治第十

本篇论述了寒邪、积食在腹满、寒疝、宿食等腹部病症发生发展中的作用，腹满、寒疝、宿食三者的内涵既有联系又有区别。腹满指腹中胀满，非病名，而是一个病证，寒疝、宿食中均有腹满的表现；寒疝为病名，隋·巢元方在《诸病源候论》中曰："疝，痛也"，古代认为疝是一种阴寒性腹痛，受寒则发，故谓之寒疝，当与现代医学所谓的疝气相区别；宿食就是伤食证，属于饮食失宜之类，既是病因又是病证，表现为伤食成积，经宿不消，停留于肠胃，可以引起腹痛或其他的症状。此三者都有腹满、腹痛的症状，病位都在腹腔，故而张仲景归于一篇讲述。

此三者，归结其病因，均属于寒，然因脏腑、虚实之不同而有腹满、寒疝、宿食之别，清·黄元御在《金匮悬解》中曰："腹满、寒疝、宿食，病之相因者也。寒水风木之邪，合而贼土，土湿脾陷，迫于风木之侵，滞塞不运，是以胀满，所谓肾气实则胀者（《素问》语）。虽寒水之侮土，其中未尝无木邪也，风木上郁而克湿土，则为胀满，风木下郁而陷寒水，则为疝瘕。寒疝者，风木之下郁于寒水而凝结者也。土之所以化谷者，火也，寒盛火衰，水谷不化，是谓宿食。宿食既停，壅遏中气，变虚而为实，故宜攻下。攻下虽行，而其始实属寒因。则此三证，悉以寒为病本，总因于少阴之胜，跌阳之负也。"脾土寒而为胀满、肝木寒而为疝瘕、寒而成实则为宿食。腹满、寒疝、宿食三者均因脏腑不足、寒邪乘袭而为病。

病因原文

跌阳脉微弦，法当腹满，不满者必便难，两胠疼痛，此虚寒从下上也，当以温药服之。（一）

1　古代注解与病因探究

跌阳为胃脉，微者阳气不足，主土虚，弦者主寒、主肝。跌阳脉微弦，乃寒邪内生而侵犯肝、脾两经之象。因虚寒从下而上所犯脏腑不同，临床上又有腹满、便难、两胁疼痛之见证不同。脉象相同而病机却相异。

至于"虚寒"二字，诸家又有不同理解。清·尤在泾认为此寒因肾阳不足而来，其在《金匮要略心典》中曰："然其寒不从外入而从下上，则病自内生，所谓肾虚则寒动于中也。"

而清·黄元御则从"从后来者为虚邪（《难经·五十难》）"来解释此"虚寒"二字，在《金匮悬解》中曰："趺阳，胃脉，在足趺上（即冲阳也），微弦者，肝胆之气也。脉见微弦，则木邪克土，戊土贼于甲木，胃逆而浊气不降，法当腹满。若不腹满者，则甲木不贼戊土，乙木必贼己土，脾陷而清气不升，法当便难，以脾陷肝郁，不能行其疏泄之令也。肝胆之脉，行于胁肋，若见两胠疼痛，此虚寒之气，从下而上也。当以温药服之，温暖水土，以舒木气也。盖木生于水，木气之郁，必因水寒，水位在下，木位在左右胁肋之间，两胠疼痛，是木气之郁，此必寒水之气从下而上侵于木位也"，可见黄氏并不认为"虚"之一字是指肾虚。

此外，亦有从句读角度来解读虚寒的医家，如清·高学山在《高注金匮要略》中曰："趺阳，足阳明脉也，其脉微弦。微为胃中之阳土虚弱，弦为肝木之脉，木乘弱土，而凌其所胜，则其气尝纵肆于中部，故法当腹满。若趺阳脉微，而腹又不满，则是微为中气不足，不能传送。弦为寒燥津液，故必便难。两胁曰胠，少阳之部也。微为中焦之膈气不足，不能捍御，弦为肝邪有余，上冲少阳，故两胁板疼而切痛。盖便难者，气机不下畅，故变为上逆矣。此虚二字，当少顿，犹云此因中虚，而下焦之寒气上冲阳位故也。温药，当指十五条之大黄附子汤，并理中四逆辈而言。"高氏认为，原句应句读为"此虚，寒从下上也"，而虚是指中虚，寒是指下焦寒气。从脉象、病机而言，其理解颇为恰当。

2　近现代中医学家病因研究

中医经方大家胡希恕先生在《胡希恕金匮要略讲座》中对此条文解释道："趺阳脉就是脾胃脉，候脾候胃，微者是虚，弦者是寒实，弦一般和紧脉差不多，主寒又主实，是寒实。微主虚，寒又盛，法当腹满，我们讲《伤寒论》太阴篇的腹满而痛这是虚满，虚满有寒；假如要是不满，假设寒不在胃里，这里也必从下往上攻，所以大便难，'两胠疼痛'，两胠就是两侧两胁，道理是虚寒从下上，因为胃虚，'邪之所凑，其气必虚'，寒在下乘着胃虚就往上攻，所以两胠疼痛，那么这气往上攻，不往下去，所以大便难，这是寒从下而上的一种现象。'当以温药服之'，这温药服之是双关的，上面那段脉象法当腹满也要用温药了，那么这个病也要用温药了……一个是趺阳脉微弦，微者胃虚，弦者寒盛，胃虚又有寒，依法当腹满，这是虚满。'不满者必便难'，如果不满，胃虽虚，寒当时不在胃里头，光是寒而已，可是虚下面有寒，不然脉不会弦的，下面的寒也逆乘虚而上攻，所以大便难，两胠疼痛，道理就是，寒从下上，这两种情形无论是胃虚而满，或者是大便难，两胠疼痛，寒从下上这种情形，都应该用温药来治疗。"可见从脉象病机上而言，胡老亦认为虚是指中焦脾胃亏虚，对于寒则未作进一步的解释。

国医大师何任则从尤氏之论，对此条文有言："腹满是腹部膨胀、满闷，其中由于肾虚寒，邪气实的，它在证象上是足背趺阳脉微弦，有腹部满的感觉；如果腹部不感觉满，那么大便会闭滞困难，两胁靠近腋下部分疼痛。这是什么原因呢？是'肾虚则寒动于中'之故。虚寒之气，从下焦向上逆冲，腹满主要是由于肾虚寒实，故应用温法治疗。"可见，何老认为肾虚而寒动于中为腹满、便难、两胠疼痛的病因。

黄增强先生则认为虚为中焦不足，寒亦从中焦而起。其在对此条文分析为趺阳脉候中焦脾胃之气，说明病在中焦。今"趺阳脉微而弦，法当腹满"，微主脾胃阳虚，弦脉属肝，主内有寒邪，主痛。微弦并见，为脾胃虚寒，运化失职，升降失调，气机不畅，浊气凝聚，引起肝的疏泄功能失常而肝气不舒，故见腹满、大便难、两胠疼痛。症状中虽有胁痛，但文中指出"此虚寒从下上也，当以温药服之"，说明腹满、胠痛之病因病机和治法，点明此虚寒之气从下上，虚寒之气起于中焦，由下及上，引起肝气不疏，气机不畅，病证也是由腹及胁，非肝气犯脾，故"当从温药服之"，作为本证的总治则，也是强调要从脾论治，脾健则肝疏，胠痛不治而愈。黄氏说明腹满、便难、两胠疼痛由中焦脾胃虚寒，气机升降失调，影响肝之疏泄所致。

病因原文

夫中寒家喜欠，其人清涕出，发热色和者，善嚏。（六）
中寒，其人下利，以里虚也，欲嚏不能，此人肚中寒。（七）

1 古代注解与病因探究

中寒，即感受寒邪，中寒家，即常患中寒者，其必阳气不足，而常受寒邪。其阳气亏虚较轻者，则见证轻，重者则见证重。正如徐忠可在《金匮要略论注》中曰："然中寒家，每先自皮毛与阳明俱入，故肺之合受邪而清涕出，且发热，邪侵胃而欠，邪不行表而色和，然不行表之经，则走表之窍，故善嚏。假令所中之寒，不行于表而侵于里，为下利，此邪乘虚入，故知本虚，然其外邪牵制于内寒，则大气不能全走于窍，故欲嚏不能，知其肚中寒。"可见，寒邪袭人，因身体各部正气强弱的不同而产生不同的症状。

吴谦在《医宗金鉴》中曰："中寒家，谓素有中寒病之人也。前以时减辨腹满之中寒，又以恶寒辨胁痛之中寒，此以喜欠清涕出而辨心胸之中寒也。欠者，呵欠也。夫人欲睡喜欠者，阴引阳入也；睡觉喜欠者，阳引阴出也。今中寒喜欠者，是阴盛引阳。年老之人清涕出者，是阳虚也；遇寒之人清涕出者，是寒盛也。今中寒而清涕出者，是阳气虚寒也。若发热色和者，非为中寒也，乃为外寒所搏，虽有清涕出，亦因善嚏而出也""上条以喜欠、清涕自出，辨心胸之中寒；此条以下利、欲嚏不能嚏，而辨腹中寒也。其人下利里气素虚也，欲嚏不能嚏，何以知此人腹中寒乎？盖嚏喷者，雷气之义也，其人内阳外阴，阳气奋发而为嚏也。今欲嚏不能嚏，是阳欲出而复留，阴气盛也，故知腹中寒也。"可见，寒邪伤人，因脏腑之病位不同而有不同证候，心胸阳虚者见上焦证候，脾胃虚寒者见中焦证候。

人之正气强弱是发病与否及病情轻重的内在因素，外来邪气是疾病产生的外在因素。黄元御在《金匮悬解》中曰："欠者，开口出气。《灵枢·口问》：卫气昼行于阳，夜行于阴，阴者主夜，夜者卧。阳者主上，阴者主下，故阴气积于下。阳气未尽，阳引而上，阴引而下，阴阳相引，故数欠。中寒之家，阴气下盛，招引阳气，引则阳陷，而阳性升浮，随引即升，一陷一升，是以有欠，常引常升，故喜欠也。缘其阴盛阳衰，升气少而降令多，不必日暮而阴常司权故也。清涕出者，肺气之上熏也。肺气郁阻，不得下达，则上熏鼻窍而生清涕。鼻孔窄狭，积气不能畅泄，故冲激而为嚏喷。以其中气虚寒，枢轴不运，肺无下降之路，因而逆行上窍，肺气熏冲，是以清水常流而嚏喷恒作。然欲涕而即出，犹是上焦阳气之稍盛者，阳稍盛，则颜色和也""中寒，其人大便下利，以其里阳之虚也。若欲嚏不能，此人肚中阳虚而寒盛也。《灵枢·口问》：阳气和利，满于心，出于鼻，则为嚏。嚏者，肺气逆行，蓄极而通，而泄路迫狭，故激而为响。至于欲嚏不能，则气虚寒盛，较上之善嚏者，又不如也。"黄氏详细阐述了寒邪伤人，因里阳之虚实不同，出现两种中寒之证的机制。

2　近现代中医学家病因研究

关于上述两条文的理解诸家注解大致相类，都强调了里阳盛衰在中寒发病中的关键作用。国医大师何任先生的注解则给诸多医家的论述作了总结，其道："此两条同为感受寒邪，因体质差异，见证不一，辨证之关键为里阳之盛衰：前条里阳虽虚不甚，寒邪于表；后条里阳素虚，寒邪入里，侵犯脾胃。"

病因原文

问曰：人病有宿食，何以别之？师曰：寸口脉浮而大，按之反涩，尺中亦微而涩，故知有宿食，大承气汤主之。（二十一）

1　古代注解与病因探究

食积为有形之邪，属阴。水谷之化，全赖土中阳气，故食积为病，一者伤脾胃之阳气；二者壅遏气血，故其见证有似寒邪之紧脉，亦有有形实邪壅遏气血之浮、大、数、滑、涩等脉。

而对于"浮、大、涩"脉象形成的病机，历代注家有不同的意见。清·徐忠可认为浮大为谷气壅盛，涩因血为食伤，其在《金匮要略论注》中写道："凡人不问表病里病，宿食之化不化，因乎其人之胃气，不必凡病尽有宿食，然而有者须别而治之。谓有形之邪不去，则无形之邪不能化耳。如寸口主阳，浮大阳脉也，非必主宿食，然谷气壅而盛，亦能为浮大，但饮食不节，则阴受之，阴受之，则血先伤，故按之反涩，然涩脉不专主宿食，知其宿食，涩在浮大中也，尺中尤阴之所主，阴生于阳，血中之阴，既为食伤，且中焦食阻，气不宣通，而下失化源之生，故亦微而涩，邪属有形，故宜大承气峻逐之。"

清·尤在泾《金匮要略心典》亦有类似观点，其注解道："寸口脉浮大者，谷气多也。谷多不能益脾而反伤脾。按之脉反涩者，脾伤而滞，血气为之不利也。尺中亦微而涩者，中气阻滞，而水谷之精气不能逮下也，是因宿食为病，则宜大承气下其宿食。"食积属有形实邪，其治疗当以因势利导为法，尤氏在此进一步强调了及时祛邪的重要性，他认为"夫脾胃者，所以化水谷而行津气，不可或止者也；谷止则化绝，气止则机息，化绝机息，人事不其顿乎？故必大承气速去停谷，谷去则气行，气行则化续，而生以全矣。若徒事消克，将宿食未去，而生气已消，岂徒无益而已哉"，明确指出饮食积滞当速去停谷。

清·黄元御在《金匮悬解》中亦曰："土之所以化谷者，火也，寒盛火衰，水谷不化，是谓宿食。宿食既停，壅遏中气，变虚而为实，故宜攻下。攻下虽行，而其始实属寒因""宿食在胃，郁格表阳，故寸口脉浮大。阻碍里气，故按之梗涩。尺中亦微而涩者，尺中主里也"，指出宿食阻滞表阳之气则寸口脉见浮大之象，阻碍里气则尺脉见"涩"象。

2 近现代中医学家病因研究

近代医家连建伟教授则认为浮大为正气未伤之象，其在《连建伟金匮要略方论讲稿》中注解道："'寸口脉浮而大'，是因为饮食积滞，未伤正气，身体比较好，所以脉浮而大，浮大是有力的脉象。但是'按之反涩'，重按是不流畅的，称为涩脉。'尺中亦微而涩'，尺脉也微细而不流畅，主要是积滞在体内，使得胃肠气血运行不畅，故脉来不流畅而见涩脉。因此'知有宿食'，可用大承气汤来攻下。本条条文告诉我们，按脉既要浮取，又要沉取，浮取脉浮而大，而重按沉取，反而脉涩，说明体内气血运行不畅。所以诊脉要细心体会才能做出正确的判断。"

而伍炳彩对该条文的理解为："'寸口脉浮而大'，当指寸关尺的寸脉，因本节是寸口与尺中并举的，按照上述寸口脉的运用规律，故应指寸脉。但寸脉为何会浮而大？这是因为宿食停滞在大肠，属下焦范畴，其病应尺脉，其尺脉当沉，相对来说，寸脉就显得浮而大了。至于本节何以会出现涩脉？这是因为宿食久停，阻滞气血运行之故"。

赵桐则从上下焦之病位不同做了注解，其在《金匮述义》中写道："此脉别宿食也。寸候上焦。浮大，阳明本脉，按之反涩，谓脉且大且涩也。夫阳明者，两阳合明也，如夏之夏至，阳气盛极之明，故脉浮大。而脉大现于寸口，是阳盛于上焦。涩大为滞，是下焦尺中微有涩象，故知下焦有宿食不化，而上中亦为之大郁也。"

病因原文

脉数而滑者，实也，此有宿食，下之愈，宜大承气汤。（二十二）

1 古代注解与病因探究

至于数、滑之脉，清·徐忠可认为是谷气有余之象，其在《金匮要略论注》中曰："若数滑为阳脉，尤滑为内实，此非谷气有余而何？"

清·尤在泾认为数滑之脉与浮大相类，均为谷气之实，其在《金匮要略心典》中曰："脉数而滑，与浮大同，盖皆有余之象，为谷气之实也。"

清·黄元御则在《金匮悬解》中曰："脉数而滑者，宿食在中，阳气郁格，则脉滑数。"

2　近现代中医学家病因研究

近代医家连建伟教授从食积化热的角度，在《连建伟金匮要略方论讲稿》中讲述，"'脉数而滑'，脉数主热，脉滑是有饮食积滞，有宿食；'实也'，就是有实热积滞在体内；'此有宿食'，这就是有宿食。'下之愈，宜大承气汤'，攻下则病愈，宜用大承气汤来治疗。前一条是重按脉涩，有宿食；本条是脉滑，有宿食。脉滑有宿食，说明是新病，病尚轻浅。食积时间不是很久，脉是滑而数的；如果食积日久，胃肠气血不通了，那么重按就见涩脉。同样是宿食，有按之脉涩，有按之脉滑，'滑'和'涩'这两种不同的脉象，都可以见于宿食病证"。

李聪甫先生则认为滑与涩病机相似，其在《金匮明理论》中有此段论述，"倘'脉数而滑'，亦属胃实当下之证，亦宜大承气汤。滑涩两种相反之脉，何以都能见于宿食之征？因为涩脉表现食物停滞肠间而不利，滑脉则现食物充满胃内而不消。虽然滑涩不同，伤食则一，还必须有'下利不欲食'或'腹满实痛'症状以资验证。因此均用大承气汤"。赵桐则从痰火解释，其曰："数为火，滑为痰食所壅。滑数有力，故曰实。涩为滞，滑为壅，脉情各异，其理则通，故均判为宿食，而更必以舌黄为据也。"

病因原文

脉紧如转索无常者，有宿食也。（二十五）

紧脉，多数医家从实寒而论，如清·徐忠可《金匮要略论注》中的注释云："脉紧主寒，如转索亦可谓紧之状，然如转索无常，是转之甚，类于滑矣，故曰宿食也。但不浮大而紧，其为无表可知，其所伤之为寒饮食亦可知。"

清·尤在泾《金匮要略心典》注解为"脉紧如转索无常者，紧中兼有滑象，不似风寒外感之紧，为紧而带弦也。故寒气所束者，紧而不移；食气所发者，乍紧乍滑，如以指转索之状，故曰无常"。

清·吴谦在《医宗金鉴》中曰："转索无常，紧脉之状也。若浮紧，伤寒；沉紧，冷痛。冷犯胃脘，谷气不行，故曰有宿食也。"

清·黄元御在《金匮悬解》中曰："脉紧如转索无常者，锤轮索转而不定，愈转则愈紧也。以水寒土湿，则食停不化，宿食在中，土气郁满，乙木抑遏，陷于寒水，不能上达，是以脉紧。"

医家赵桐亦在《金匮述义》中曰："紧脉往来有力，切如按绳之硬，举如绳索之转，有寒有实。"

病因原文

脉紧头痛，风寒，腹中有宿食不化也。（二十六）

1 古代注解与病因探究

清·徐忠可认为头痛、脉紧非宿食之必然症状，他在《金匮要略论注》中曰："若脉紧，头痛风寒，此不可以验宿食，谓人身有表邪，其上焦之阳，必不能如平人之运化如常，故人病表，凡三日，即不能食，乃表邪既盛，胃阳不运，则宿食必有不化，故曰：腹中有宿食不化也。听医家临证消息，虽曰食积，令人头必痛，然此处兼脉紧风寒为言，则头痛二字，不重在验食积，盖头痛实非宿食的据，故皆不出方，示不专重去宿食也。"

清·吴谦也在《医宗金鉴》中提到"脉紧头痛，是外伤风寒病也，脉紧腹痛，是内伤宿食病也"。

2 近现代中医学家病因研究

国医大师何任先生从具体脉象上做了鉴别，并强调四诊合参的重要性，其诠释道："这二条是从脉象和征象来鉴别宿食。如果从脉象上来诊断宿食病的话，一般来说，脉象紧，如同用手指转动索子一样的忽紧忽滑，变幻无常，往往多是宿食停积的病。如果脉象紧，又有头痛，看上去似乎同风寒外感一样，而实际腹中有宿食不化，滞积之气也会造成头痛，这就要很好地辨别了。风寒外感出现的紧脉，是紧而浮或紧而带弦，而宿食的紧脉，是如上所说紧而兼滑的……当然在临床上还得配合'望''闻''问'三诊来作诊断结论。"

医家赵桐则从舌苔来辨别宿食头痛与表证头痛，其在《金匮述义》中曰："宿食者，则必以舌黄证之。脉紧而头痛，舌白、身痛、恶寒者，风寒也。脉紧头痛，舌黄，按剧者，宿食也，内壅之上逆头痛也。《五色》云：'人迎盛坚者，伤于寒。寸口盛坚者，伤于食。'可互通也。"

杨宗国则认为"宿食阻隔气机，经脉失于阳气之温煦鼓动，拘急而紧。头痛风寒者，非风寒所客，乃宿食不化，郁滞气机，阳气不升而头痛，状如风寒，而实为食积类似风寒"。

李聪甫先生在《金匮明理论》中综合论述并完善了宿食为病的症状及脉象、治法、方药。其以张仲景此四段条文为启示，明确提出因宿食致病部位不同，亦当辨证施治。如条文二十一、二十二，宿食在肠，胃实肠积，当用下法；宿食在上脘，当用吐法；条文二十五，宿食停胃，尚未化热，当用和法；条文二十六，宿食在肠胃，"脉紧""头痛"，当用消法。其注解道："宿食即停食受病。仲景认为，'寸口脉浮而大，按之反涩，尺中亦微涩，故知有宿食'。可见不论寸关尺三部发现某部涩脉，证实中焦阻塞，水谷之气不化精微，反成积滞，当用下法，以大承气汤荡涤胃实肠积，倘'脉数而滑'，亦属胃实当下之证，亦宜大承气汤。滑涩两种相反之脉，何以都能见于宿食之征？因为涩脉表现食物停滞肠间而不利，滑脉则现食物充满胃内而不消。虽然滑涩不同，伤食则一，还必须有'下利不欲食'或'腹满实痛'症状以资验证。因此均用大承气汤。可是，'宿食在上脘'，噫气馊腐，胸痞膈塞，胸中之阳郁而不舒，又当从吐法以去其宿食，'在上者因而越之'，用瓜蒂散探引宿食积饮上出，则胸中旷然。如见'脉紧如转索无常'，紧则为寒，兼有'下利不欲食'症状，宿食停胃尚未化热，急当减食以助消化，不得以承气下夺损伤元气。应以运脾导滞为主，张仲景未出其方，后来如《局方》保和丸之山楂、神曲、麦芽、橘皮、枳实、莱菔子之类有消导食积不伤正气之功，不能滥用硝黄。再如，'脉紧''头痛'，形同感冒风寒，但脉紧而不浮，又无恶寒发热的表证存在，知非外感风寒，实为宿食不消，停滞胃肠，故当消导以去其积，不可作伤寒论治而用表剂。"

小　结

1　腹满、寒疝、宿食三者关系探究

腹满、寒疝、宿食三者病位同属胃肠，病症较为相似，故合为一篇。腹满为胃肠疾病常见的症状之一，常出现于不同的消化道疾病中，常兼腹痛为病；寒疝则为疾病，以腹部疼痛为主要特点，常因阴寒痼结而发病，一般不引起腹满；而宿食即积食，本身即为一种病因，腹部常满痛并见。以上三者联系紧密，却又各有不同，可供临证参考。

2　胃肠疾病当防表邪

张仲景在腹满、寒疝、宿食的描述中，均提到在原发病的基础上感受外邪的因、机、证、治，可见张仲景对于表里合病的重视。"病腹满，发热十日，脉浮而数，饮食如故，厚朴七物汤主之"，论述腹满兼表证的证治；"寒疝腹中痛，逆冷，手足不仁，若身疼痛，灸刺诸药不能治，抵当乌头桂枝汤主之"，论述寒疝兼表证的证治；而宿食病，张仲景更是给出了宿食病与外感病的鉴别，"脉紧，头痛风寒；腹中有宿食不化也"，提醒后人，在治疗胃肠疾病的过程中，当重视外邪的侵袭，给临证以警示。

3　病因探究及医案精选

3.1　病因证治

本篇条文一和条文六、七皆论述寒邪致病的脉证分析，条文一所论病因在"虚寒从下上"；条文六所论病因为寒邪中表；条文七所论病因为寒邪中里。三者致病因素同为寒邪，由于体质因素的差异，产生了复杂多变的脉证症状。因此，上述条文所涉及的腹满、便难、两胠疼痛、喜欠、善嚏、下利等病症，其病因除寒邪因素外，人体内在脏腑、阴阳的虚实强弱状态也是重要的内在因素。张仲景此论为后世体质学说的研究奠定了基础，同时也为现代医学鼻炎病因病机的研究及治疗提供了指导。

条文二十一、二十二、二十五、二十六以宿食为核心，论述了不同的脉证，其治则治法之不同。此中值得探讨的是宿食既是食积病证，又是导致各种脉、证（如寸口脉浮大而涩、脉滑数、脉紧如转索、头痛、下利不欲食）的病因。

3.2　病案精选

山西兵李某，已二十五日大便未下。严冬在宣化野营，雪地冰天，疲极野宿。登车返回时头痛腹痛，在卫生营治六日不愈，转国际和平医院。灌肠、服硫酸镁无效，遂服中药。以脉虚数，舌白无苔，全腹痞，食少尿黄，腹部按痛不甚。精神曾无少衰，西医疑其诳。食钡透视，钡至小肠即不能通过。以滑以去著之油蜜方，服下欲呕。以保赤万应散四包一次服下，无感觉。以川军一两，附子五钱，细辛五钱，上午八点服，九点半服尽。腹鸣，脐左痛加。一点钟久，腹胀减，尿下觉烫，脉迟缓，尺肤寒。盖脐左之痛是积已动，不可犹豫也。附子五钱，川军一两半，桃仁三钱，火麻仁四钱，二剂。一点半钟服尽，腹鸣疼，痞下趋。至厕，下四五枚黑圆球及少许稀水。腹痛肛痛，尿黄而烫。三次如厕未解，历两天尚未排出。西医以其便下，令其出院。予苦阻。越两日，夜间腹痛，下大便硬条三段，每段半尺许。脐左仍痛，盖骤下肠襞娇嫩使然。共计四十六日大便始下，其日食饼干、牛奶足有两大筐焉。

赵桐《金匮述义》

参 考 文 献

巢元方. 2011. 诸病源候论[M]. 北京：中国医药科技出版社

高学山. 2015. 高注金匮要略[M]. 贾成祥等 校注. 北京：中国中医药出版社

何任. 1979. 《金匮要略》浅释（九）[J]. 浙江中医药大学学报，05：56-60

胡希恕. 2008. 胡希恕金匮要略讲座[M]. 北京：学苑出版社

黄元御. 2015. 黄元御医集（四）金匮悬解[M]. 麻瑞亭等 点校. 北京：人民卫生出版社

黄增强. 2009. 谈《金匮》辨治脾胃以疏肝法临床运用[J]. 中国当代医药，23：97-98

李聪甫. 1987. 金匮明理论（连载）[J]. 湖南中医杂志，03：3-6

连建伟. 2008. 连建伟金匮要略方论讲稿[M]. 北京：人民卫生出版社：134-135

吴谦. 2011. 医宗金鉴[M]. 北京：中国医药科技出版社：231

伍炳彩. 1991. 《金匮要略》脉法辨难[J]. 江西中医药，06：6-9

徐忠可. 1993. 金匮要略论注[M]. 北京：人民卫生出版社

杨宗国，陈晓蓉，廖铦. 2010. 紧脉的再认识[J]. 上海中医药杂志，05：70-72

尤怡. 2009. 金匮要略心典[M]. 北京：人民军医出版社

赵桐. 2009. 金匮述义[M]. 北京：人民卫生出版社

五脏风寒积聚病脉证并治第十一

本篇主要阐述五脏外感风寒的证治，以及积聚的脉证分析。正文涉及病因的部分具体论述在"肺中风""肺中寒""肝中风""肝中寒""心中风""心中寒""脾中风""肾著"之脏病，"邪哭"之神志疾病，以及寒热侵犯三焦、膀胱、大肠、小肠的六腑病证之中。下面对此进行古今文献的整理研究。

病因原文

肺中风者，口燥而喘，身运而重，冒而肿胀。（一）
肺中寒，吐浊涕。（二）

上两条主要论述了风、寒中肺的临床表现。风中于肺，主气、主呼吸、主通调水道等功能失常，则出现口燥而喘、身运而重、冒而肿胀等症状。寒中于肺，水液不布，则出现吐浊涕等症状。历代医家对于其具体的病机则做了进一步发挥。

1 古代注解与病因探究

明·赵以德从五行学说及运气学说的角度，结合五脏及风、寒邪气的特性，分析风寒伤肺而致肺中风、肺中寒的病机。他在《金匮方论衍义》中曰："肺者，手太阴燥金，与足太阴同为湿化，内主音声，外合皮毛，居上焦阳部，行营卫，在五行生克则畏火制木。今为风中之。风者内应肝木之气，得火反侮所不胜之金。然木之子火也，火必随木而至，风能胜湿，热能燥液，故为口燥。风火皆阳，二者合则动摇不宁。动于肺则燥其所兼之湿，鼓其声音，有出难入而作喘鸣。动于荣卫，鼓其脉络肌肉，则身运作重，冒而肿胀。虽然，叙此风中于肺之病，固未足以尽其症也，然亦可少见肺脏之真，失其运用者如是。若夫《内经》之谓：肺，风者，多汗、恶风、色白、时咳，昼差暮甚，又是叙其邪在肺作病态者如是。各立一义，以举其例尔，后人要自此而推，皆可得之。其在脏在舍在经络，凡所主之病，不患其不备也。余脏皆然……肺者，阴也，居阳部，故曰阳中之阴，谓之娇脏。恶热复恶寒，过热则伤所禀之阴，过寒则伤所部之阳。为相傅之官，布化气液，行诸内外，是故阳伤则气耗，阴伤则气衰。今寒中之，则气液蓄于胸，而成浊饮而吐出于口，蓄于经脉以成浊涕而流出于鼻，以鼻是肺脏呼吸之门故也。"

清·徐忠可则从肺主气、与大肠相表里的生理特性出发进行阐述，其在《金匮要略论注》中曰："大肠主津液，肺与大肠为表里，肺受邪，则大肠之气不化，故口燥。肺为气主，邪搏其呼吸，故喘，此实喘也。肺主周身之气，受邪则不能矫健如常度，故运而重，运者，如在车船之上，不能自主也。重者，肌中气滞，不活动，故重也。邪气实则清气滞，故清阳不升而冒，内外皆藉气为流动，肺本受邪，而内外皆壅，壅则外肿内胀矣。寒为阴邪，阴主浊，故吐浊或涕，然吐浊则隔间亦变热，其本则寒也。"

而多数医家还是从肺主气、外合皮毛的角度论述。如清·尤在泾从肺主气、肺主治节的功能进行分析，他认为此二病除外感风寒，还有内蓄脏热为患，其在《金匮要略心典》中曰："肺中风者，津结而气壅，津结则不上潮而口燥，气壅则不下行而喘也。身运而重者，肺居上焦，治节一身，肺受风邪，大气则伤，故身欲动而弥觉其重也。冒者，清肃失降，浊气反上，为蒙冒也。肿胀者，输化无权，水聚而气停也。肺中寒，吐浊涕者，五液在肺为涕，寒气闭肺窍而蓄脏热，则浊涕从口出也。"

又如清·吴谦在《医宗金鉴》中曰："肺主气，外合皮毛，肺中风邪，风伤气则津结不行，故口燥；风伤肺则气逆上壅，故喘咳。头运而身重者，气伤而力乏也。冒风而肿胀者，皮伤风水也""肺中寒邪，胸中之阳气不治，则津液聚而不行，故吐浊涎如涕也。"

清·黄元御在《金匮悬解》中曰："肺主气，气化津，肺中风者，风邪在表，肺气壅阻，是以发喘。气滞津凝，是以口燥。风郁勃而外泄，故身体旋运。气收敛而内闭，故身体迟重。阳遏不能外达，故昏冒无觉。气滞不能四达，故肿胀不消。肺主皮毛，寒侵皮毛，里气郁塞，肺无降路，逆冲上窍，清气淫蒸，则化痰涕。涕少则出于鼻，多则出于口也。"黄氏的注解详细说明了肺主气、外合皮毛的功能因感受风寒之邪而产生各种证候的机制。

2 近现代中医学家病因研究

上述医家对于口燥的解释多从津液不行、不布的角度阐述，而后世医家多从风邪化热的角度论述。如胡希恕先生就持此见，并且对"寒"做了独到的解释，认为此寒为胃中停饮。胡老在《胡希恕金匮要略讲座》中讲解道："古人对肺的看法，肺合皮毛……肺中风，皮毛闭塞，就是表闭塞，那么这个邪热和气息往上冲，所以口燥而喘，这是必然的。咱们现在也说上呼吸道感染，那么感冒了，咳嗽、喘、口干舌燥，热不能外达，就往上逆，波及肺，口燥而喘，古人管这个现象叫肺中风，现在就叫感冒了。外感风寒波及肺，古人称肺中风，喘属于肺。'身运而重，冒而肿胀'，这都说的水汽，'身运而重'，身上动，身上重，有停湿停水的情况；'冒'，眩冒的冒，水要停在上面，肺在上，那么脑袋要眩冒；沉，身上要浮肿，这说明什么问题呢？肺一方面与皮毛相合，另一方面肺主气，那么气受伤，津液就不行，津液不行就变成湿、变成水，古人是这种看法，这个规律是对的，可是这种看法值得研究。古人云肺合皮毛、肺主气，那么肺受了风邪，皮毛闭塞就要口燥而喘。肺主气，气受伤，津液不行，那就要引起水汽方面的反应。肺中寒在肺痿肺痈讲过，在那一篇讲过'肺痿吐涎沫而不咳者，为肺中冷'，冷就是说有水，那么这个水不一定生在肺上，是由里往上，还是胃中有停饮，波及到肺，所以古人叫肺中冷。"

连建伟教授亦持风邪化热的见解，但对"涕"的含义另作解释，其在《连建伟金匮要略方论讲稿》写道："'肺中风'，是肺部被风邪中伤了。肺部感受了风邪，风为阳邪，往往容易化热，而使得肺热气喘，口干，故'口燥而喘'。又肺主通调水道，下输膀胱，今肺受风邪而致肺热，不能通调水道，如此水气就停在体内，而使人身体动摇而沉重，并且发生水肿，而水气上冒故出现了头晕。'冒'，就是头目昏眩。'冒而肿胀'，患者觉得头晕，身上会出现水肿，这均是肺感受了风邪而出现的症状。第一条讲中风，第二条讲中寒，所以叫五脏风寒。肺感受了寒邪，患者会吐出一些黏痰，称为'浊涕'。'涕'，指的是痰，而不是鼻涕。"

当代医家李军艳等则认为中风、中寒是张仲景对五脏证候进行归类的一种方法，不能简单地将其理解为感受风邪或寒邪。其论述道："《金匮要略》中尚有五脏风寒之病。如同上文所述，仲景把症状表现多属阳性的，称为中风；把症状表现多属阴性的，称为中寒。例如，'肺中风者，口燥而喘，身运而重，冒而肿胀'，'肺中寒，吐浊涕'，前者因口燥、喘、身运、冒等阳性症状而名为中风，后者因吐浊涕这一阴性症状而名为中寒。其余四脏亦皆如是。五脏中风、中寒既可由外邪入侵引起，也可由五脏本身功能失调，阴虚、阳虚而导致，如果单纯而表浅地将这里的中风、中寒理解为感受风邪或感受寒邪，这显然是有悖于仲景的辨证思路的。中风、中寒是仲景对五脏证候进行归类的一种方法，中风与中寒是相对的，我们不能孤立地看待。"

赵桐则对于上述条文中的"风、寒"二字提出了不同见解，他认为条文中的风寒应当从疫疠的角度解释。其在《金匮述义》注解道："此肺风不同《风论》以秋庚辛中于邪之肺风。彼肺风'多汗恶风，色皏然白，时咳短气，昼日则差，暮则甚。诊在眉上，其色白'是真中于风。此无表病，只病内府，似是由口鼻受特殊空气而病肺，如今之传染疫疠者。肺布津液，疲则口燥。肺司呼吸，病则作喘。气机不能达外则身运而重，肺失清肃则升降混淆而冒。肿胀者头眩目沉，肺气之不疏，所谓气虚作胀也。法当润肺生津，宣通肺气，若地、冬、花粉、百合、沙参、兜铃、贝母、紫菀或清燥救肺汤类，而决不可稍用风药而灼其津液也。肺由皮毛中寒者吐浊涕，劳风更吐浊涕。此中寒盖是寒疠疫气，毒由鼻袭以及肺藏。无他佐证，实难稽定也。"

病因原文

肝中风者，头目眴，两胁痛，行常伛，令人嗜甘。（四）

肝中寒者，两臂不举，舌本燥，喜太息，胸中痛，不得转侧，食则吐而汗出也。（五）

此二条论述风、寒二邪中于肝的不同表现。《灵枢·经脉》曰："肝足厥阴之脉，起于大趾丛毛之际，上循足跗上廉，去内踝一寸，上踝八寸，交出太阴之后，上腘内廉，循股阴，入毛中，过阴器，抵小腹，挟胃，属肝，络胆，上贯膈，布胁肋，循喉咙之后，上入颃颡，连目系，上出额，与督脉会于巅；其支者，从目系下颊里，环唇内；其支者，复从肝，别贯膈，上注肺。"又肝主筋，风性动摇，中于肝，则见头目眴、两胁痛、行常伛、令人嗜甘等表现。寒性凝滞，主收引，中于肝，则见两臂不举、舌本燥、喜太息、胸中痛、不得转侧、食则吐而汗出等症状。

1 古代注解与病因探究

古代医家多从肝经循行及肝木与胆木、脾土的关系进行分析具体病机，大同而小异。明·赵以德通过肝经循行部位，结合五行生克、亢害承制及风寒之邪的致病特点，阐述"肝中风"和"肝中寒"的病机。其在《金匮方论衍义》中曰："六气在天为风，在地为木，在脏为肝，肝与筋合，肝之筋与经脉皆出足大指之端，过股内，上循两胁，出胸中，至于巅。今以肝属风之脏，又中于风，是故风摇，上者为头目眴；风甚则亢，亢则害，承乃制，兼金之化，于是血液皆衰，经筋尽从，收敛而急束，故两胁痛，不能俯仰，伛而行。《内经》曰：肝苦急，急食甘以缓之。故喜嗜甘也。此论著经筋者固然也，若夫《内经》谓肝风者之状，多汗恶风，善悲，色苍，嗌干，喜怒，时憎女子，此又并其脏之性用而然也。肝者，阴中之阳，其气温和，启陈舒荣而魂居之，并神出入；然所畏者金也，金性凉，其气收敛，劲切肃杀，故克之，今更中于寒，金乃水之母，母必从子而至，以害其木，凝泣气血，生化失政，不荣于上之筋脉者，则两臂不举。"

对于上述两条文病机的分析诸位医家所论大同小异，徐忠可、吴谦等的注释也与上述相似。清·黄元御则从手足厥阴的相互联系、木土乘克、肝胆表里等角度阐发，他在《金匮悬解》中曰："肝为厥阴风木，肝中风者，木郁风动，筋脉振摇，故头目眴动。肝脉行于胁肋，经气壅塞，故两胁痛楚。筋脉燥急，故行常伛俯。木燥而克土，土虚则嗜甘，土味甘也。足之三阴，自足走胸，手之三阴，自胸走手，肝中寒者，足之厥阴下陷，手之厥阴上逆。手厥阴之脉，入肘下臂，两臂无气，故痿而不举。《灵枢·经脉》：肝者，筋之合也，筋者，聚于阴器而脉络于舌本，木陷风生，故舌本燥。《经脉》：胆足少阳之经，是动则病口苦，善太息，肝胆同气，阳盛则怒，阴盛则悲也。肝脉上贯胸膈，风木郁冲，故胸中痛。厥阴行身之侧，经气郁缩，转侧痛生，故不得转侧。脾土被刑，饮食不化，故食则吐逆。食下之时，土困肝郁，风木疏泄，是以汗出也。"

2 近现代中医学家病因研究

医家赵桐则将"肝中风"与伤寒厥阴之中风、《素问·风论》之肝风、肝内脏生风，"肝中寒"与伤寒厥阴之寒做了比较，并就肝中风的病机特点及治疗做了补充。其在《金匮述义》中曰："此肝中风非伤寒厥阴之中风，非《内经·风论》春甲乙所中之肝风也。彼'多汗恶风，喜悲色苍，嗌干善怒，时憎女子。诊在眉下，其色青'，亦非肝木内脏生风之风，乃特殊空气中肝，直袭之肝风。肝会督于巅，肝开窍于目。肝主胁而胁痛，肝主筋而常伛，木克土而喜甘也。无表邪现象，决不可燥以风药。当循乙癸同源，以归、芎、芍、菊花、决明、葳蕤、薄荷、柴胡等润剂治之……此不同伤寒厥阴之寒，吴萸头痛吐沫之寒也。夫肝主筋而两臂不举，肝系舌而舌本燥，肝失条达而喜太息，肝主胸胁而痛难转侧。食则吐，同肝痹之吐食（《素问·玉机真藏论》肝痹胁痛出食。肝脉从少腹属肝络胆，贯膈布胁，循喉咙之后，上入颃颡。肝病则颃颡不利，故吐。）。胃不寒，不同厥阴之吐。吐越心阳，吐极暴疏而汗出也。至其属寒或属寒郁化火，则必以脉判而难以臆测，方治亦难预定也。"

肝中风、肝中寒与肝着均有胸胁痛等表现，徐云生就三者间的联系做了进一步的阐述，对临床辨证治疗有一定的指导意义。他认为，肝着的病因是外中风寒。肝中风、肝中寒均有胸胁痛的症状，"肝中风者，头目眴，两胁痛，行常伛，令人嗜甘""肝中寒者，两臂不举，舌本燥，喜太息，胸中痛，不得转侧，食则吐而汗出也"，既然风寒滞留肝之经脉，经脉浅而脏腑深，所以肝着证轻而肝中风、肝中寒证重，肝中风、肝中寒为胸胁痛，而肝着为胸胁闷，"先未苦时"即指风寒未深入脏腑，胸胁闷而不痛甚，"其人常欲蹈其胸上"即因胸闷而喜拍打胸部，欲疏通经气，"但欲饮热"是热能散寒也。

胸胁痛、头目眩晕、善太息、口燥、呕吐、喜甘等都是慢性肝病可出现的症状。因此，现代医家将肝中风、肝中寒与肝炎、肝硬化等联系，进一步丰富了肝中风、中寒的内涵。如夏克平从现代医学肝炎角度分析，认为张仲景之"肝中风"和"肝中寒"属于肝热病初期，是急性病毒性肝炎的症状表现。他认为，按照临床肝病的分期，可先后对应中医之肝中风、肝中寒、肝着和积聚（包含肝积）等，肝中风、肝中寒为外邪侵犯肝脉，表现为肝脉所属部位经气不畅的急性病症，二者均属于《内经》所言的肝热病。关于肝热病，《内经》记载："肝热病者，小便先黄，腹痛多卧身热，热争则狂言及惊，胁满痛，手足躁，不得卧"。肝中风、肝中寒属于肝热病初起，邪郁肌表，发黄尚未显现。肝热病及肝中风、肝中寒可见于急性病毒性肝炎。

张富永等将肝着、肝中风、肝中寒与现代医学慢性病毒性肝炎相比较，在病因病机及症状表现上说明二者具有可类比性。他们认为，肝着是由于风寒直中肝脏而未达，邪气留滞肝之经脉所致，其病位在肝。寒凝、血瘀、气郁、湿滞为肝着的病因病机，与慢性病毒性肝炎病程较长、迁延不愈的特性相符。在症状上，《金匮要略·五脏风寒积聚病脉证并治》言："肝中风者，头目眴，两胁疼，行常伛，令人嗜甘""肝中寒者两臂不举，舌本燥，喜太息，胸中痛，不得转侧，食则吐而汗出也。"胸胁痛、头目眩晕、善太息、口燥、呕吐、喜甘等均为慢性病毒性肝炎的常见症状。

病因原文

心中风者，翕翕发热，不能起，心中饥，食即呕吐。（八）

心中寒者，其人苦病，心如啖蒜状，剧者心痛彻背，背痛彻心，譬如蛊注。其脉浮者，自吐乃愈。（九）

心伤者，其人劳倦，即头面赤而下重，心中痛而自烦，发热，当脐跳，其脉弦，此为心脏伤所致也。（十）

1　古代注解与病因探究

明·赵以德着重对心伤的原因，以及出现头面赤而下重、心中痛而自烦等症状的机制作了分析，他从"心主神明"的理论出发，认为七情内伤心神及劳倦是出现一系列心伤之症的主要原因。其在《金匮方论衍义》中曰："《内经》谓：心者，君主之官，神明出焉，主明则下安，不明则十二官危，形乃大伤。由此观之，主不明十二官且危，况所安之宅乎？仲景所谓心伤者，岂非心神因七情伤之者欤？何则？神乃气之主帅，气乃神之卒徒，情乱其神则神迁，神迁则脏真之气应之而乱，久则衰，衰则心伤矣。心伤而复加劳役，脏之真阴不能持守其火，而火乱动，上炎头目即发赤；脏真从火炎，不得下行，而阴独在下，故重；心虚则肾水乘之，内作心痛而烦，外在经络之阳，不得入与脏通，故发热；心脉络于小肠者，以火气不行，伏鼓而动作，故当脐跳。仲景以弦脉为阴为虚，今见于心之阳脏者，乃由心伤，所以得是脉也。"

清·徐忠可则从心主火立论，以风火相引解"心中风"之证，以外寒内火解"心中寒"之证，以心脏虚而上下不交、内外不交、脏气不交解"心伤"之证，其中对心伤之证的解释多承袭赵以德之论。他在《金匮要略论注》中曰："心为君火，为五脏之主，本无为而治。风为阳邪，并之则发热翕翕，言骤起而均齐，即《论语》所谓始作翕如也。壮火食气，故不能起。饥者，火嘈也，食则呕吐，邪热不容谷也。《内经》曰：诸呕吐酸，皆属于热。然此皆风邪勾引火邪为患，以风邪属阳故也。若寒则为阴邪，外束之，则火内聚，故如噉蒜状，言其似辣而非痛也。剧则邪盛，故外攻背痛，内攻心痛，彻者相应也，邪据气道，正气反作使，故痛如相应然。譬如蛊蛀，状其绵绵不息也。若脉浮，是邪未结，故可吐而愈。其心伤者，客邪内伤神明，或正气未复，即使表邪已尽，一有劳倦，相火并之，真阴不守，而心火上炎，头面发赤。脏真既从火而上，阴之在下者，无阳以举之，则下重。其卫外之阳，不得入通于心，则发热。人之气血交相养，心虚不能运其热，则痛而烦。脏气不交，郁而内鼓，则当脐跳。其脉弦，弦者减也，正气搏结而虚也。"

清·尤在泾对心中风、心中寒的阐述与徐氏相类，亦认为心中风由心阳与风阳相搏结所致；心中寒由外寒束郁内火所致，而对于心伤的发生机制则特别强调血虚阳浮为患。其在《金匮要略心典》中曰："心伤者，其人劳倦，即头面赤而下重。盖血虚者，其阳易浮，上盛者，下必无气也。心中痛而自烦发热者，心虚失养，而热动于中也。当脐跳者，心虚于上而肾动于下也。心之平脉累累如贯珠，如循琅玕，又胃多微曲曰心平，今脉弦，是变温润圆利之常而为长直劲强之形矣。故曰此为心脏伤所致也。"

徐氏、尤氏均以外寒内火解释心中寒之证，尤其认为"心如噉蒜状"是内火被束之象，清·吴谦则认为心中寒的症状即为寒邪所致，"心如噉蒜状"是心痛之轻者；对于心伤之证，则从上盛下虚来解释。其在《医宗金鉴》中曰："其人苦病心如噉蒜状，谓辛辣刺心之状也。剧者心痛彻背，背痛彻心，谓心背相应而痛也。譬如蛊注，谓似虫之往来不已而痛也。此皆心中寒邪之证。若其脉浮，是心得本脉，为寒邪上越之候，故自吐则邪去乃愈也。心伤者，谓心伤病之人也。因其人劳倦则扰其心，心之阳盛于上，故头面赤也。上盛则下虚，故下重而无力也。心中痛，自烦发热，当脐跳。其脉沉，肾乘心伤之所致也。"

清·黄元御则从五行生克制化的角度系统地对心中风、心中寒、心伤等证做了详细阐发，其在《金匮悬解》中曰："心中风者，火郁上炎，故翕翕发热。热则伤气，故虚乏不能起身。心液消烁，空洞虚馁，故心中常饥。心火既升，胃气必逆，缘火不归水，水寒则土湿故也。胃气上逆，故食即呕吐。金之味辛，心中寒者，火衰不能制金，金反侮火，故心中时作辛味。剧者寒水侮火，故心痛彻背，背痛彻心，譬如虫注之痛楚也。其脉浮者，寒瘀胸膈，必自吐之乃愈也。心为水伤，心者火也，心伤者，一遇劳倦即火上炎而头面赤，水下凝而腿足重，寒气逆冲而心痛，热气升郁而自烦，火上郁而发热，木下郁而脐跳，其脉弦而不能洪，此为心脏伤于寒水所致也。弦为肝脉，肝木，心之母，心脉浮洪，木不生火，故心脉当洪而反弦也。"

2　近现代中医学家病因研究

国医大师何任先生在《何任金匮汇讲》中对心中风、心中寒的论述则从徐氏、尤氏之说，而对于心伤之病机则另有发挥，认为心之气血内伤为其病机。何老讲解道："心属阳脏而主热，中于风邪，则风热相搏，耗伤气阴，若邪热扰中，则胃气必逆也；心中寒邪，则阳为阴遏，寒束于外，火郁于内，甚则阴寒之邪，痹阻胸阳，若邪在上焦，阳气能伸，则当从自吐而解。而心伤系由心经气血损伤于内使然，即气虚不任劳作，血虚则阳气易浮，心失所养则热动于中，心阳上浮则肾气凌之。三者机理有别，医者宜深入体会。"张家礼教授在《张家礼金匮要略讲稿》中亦有相似论述。

吴越人将古代"心伤"的文献记载与现代医学的心肌损伤、心绞痛相联系，并以此说明"心伤"病证是以心主血脉功能受损为主要病因病机，"邪哭"是以心主神明功能失常为主要病因病机。他认为"'心伤者，其人劳倦，即头面赤而下重，心中痛而自烦，发热，当脐跳，其脉弦，此为心脏伤所致也。'本条所举之证，是心气不足，阴火上浮而清气下陷，确属'心伤'，与现代医学所称心肌损伤，实有相通之处。《千金·心藏脉论》亦载本条，其中'心中痛而自烦，发热'句作'心中痛彻背，自烦发热'，描写因'心伤'而发生心绞痛的形状，更为确切。中医所讲的心脏功能，一主血脉，二主神明，已为人所共知。《金匮》所讲'心伤'，正是心主血脉之病；'邪哭'，正是心主神明之病。"

连建伟教授对心伤做了进一步分析，强调血虚阴亏的病机。他在《连建伟金匮要略方论讲稿》中讲解道："心伤往往是劳心太过、思虑太过，耗伤了心血，心的阴血不足，'其人劳倦，即头面赤而下重'，稍一劳累，就出现'头面赤而下重'。'头面赤'是由于心血不足，劳累后血虚阴亏，虚阳上升所致；心位于上，肾位于下，心血不足，肾阴暗耗，导致下体沉重无力。'心中痛而自烦，发热'，心血不足，心火上炎，则心中痛而烦躁，还会出现发热。'当脐跳'，心主火，肾主水，水火相济则阴平阳秘，反之，若心阳不足则下焦水气上冲，故脐部有跳动感。'其脉弦，此为心脏伤所致也'，心之平脉不应弦，而应是滑、洪、大，心脉弦是心血不足，心脏受伤的表现。"

医家赵桐首先将"心中风"与《内经》所论"心风"做了区分。他认为"火盛"为心中风的关键病机；心中寒的病机则承袭徐氏、尤氏"外寒内火"之论；至于心伤的病机则提出了新的见解，认为"心阳虚"是其中关键。赵氏在《金匮述义》中曰："此非《内经·风论》以夏丙丁伤于风者曰心风也。彼心风之状'多汗恶风，焦绝，善怒嚇，赤色，痛甚则言不可快。诊在口，其色赤。'此翕翕发热者，心为火脏，病则如鸟合羽之冷缩而发热，亦火之郁结发热也。不能起，心主血脉，心病而循环失职不能起，亦火盛之昏晕不能起也。心中饥，胃络通心，热而消谷也。食即呕，火气之冲逆也。心为火脏，中于寒，其人苦病心如噉蒜者，乃寒郁火，心苦辛辣也。剧则心痛彻背，背痛彻心者，是寒甚阳光欲熄，往来攻冲于心腧间也。譬如蛊注者，《左传》秦和论晋侯之疾释蛊卦曰'皿虫为蛊'。皿，木墩也。虫，木为蛀也。虫蛀则木尽孔而虫随便出入也。此心背彻痛，如木皿之虫往来相注也。脉浮者，寒不坚结也。自吐者，寒气伸则自愈矣。反之，脉沉者必不自吐。必以赤石脂丸为当。观此益证此中风寒即客气贼风如后世之暴然中客、中恶、中忤类矣。心属火，火性升明，火德贵潜，火体在热，火用在温。心伤者，火溃散矣。经云：'阳气者，烦劳则张。'虚泛者，头面发赤。外强中干，火不煦肠则下重矣。心馁而虚痛，虚扰而自烦，虚烦而发热，火不生土而当脐跳矣。此心脏伤所致，宜峻补心阳也。"

张志峰亦从阴寒之邪痹阻心脉来解释心中寒，他认为，心中阴寒，寒凝脉络，阳气郁闭，轻者心中如啖蒜状，剧者心痛彻背，背痛彻心，症候虽有轻重之别，但皆由阴寒痹阻心脉所致。

病因原文

邪哭使魂魄不安者，血气少也；血气少者属于心，心气虚者，其人则畏，合目欲眠，梦远行而精神离散，魂魄妄行。阴气衰者为癫，阳气衰者为狂。（十二）

1 古代注解与病因探究

明·赵以德认为"其人则畏，合目欲眠"当作"其人则畏合目，欲眠"理解，并从气血亏少、阴阳偏衰论述了癫、狂等病证发生的机制。其在《金匮方论衍义》中曰："夫神之所任物而不乱者，由气血维持而养之以静也。若气血衰少，则神失所养而不宁。并神出入者谓之魂，守神之舍者谓之魄，神不宁则悲，悲则魂魄不安矣。心与目内外相关，目开则神存于心中而应事，目合则神散于心外而妄行，故畏合目。《内经》有谓：阳盛则梦飞，阴盛则梦堕。今以虚不以盛，故梦不飞不堕，惟远行耳。神既不能存，所言癫狂，非通论五脏阴阳上下相并之病，乃独指心脏，分气血阴阳相倾也。盖阴在内，为阳之守；阳在外，为阴之卫。若阴气衰，阳气并于内，神亦入于阴，故癫，癫病者，神与声皆闭藏而不发。若阳气衰，则阴气并于外，神亦出于阳，故狂，狂病者，神与声皆散乱而妄动也。"

清·徐忠可则将此神志病与外邪中脏相区别，认为心虚而血气少为此"邪哭"病证的病因，因个体阴阳偏盛的不同而出现癫、狂的不同病证。他在《金匮要略论注》中曰："前心伤一段，言心因客邪而致伤，伤则证脉不同于初衰也。此又就人之血气虚，因心气不足而感邪者，别言之。谓邪入于身，当形体为病，何遂魂魄不安，乃有邪一入，即便魂魄不安，此因血气少，其少之故，又属于心之虚，欲人遇此证者，当以安神补心为主也。合目梦远，魂魄妄行，乃状其不安之象，精神离散，则又注妄行之本也。心为君主之官，一失其统御，而阴虚者，邪先乘阴则癫，阳虚者，邪先乘阳则狂，癫狂虽不同，心失主宰则一也。然此皆为余脏无病者言，见感邪之人，有互异不同如此，而非中风寒家正病也，故别言之。"

清·尤在泾在正气不足的基础上强调了稠痰浊火之邪的侵袭，其在《金匮要略心典》中曰："邪哭者，悲伤哭泣，如邪所凭，此其标有稠痰浊火之殊，而其本则皆心虚而血气少也。于是寤寐恐怖，精神不守，魂魄不居，为癫为狂，势有必至者矣。经云：'邪入于阳则狂，邪入于阴则癫'。此云'阴气衰者为癫，阳气衰者为狂。'盖必正气虚而后邪气入。经言其为病之故，此言其致病之原也。"

清·黄元御以五行生克制化为基础，认为心火之虚，而致血气亏少、火升水沉、金逆木陷，水火不济，金木不交，进而神飞精走，魄荡魂摇，出现志迷之癫、神乱之狂。此外还结合阴阳坎离之说进一步解释了癫、狂的发病机制，提出狂是阳虚而非阳盛，癫是阴虚而非阴盛之说。他在《金匮悬解》中曰："《灵枢·本神》：心藏脉，脉舍神，肾藏精，精舍志，肝藏血，血舍魂，肺藏气，气舍魄，邪入使魂魄不安者，肝肺之血气少也。血气少者属于心，以血者自阴而之阳，水升而化火则生血，气者自阳而之阴，火降而化水则生气，血气皆原于火，故血气少者，由于心火之虚也。心气虚则肾水胜火，肾之志为恐，缘火盛则神气升达而为喜，水盛则神气沦陷而为恐，故水胜火者，其人则恐。水寒火败，则火升而水沉，金逆而木陷，火升水沉，则神飞而精走，金逆木陷，则魄荡而魂驰，故合目欲眠，梦远行而精神离散。魂魄妄行，以水火之不济，金木之不交也。精魄阴也，阴气衰者，则志迷而为癫。神魂阳也，阳气衰者，则神乱而为狂。《难经》：重阴则癫，重阳则狂，言与此殊，而实则同也。盖浊降则为阴，阴愈盛则愈温，清升则为阳，阳愈盛则愈凉，故阳降而为浊阴，阴升而化清阳。阳清则化神，阴浊则化精，而神根于精，坎之阳也，水阴而抱阳，故精温而不癫，精根于神，离之阴也，火阳而含阴，故神清而不狂。狂者君火不降，虽上热如炉，实阳虚而非阳盛也，癫者癸水不升，虽下寒如冰，实阴虚而非阴盛也。"

2　近现代中医学家病因研究

国医大师何任先生持与尤氏相似的见解，在《何任金匮汇讲》中讲解道："邪哭，即病人无故悲伤哭泣有如邪鬼作祟。其因在于心之血气虚少，易为痰火等邪所凭依，邪扰心神则魂魄不安。文中'阴气衰者为癫，阳气衰者为狂'，阴气阳气是指正气而言，阴气不足，则邪易入阴而为癫，阳气不足，则邪易入于阳而为狂。此皆是正气虚后而邪侵入为患。"何氏明确说明心之血气虚少，易受痰火等实邪侵扰，为"邪哭"的病因；同时，因个体阴阳偏盛的不同，而出现癫、狂的不同病证。

连建伟教授除对条文的分析外，还就"心主神明"与"脑主神明"做了辨析。就此，连老在《连建伟金匮要略方论讲稿》讲解道："本条讲述了血气不足、正气虚弱造成精神错乱的病证，称为'癫'、'狂'。癫狂就是精神病……中医理论说'心主神明'，所以考虑问题，都与心有关。现代医学就说思考是大脑的功能，与心无关。事实上跟心还是有关的，不单是大脑。我看过一篇国外的文章，说有个人心脏不好，做了换心手术，结果手术后，性格完全改变了。他以前对人很好、很和气，换心之后，变得脾气暴躁，会打人、骂人。因为心脏供体很少，很多来自死刑犯。换上罪犯的心，性格就完全变了。所以'心主神明'还是有道理的。当然现在还不能科学地解释其中的奥秘。《中国中医药报》前一阶段也在争论，有人说心主神明，有人说脑主神明。第一个提出'脑主神明'的人是李时珍，清朝的王清任也认为是脑主神明。我觉得两者都有道理，都不能偏废。"

医家赵桐则特别强调此处邪哭之证非痰火为灾，乃脏躁之血气少也。其在《金匮述义》

中曰："此血气少之变也。心主血而藏神，魂寓目而藏肝。魂，神之使，随神往来者也。魄主气而藏于肺。魄，神之力，并精出入者也。神者，两精相搏者也。邪哭者，无故而哭，如有邪凭，使人魂魄不安，妄思妄动。此非痰火为灾，乃脏燥之血气少也。（见妇人）血气少者，属于心。心气虚少则神不足，神不足则自生畏惧。合目为阴引阳入，睡眠为魂归于肝。兹合目欲眠而不能眠，梦远行而精神离散也。精神离散，魂魄妄行，魂不辅神而反掣神，魄不主神而反妄动。久之，阴血气衰魂不潜则病错乱迷惑之癫，精气衰而魄不循轨则病打人骂人之狂。邪哭使人魂魄不安，魂魄不安益使人邪哭。而邪哭由人之血气少，神亏不能主魂魄，反为魂魄所摇动也。经曰：'重阴为癫，重阳为狂。'彼以寒热言，此以气血言。即谓魂衰魄妄为狂，魄衰魂妄为癫，亦无不可。阴魄阳魂，阳气阴血。阴阳要随地而论，随时而论，不可抓住一句不放也。"

黄兰英等则从"阴气衰者为癫，阳气衰者为狂"引申出癫、狂之证的治疗原则，他们认为，心阴衰而阳盛致癫，心阳弱阴盛致狂，但此条并未确立具体的治则治法，根据其对病机的描述，可以认为"养阴治癫，补阳治狂"为其治疗总则。但癫狂病的发病机制比较复杂，临床治疗依然困难。

吴颢昕从此段对"邪哭"病因的分析，总结了百合病、脏躁等精神病证的病因皆与心气不足、心神功能失常有关。他分析道："这里仲景明确指出心之气血虚弱可致莫名哭泣、病人嗜睡等精神症状，而心阴不足、心火旺盛可致狂症。此外，百合病、惊证、脏躁、奔豚病、失眠等精神疾患也无不与心气不足、心神失养有关。仲景如此重视心脏在精神疾患中的作用，与心脏本身的生理功能分不开。"

张甦颖则联系了张仲景"脏躁"之论，认为"从主证看，邪哭与脏躁并无二致；在病机上，二者又皆与血气少有关。脏躁与邪哭病出一源，二者只是在病情上有轻重之分。凡心肺阴血亏虚，燥气内扰，肺失濡润而无故喜悲伤欲哭者，即为脏躁；若脏躁持续不已，血虚气弱，魂魄不能各归其舍则可见'畏，合目欲眠，梦远行而精神离散'等魂魄妄行之证，仲景称之为邪哭。若病情进一步发展，患者会因血气衰少，邪气乘虚并于阴或并于阳，变生癫狂之疾。故云'阴气衰者为癫，阳气衰者为狂'。"

鱼浚镛等以张仲景此条条文为癫证研究基础，结合历代医家的发挥，总结了癫证类情志病的病因病机。鱼浚镛等认为此条文说明仲景认为"心气虚是导致癫的主要原因。《景岳全书·癫狂痴呆》说：'癫病多由痰气，凡气有所逆，痰有所滞，皆能壅闭经络，格塞心窍'。长期忧思郁怒，使气机不畅，肝郁犯脾，脾失健运，痰涎内生，以致气郁痰结；或因脾气虚弱，清浊不分，浊阴蕴结成痰，则为气虚痰结。无论气郁痰结或气虚痰结，总由'痰迷心窍'而病癫证。明·程充辑《丹溪心法·癫狂篇》云：'癫属阴……大率多因痰结于心胸间'。同时指出癫病的发病与'痰'有关，并提出'痰迷心窍'之说，为癫证从痰论治提供了理论依据。在长期的医疗实践中，多数医家突破旧说，逐渐认识到癫证与脑密切联系，提出了'脑为脏'、'脑主脏'、'脑主神明'等观点。如王清任认为瘀血可致癫病，在《医林改错·癫狂梦醒汤》云：'癫狂……乃气血凝滞脑气'，说明脏腑阴阳失调，可以导致'脑主神明'功能受损，从而产生精神情志异常，这对中医情志学说的发展起到了重要的启示作用。"

病因原文

脾中风者，翕翕发热，形如醉人，腹中烦重，皮目瞤瞤而短气。（十三）

1 古代注解与病因探究

单纯从风邪犯脾来理解，如明·赵以德就以风为阳邪为主要病因，结合肝脾相关性，分析了"脾中风"的病证特点。他在《金匮方论衍义》中曰："风，阳邪也，内应肝。在心脏者尚有翕翕发热，况脾属土，是贼邪者乎？岂得不更外擎其皮目瞤瞤，内乱其意如醉人，而腹中烦也。脾受贼邪，气力散解，故重而短气，且《内经》谓：脾风者，身体怠惰，四支不欲动。由此而言，当不止腹中烦重而已。"

清·徐忠可亦从风邪犯脾、脾之正气不能胜邪的角度论述了其中病机，他在《金匮要略论注》中曰："火之用一照即遍，故心火为风所扇，即翕翕发热，脾主周身之肌肉，故风入亦即翕翕然热遍周身，但肌肤之热发自本脏，则上输之精郁，故颓然如醉。腹中，脾所主也，邪胜正，正不用，故烦重，皮目瞤瞤，风在中也。短气者，肺赖脾精以为气，脾病则肺虚而气短矣。"清·尤在泾《金匮要略心典》亦持相似的观点。

清·吴谦的注解则更加简明扼要，其在《医宗金鉴》中曰："脾中风邪，翕翕发热，中风之本证也。形如醉人，亦风热攘乱于中，应有之证也。腹中不快而烦，身体懈惰而重，皮目瞤瞤，动而短气，皆脾经证也。"

从湿热的角度论述其病机，如清·黄元御认为风邪郁遏脾土，发为湿热，土湿则木郁而风生、肺金莫降，是导致"脾中风"病证的病机。其在《金匮悬解》中曰："脾为湿土，脾中风者，湿郁为热，故形如醉人。脾位在腹，故腹中烦重，热盛则烦，湿盛则重也。土湿则木郁而风生，故皮肉瞤动。脾土郁满，肺金莫降，是以短气。"

2 近现代中医学家病因研究

持湿热论的当代医家如国医大师何任先生，亦认为"脾中风"为风邪由外入内，湿郁化热所致。何老在《何任金匮汇讲》中曰："脾为湿土，位居腹中，主肌肉四肢。脾中风邪，风束肌表，则动摇于外；内入于中，则湿郁化热，气机阻滞。故呈现属阳、属实之脾中风证候。"

从"外风、内湿"而论，如张家礼教授，他认为脾中风的病机既有"风邪犯脾"又有"脾气郁遏而脾湿不化"，而对于"热"这一病机则无特别论述。其在《张家礼金匮要略讲稿》中讲解道："为何'脾中风者，翕翕发热'？因风为阳邪，脾主四肢肌肉而与胃合，营卫又源于脾胃，水谷中悍热之卫气与风邪相搏，则随肺气之呼吸，毛窍之开合而见'翕翕发热'之状，'形如醉人，腹中烦重'者，脾为湿土，为阴中之至阴，所居在腹，今风邪干及内脏，郁遏脾气而见脾湿不化，阳气不能宣达于四肢，故曰'形如醉人'，身体怠惰无力，四肢不能自持，病人性状与醉酒之人无异；腹中阳气不得外达，湿邪停滞于里，故见'腹中烦重'即烦满重坠而胀。'皮目瞤瞤而短气'者，因眼胞属脾，脾中风，风淫于外而气阻于内，则见眼胞皮肤瞤瞤跳动（俗称眼皮跳），脾不运湿，气机阻滞，故呼吸不利'而短气'。"

连建伟教授亦持相似的观点，他在《连建伟金匮要略方论讲稿》中讲解道："风为阳邪，脾被风邪所中伤，可以出现发热。发热重则神志不清，'形如醉人'。脾主运化，位居中焦，风邪影响到脾，使得脾失健运，水湿不化，停滞于中焦故'腹中烦重'。中焦水湿停留，阻滞了气机，则'短气'。目胞属脾，由于脾感受了风邪，所以出现'皮目润润'，即目胞抖动。"

对于此观点，易华等结合《伤寒论》中太阴病条文做了进一步阐述："此条文说明风气闭则经气不得循布，郁而为热，故而足太阴脾经中风，其虽有'翕翕发热'，亦应如《伤寒论·太阴病脉证并治》第278条'伤寒，脉浮而缓，手足自温者，系在太阴'和第274条'太阴中风，四肢烦疼'所言，其热应是手足自温热，亦或是四肢烦热疼痛不舒。而经文中所述之'形如醉人'、'短气'是风邪扰乱，湿邪干侮，经络肌肉，血气濡养不利，以致四肢沉困重无力，形如醉酒之人四肢乃至通身沉困重无力。风邪、湿邪阻滞气血，且兼湿邪重浊黏腻、易阻气机，故而出现短气。"

病因原文

肾著之病，其人身体重，腰中冷，如坐水中，形如水状，反不渴，小便自利，饮食如故，病属下焦，身劳汗出，衣里冷湿，久久得之，腰以下冷痛。腹重如带五千钱，甘姜苓术汤主之。（十六）

1　古代注解与病因探究

明·赵以德从《内经》"湿胜为着痹"出发，指出"天地之湿，继之衣汗"，两湿之寒与肾水之寒相干，故而肾之阴盛阳衰，出现"肾着"，治疗也以除湿祛寒为主。其在《金匮方论衍义》中曰："《内经》谓：湿胜为着痹，虽在五脏，皆能致之。今特举肾着病为湿者，湿克肾水，贼邪害其两肾间所系原气，病痹之尤者故耳。腰乃肾之府，肾之病气必归腰。夫湿性寒也，肾水亦寒也，寒邪着寒脏，是以阴气多而阳气少矣，故腰中冷，如坐水中。然膀胱内合于肾，引其精气抵腰挟脊，领诸阳行于表，肾既病着而膀胱反引其所着之阴寒出之，以致荣卫不得温分肉，利腠理，故身重形如水状。今邪止着下焦，其肾气不逆干于上中二焦，于是饮食如故，不渴，小便自利，但如水状而已，故曰属下焦。自身劳以下，又是继而云者，不然，何以属下焦断章之后复云尔。假谓以结上文之病由，宁再举其腰腹之病欤？盖犹《内经》之凡言天地六淫已，然后必及杂邪，此条亦若是。先之以天地之湿，继之以衣汗，以明湿之等也。复明肾司于下，治于内，今阴多阳少，司下失政则腰以下冷痛，治内失职则腹重如带五千钱。《本草》以甘草通血脉，益原气；干姜治风湿痹，肾腰中冷痛；白术亦治湿痹，利腰脐间血，逐皮肉间水气；茯苓利小便，伐肾邪，暖腰膝，成方如此。"

清·徐忠可根据"身劳汗出，衣里冷湿，久久得之"指出过劳致肾虚，肾虚而湿邪侵之，是"肾着"的发病原因；此外以张仲景所出方药为证，论述了"肾着乃湿邪伤阴""其病止在肾之外府"之理。徐氏在《金匮要略论注》中曰："肾着者，言黏着不流动也。但卫气出于下焦，肾有着邪，则湿滞卫气，故身体重。腰为肾之府，真气不贯，故冷如坐水中。

形如水状者，盖肾有邪，则腰间带脉常病，故溶溶如坐水中，其不用之状，微胀如水也。然反不渴，则上焦不病，小便自利，饮食如故，则中焦用命而气化，故总曰病属下焦。湿从下受之，故知其身劳汗出，衣里冷湿，久久得之，必曰因劳者，肾非劳不虚，邪非肾虚不能乘之耳。然虽曰肾着，湿为阴邪，阴邪伤阴，不独肾矣。故概曰腰以下冷痛，腹重如带五千钱，谓统腰腹而为重也。总之，肾着乃湿邪伤阴，肾亦在其中，与冬寒之直中者不同。故药以苓、术、甘扶土渗湿为主，而以干姜一味温中去冷，谓肾之元不病，其病止在肾之外府，故治其外之寒湿而自愈也。若用桂、附，则反伤肾之阴矣。"

徐氏"其病止在肾之外府"之论广为后世医家所继承，如清·尤在泾在《金匮要略心典》中曰："肾受冷湿，着而不去，则为肾着。身重，腰中冷，如坐水中，腰下冷痛，腹重如带五千钱，皆冷湿着肾而阳气不化之征也，不渴，上无热也；小便自利，寒在下也，饮食如故，胃无病也，故曰病属下焦。身劳汗出，衣里冷湿，久久得之，盖所谓清湿袭虚，病起于下者也。然其病不在肾之中脏而在肾之外腑。故其治法，不在温肾以散寒，而在燠土以胜水。甘、姜、苓、术，辛温甘淡，本非肾药，名肾着者，原其病也。"明确指出"肾着"之病位在腑不在脏，其病因为清湿袭肾之外腑。

清·黄元御认为外内之冷湿相感为"肾着"之病因，劳力后汗出，冷湿之气与肾水"同气相求"，故而"肾气痹着"，同时肾水盛而侮脾土，故而出现"腹重"。其在《金匮悬解》中曰："肾着者，肾气痹著而凝沍也。水盛阴旺，故身体迟重，腰中寒冷，如坐水中。水渍经络，故形如水病之状，似乎浮肿。水旺土湿，故反不渴。水不在于脏腑，故小便自利，饮食如故。其病在肾，属于下焦，原因身劳汗出，衣里沾濡冷湿，冷湿之气，久久入腠理而浸经络，同气相感，故令肾气痹着，而成此病。肾位在腰，自腰以下，阴冷痛楚。土位在腹，水旺侮土，故腹重如带五千钱也。姜甘苓术汤，姜、苓，温中而泻水，术、甘，培土而去湿也。"

2 近现代中医学家病因研究

今国医大师何任先生、连建伟教授等亦持此论，其中何老在《何任金匮汇讲》讲解道："肾着病乃过度劳累，汗出频多而衣里冷湿，久则寒湿侵及肾府，阳气痹着不行所致。以身体重、腰中冷、腰以下冷痛、腹重如带五千钱等为其特征。由于病不在肾之本脏，而在肾之外府，故治法不在温肾以散寒，而用甘姜苓术汤培土以制水。"

张建梅等除指出本病的病因病机是寒湿侵于腰部之外，还特别强调了肾着与脾肾阳气闭阻不行有关。其分析道："此'身劳汗出'可以理解为重体力劳动者，常常过劳而伤身；也可以理解为体虚之人稍许劳作即令汗出。两者日久必伤及阳气或使阳气更伤，经常'衣里冷湿'便会导致寒湿留着。从'久久'二字得出本病病程长，体质多虚。另外'身劳汗出，衣里湿冷'是张仲景用来举例说明肾着的发病与寒湿留着有关。笔者也同意'虚处留邪'的观点。总之病位虽在腰部经络肌肉之间，却与脾肾阳气闭阻不行有关，因为阳气未达之处，便是阴寒湿邪留着之所。"

有别于上述"肾之外府"之论，医家赵桐则从"湿伤肾而主者脾"来阐述本条病机，解释张仲景以草、术、姜、苓等燥土去湿之药来治肾着之由，别有新意。其在《金匮述义》曰："肾着者，肾部外受寒湿而著滞也。身体重，腰中冷，如坐水中，形肿如水状，皆外受寒湿，侵及肾脏，带脉弛缓而然也（带脉属脾，脾恶湿，湿侵则带病。《难经》带脉为病，溶溶如坐水中）。反不渴，小便利，饮食如故，皆在外而不在于里也。故曰属下焦外湿伤肾也。肾着之病焉而得之？曰身劳汗出者，即经曰'大劳则肾汗出'也。表里冷湿，久久得之。腰，肾所主，其下冷痛，即'浊邪中下'。腹重如带五千钱之重，寒湿重著而然也。湿伤肾而主者脾，故草术姜苓燥土去湿，培土伐肾也。"

张仲景寒湿侵袭腰府之肾着的论述，对于现代医学中强直性脊柱炎的治疗亦有指导意义。有医家如金相哲认为，强直性脊柱炎最早期的表现与中医"肾着""腰痛""胯痛"相似，其病因病机概述为"先天不足，肾精亏虚；肝肾亏虚，肾精不充；外感寒湿，郁而化热；湿热伤阴，阴虚内热；阴虚血热，湿热瘀阻"。金氏从病因病机角度分析，认为现代医学强直性脊柱炎与仲景之'肾着'类似，皆有肾虚、外感寒湿的病因辨证分型。

病因原文

师曰：热在上焦者，因咳为肺痿；热在中焦者，则为坚；热在下焦者，则尿血，亦令淋秘不通，大肠有寒者，多鹜溏；有热者，便肠垢。小肠有寒者，其人则下重便血；有热者，必痔。（十九）

1 古代注解与病因探究

明·赵以德详细解释了寒热之邪在上焦之肺，中焦之脾胃及下焦之膀胱、大肠、小肠的病因病机，并补充了张仲景之说，如热邪在膀胱气分则溺白，血分则溺赤；情志过极（悲哀太甚）亦致溲血；便血亦有因火热之邪所致；大肠、督脉有热者亦痔，同时其他病因亦可导致上述病证，其在《金匮方论衍义》中曰："热在上焦为肺痿者，义同前肺痿条。然在中焦则为坚，亦与本条脾约义同。热在下焦尿血及淋秘者，三焦下输，入络膀胱，即《内经》所谓胞移热于膀胱，癃溺血者同意。盖膀胱如州都之官，气化而溺出焉。热在血，则血泄入膀胱，尿而出之。热在气，则气郁成燥，水液因凝，故小便出则淋秘不通。虽然，淋秘属气郁，亦有血郁膀胱者，气病溺色白，血病溺色赤。此论谓热在下焦，下焦固不独膀胱，若肾若肝若小肠，皆居下焦，各能积其热，如胞之移入膀胱者，入则必自其窍出之。亦有不因下焦而溺血者，如《内经》谓：悲哀太甚，阳气内动，发则心下崩，数溲血之类。由是言之，病各有其标本，且治法曰：先病者治其本，遇是证，未可独以下焦之热一语，而更不求所由来者焉，淋秘亦然。鹜溏者，大肠寒，则阳衰不能坚实其糟粕，故屎薄中而有少结，如鹜屎者尔。肠垢者，大肠属金，主液，有热则金就燥，郁滞其液，涩而不行，积为肠垢，若脓若涕，频并窘迫后重，下而不彻，亦有垢不因大肠移热而与之者。小肠下重便血者，正与《内经》所谓维阴下血相类。小肠属火，为心之腑，心主血，小肠寒则阳不发越，因郁为下重，血亦不入于脉，随其所郁而便下。虽然，便血亦有火热而溢者，不惟小肠寒而已。小肠有热痔者，小肠从脐下入大肠肛门，由肛门总为大小肠出便之门户故也。虽然，大肠筋脉横解者亦自为痔，督脉生病者，亦作痔，仲景因举小肠寒热之病，故出其一者耳。"

后世医家多不出赵氏之论。如清·徐忠可、清·尤在泾等。清·黄元御则结合五行生克制化之理，进一步阐述了热邪（外感风热或内生风热）与寒邪（外感或内生）所在部位的不同而出现不同病证的机理，然大抵不出赵氏之论。其在《金匮悬解》中曰："热在上焦者，因咳嗽而为肺痿。热在中焦者，则为消谷而便坚。热在下焦者，则为木陷而尿血，亦令淋闭而不通。缘土湿木陷，郁生下热，风木疏泄而水不能藏，则为尿血，寒水闭藏而木不能泄，则为淋闭也（此风气之伤于三焦而内热者）。若夫大肠有寒者，多如鸭鹜之溏泄，有热者，脂膏腐烂，而便肠垢。小肠有寒者，肝脾湿陷，下重而便血，有热者，肛门肿结而为痔（此于下焦之中，分别寒热）。"

2　近现代中医学家病因研究

现代国医大师何任先生亦持相似观点，他在《何任金匮汇讲》中对此讲解道："上焦有热的人，首先肺受其热，肺热了就会作咳，咳久了肺伤，往往易成肺痿。所以热在上焦的，往往由咳嗽长久而成为肺痿。中焦有热的人，首先脾胃受其热，脾胃原来是化水谷，脾胃热就使得大便秘结，所以热在中焦的，往往会大便坚结。下焦有热的人，膀胱受热，所以小便会尿血。大肠有寒，排秽糟粕、分理水粪就失了作用，表现在症状上为水粪俱下，像鸭子的大便那样溏泄。大肠有热，肠中积垢与便俱下，就会出现大便黏稠垢腻，失去正常大便的样子。小肠有寒，古人说'能腐不能化'，水谷不化，阴血下行，故有腹部肛部下坠，大便出血的症状。小肠有热，其热往往受于广肠（直肠之头），所以会发生痔疮。"

此外连建伟教授则援引丹波元简的研究，重新分析了寒、热在大肠、小肠中的致病表现，别具一格，其在《连建伟金匮要略方论讲稿》中讲解道："'大肠有寒者，多鹜溏'，下文有'小肠有寒者，其人下重便血'，按照日本医家丹波元简的研究，认为'大肠'、'小肠'的位置应该互换，当是'小肠有寒者，多鹜溏'。我认为他讲得有道理。'小肠有寒者，多鹜溏'，'鹜'就是鸭子，'鹜溏'就是鸭子的大便。鸭子的大便是水和粪一起下的，比较溏。这里指小肠有寒的人的大便溏泄，像鸭子的大便一样水粪杂下。'有热者，便肠垢'，如果小肠有热，则大便挟有黏液垢腻。'大肠有寒者，其人下重便血'，大肠有寒，阳虚气陷，则肛门有重坠感，甚至气不摄血而出现便血。'有热者，必痔'，大肠有热，毒蕴肛门，必定得痔疮。"

张仲景关于邪热在上中下三焦的致病表现的论述，或对于后世温病学家建立三焦辨证理论有一定的影响。现代医家张建荣等认为，此上中下三焦之热，除内生外，亦不能排除外来邪热；更不能完全排除此三焦之热，是邪热初入上焦，再入中焦，后入下焦的由上及下，由浅入深的传化发展。综合三焦传化的几种形式，不难看出邪气是纵向上下相传的。《金匮要略》对三焦传化、诊治、预后等论述甚多，其内容仅次于脏腑传化与论治，可以说为后世温病学家的三焦辨证论治奠定了基础。

小　结

1　五脏风寒病必有内因

张仲景本篇所论五脏风寒积聚病证，是历来争议较多的一篇，许多医家认为本篇脱简较多，尤以五脏中风、中寒及五脏病为甚。然诸家可达成共识的是，本篇张仲景所陈之病证、病因、病机都较为复杂，属于危重病证。以五脏中风、中寒来说，其病证也不同于前文外感风寒之邪那么简单。无论是五脏中风或五脏中寒，其多有素体五脏正气不足之基础，故邪气乘虚，可长驱直入，侵害五脏为病。因此，在治疗过程中，不可仅从外在病因入手，驱邪过程中不忘扶助正气、培本固元，才是治疗五脏风寒病的正确途径。

2　五脏病证治为何仅列举三脏？

《金匮要略·五脏风寒积聚病脉证并治第十一》，是《金匮要略》中最为系统的一篇，张仲景分列五脏中风、五脏中寒、五脏死脉及五脏病举例。然本篇中仅给出了肝、脾、肾三脏的病证举例，即肝着、脾约及肾着，关于心，则仅描述了心伤、邪哭的症状，没有论及治疗方法及方药，肺脏甚至没有相关病证举例。很多医者认为此为《金匮要略》传抄过程中的错简脱失，然而现代中医学者朱燕中教授却有不同的看法，朱教授认为，之所以列举肝、脾、肾三脏，乃因以五脏分阴阳，此三脏均属阴，居于阴易被邪气束缚，如果仅仅是五脏功能因为感受外在邪气而被束缚，仍有法可治，助邪气解则愈；而心肺居高位，属阳，邪气深中，则较难治疗，故张仲景未列举心肺之病证。此番见解颇为新颖独到，作者认为可供参考。

3　病因探究及医案精选

3.1　病因探究

关于研究本篇古今文献表明，虽然历来注家多认为此篇错简严重，其中以五脏中风、中寒和五脏病尤甚，残缺明显，但历代医家对已存在的病证条文的病因病机分析尤为可贵。其中对风、寒、热邪的分析甚多，虽仅为三邪，但因病证部位的不同（或五脏或六腑或三焦），邪气与人体的相互作用就不同，故而出现完全不同的复杂病证。审证求因，研究不同的证候则可探求各自的病因。因此张仲景的病证分析对中医病因学的研究有重要的指导意义。

在五脏风寒病证中，同为感受风邪或寒邪，由于五脏各自生理特性和生理功能（如脏腑功能强弱、阴阳调节、经络循行等）的不同，而产生截然不同的证候，说明中医病因的分析不同于西医的实体致病因素，而在于外在致病因素与身体内在功能的双向作用，二者的相互作用才是各种病证的病因所在。

在三焦病证中，古今注家均较清晰地阐释了寒热之邪在上、中、下三焦的病证特点及其病机，其中以徐忠可的注解最有启迪性。徐氏在全面论述张仲景本义的基础上，延伸其未言之意，如肺痿亦可因寒邪致肺中冷，而非"热在上焦"所致，"淋秘不通"亦可因寒邪致闭，而非"热在下焦"。告诫医者不可拘泥，当知张仲景所载为"常"，临床多"变"，当知常达变。

3.2 病案精选

王某，女，38 岁，2009 年 3 月 16 日初诊。患者自觉眼睑跳动 3 天，已于外院予以地西泮、谷维素、甲钴胺治疗未见好转，眼睑跳动难忍，影响工作及睡眠，遂来求医。就诊时见右眼睑跳动明显，每分钟 8～10 次，患者无恶寒发热，睡眠欠佳，纳食一般，二便正常，查体：未见明显异常，舌质红苔白腻，脉弱细证属肝阴亏虚，湿浊困脾，风湿相搏。治以滋阴熄风，健脾化湿。投以木瓜牡蛎汤，木瓜 30 克，牡蛎（先煎）30 克。加水 500ml，煎取药汁 350ml，分 3 次口服，常规服用 1 周，服药期间忌酒辣，怡情志，病情遂告痊愈，随访至今未发。

按　眼睑跳动症为自觉眼睑部跳动，本病属于中医学"风证"范畴，多为肝肾亏虚，肝风内动，或血虚生风及风邪入络所致。《金匮要略》有脾中风之说，"脾中风者，翕翕发热，形如醉人，腹中烦重，故皮目瞤动而短气。"盖上下眼睑属脾，脾居腹中而主湿，风邪侵入，风湿相搏，风胜则动，故皮目瞤动，总之本病为本虚标实，运用木瓜牡蛎汤治疗可起到标本同治的作用。方中木瓜入肝脾经，舒筋养阴，兼能健脾化湿，牡蛎入络熄风止痉，调和阴阳，兼能祛痰，相须为用，药简力专。本方为南通市中医院赵宝洪老师创制，为编者实习期跟师所学。编者于临床用治 56 例眼睑跳动症，疗效满意，据统计总有效率达 98%。

参 考 文 献

何任. 2012. 何任金匮汇讲[M]. 何若苹，徐光星 整理. 北京：中国中医药出版社

胡希恕. 2008. 胡希恕金匮要略讲座[M]. 北京：学苑出版社

黄兰英，龚鹏，刘玉良，等. 2014.《伤寒杂病论》心身疾病诊疗方法浅析[J]. 浙江中医药大学学报，2：137-139

黄元御. 2015. 黄元御医集（四）金匮悬解[M]. 麻瑞亭等 点校. 北京：人民卫生出版社

金相哲. 2011. 强直性脊柱炎的中医辨证治疗[J]. 中国当代医药，34：100-101

李军艳，汪运富. 1997. 仲景"伤寒"与"中风"浅析[J]. 四川中医，10：8-9

连建伟. 2008. 连建伟金匮要略方论讲稿[M]. 北京：人民卫生出版社

唐曙. 2011. "木瓜牡蛎汤"治疗眼睑跳动症[J]. 江苏中医药，2：15

吴颢昕. 2000. 论《金匮要略》精神疾病的证治[J]. 国医论坛，6：1-3

吴谦. 2006. 医宗金鉴[M]. 郑金生 整理. 北京：人民卫生出版社

吴越人. 1981. 谈中医理论一脉相承[J]. 上海中医药杂志，3：34

夏克平. 2005. 论肝纤维化的中医病证类属及防治[J]. 中医研究，6：7-9

徐云生. 2006.《金匮要略》肝着的病因病机治疗探讨[J]. 陕西中医，6：755-756

易华，张玉婷，易建华，等. 2015. 有关《金匮要略》脾中风若干问题的思考[J]. 中医研究，5：8-9

尤在泾. 1997. 金匮要略心典[M]. 李云海等 校注. 北京：中国医药科技出版社

鱼浚镛，田金洲. 2012. 抑郁症中医文献相关认识[J]. 山东中医药大学学报，（3）：187-189

张富永，叶青艳，刘旭，等.2013. 病毒性肝炎中医病名再探[J]. 长春中医药大学学报，3：379-380

张家礼.2009. 张家礼金匮要略讲稿[M]. 北京：人民卫生出版社

张建梅，武学润，李瓦里.2007. 对张仲景论治肾着病之浅识[J]. 天津中医药，3：233-235

张建荣，邓荣.1994. 论《伤寒论》与《金匮要略》四种病传规律[J]. 陕西中医，12：564-565

张甦颖.2010. 对《金匮要略》"脏躁"病名及相关问题的认识[J]. 河南中医，5：425-426

张志峰.2014. 魏晋南北朝医学与《金匮要略》论心痛病的比较[J]. 中医药通报，4：34-36

赵桐.2009. 金匮述义[M]. 北京：人民卫生出版社

赵以德.2014. 金匮方论衍义[M]. 王小岗，张金中 点校. 北京：学苑出版社

痰饮咳嗽病脉证并治第十二

本篇主要讲痰饮，痰饮是以病因为病名的疾病，在现代中医学教材中，痰饮作为病理产物性病因，有其深刻的研究意义。因此张仲景此篇对痰饮的分类及症状等的描述都值得我们研究，深入理解痰饮作为病因与临床症状之间的联系与区别，有助于临床正确地辨证施治。咳嗽作为临床的一个症状，往往是由于痰饮所致，重点仍在分析痰饮的致病特点。

值得注意的是，痰与饮有所区别，隋·巢元方《诸病源候论》言："痰者，涎液结聚，在于胸膈；饮者，水浆停积，在膀胱也"，《杂病广要》言："稀为饮，稠为痰，此张仲景之所不言；然稀稠之分，则其意自见矣"，明·徐春甫《古今医统大全》言："稠浊者为痰，清稀者为饮；一为火燥，一为寒湿"，同时本篇之痰饮与第十四篇之水气亦不同。如赵桐曰："痰饮者，水谷之精所化之液而不能洒陈者也。水气者，所积之水未经变化而停留者也。痰饮如天潦为灾，水气似河水洞决。痰饮可多年生存，水气多仓促生变。"

病因原文

问曰：四饮何以为异？师曰：其人素盛今瘦，水走肠间，沥沥有声，谓之痰饮；饮后水流在胁下，咳唾引痛，谓之悬饮；饮水流行，归于四肢，当汗出而不汗出，身体疼重，谓之溢饮；咳逆倚息，短气不得卧，其形如肿，谓之支饮。（二）

1　古代注解与病因探究

张仲景根据饮邪常见为患的部位及证候，将饮证分为四类即痰饮、悬饮、溢饮、支饮。

饮生于水液，水液之代谢责之于肺、脾、肾、三焦、膀胱等。明·赵以德就从水饮的代谢入手，分析了四饮形成的机制。他认为四饮之成因犹如洪水，皆因有所滞塞，脾土壅塞而不行、肺气涩滞而不通是其形成的主要原因，水饮阻于不同脏腑经络而见不同证候。其在《金匮方论衍义》中曰："水性走下，而高原之水流入于川，川入于海，塞其川则洪水泛滥。而人之饮水亦若是。《内经》曰：饮入于胃，游溢精气，上输于脾，脾气散精，上归于肺，通调水道，下输膀胱，水精四布，五经并行。今以所饮之水，或因脾土壅塞而不行，或因肺气涩滞而不通，以致流溢，随处停积。水入肠间者，大肠属金，主气，小肠属火。

水与火气相抟，气火皆动，故水入亦不得停，流走肠间，沥沥有声，是名痰饮。然肠胃与肌肤为合，素受水谷之气，长养而肥盛，今为水所病，故肌肉消瘦也。水入胁下者，属足少阳经。少阳脉从缺盆下胸中，循胁里，过季胁之部分，其经多气，属相火，今为水所积，则其气不利，从火上逆胸中，遂为咳唾，吊引胁下痛，是名悬饮。水泛溢于表，表，阳也；流入四支者，四支为诸阳之本，十二经脉之所起。水至其处，若不胜其表之阳，则水散当为汗出。今不汗，是阳不胜水，反被阻碍经脉、荣卫之行，故身体痛重，是名溢饮。水流入膈间，宗气不利，阳不得升，阴不得降，呼吸之息，与水迎逆于其间，遂作咳逆倚息、短气不得卧；荣卫皆不利，故形如肿也，是名支饮。"

清·徐忠可《金匮要略论注》在分析四饮病机之外，又对悬饮与溢饮的异同及治法，以及支饮与胸痹辨证的异同及其治法做了论述。其注解道："脾胃证，有忽肥忽瘦，乃肥与瘦互换不常，非若此之一瘦不复也，故曰素盛今瘦，谓素肥盛，今忽瘦削也。肠鸣，有气虚者，有火嘈者，有寒气者，若痰饮，则实有溢下之饮，故曰水走肠间，沥沥有声，谓如微水在囊，而沥出作响也。饮后水流在胁下，此则因水多而气逆者矣，譬如倒山龙，水为气吸不能下，肺主布气，气逆则肺气不行，故咳唾，气不行，而欲行相攻击，故引痛。凡饮入于胃，游溢精气，上输于脾，脾气散精，上归于肺，通调水道，下输膀胱，水精四布，五经并行。若饮水多，水则性冷，多则气逆，逆则溢，故流于四肢，然汗出则亦散矣。不汗则身得湿气，卫气不行而重复得冷，邪与正相争而疼，此由水气骤溢，故曰溢饮。《内经》曰：肝脉软而散，色泽者，当病溢饮。盖水泛木浮而泽也，并色脉而详之矣。若饮邪偏注，停留上焦曲折之处，则肺之支脉络大肠，大肠经脉从柱骨之会上，下入缺盆，络肺下膈，有饮停之。外既不通于表，内不循于饮食之道，而碍于肺、大肠交通之气道，肺主气，气喜顺下，碍得逆，逆则咳，息因呼吸而名，气逆而咳，则倚息矣。倚者，若有停倚而小促也，有停倚，则宗气不布而短矣。阳明之气，顺则下行，逆则上行，逆而上行则不得卧，所谓阳明逆，不得从其道也。形如肿，非肿也，气逆暂浮，喘定即平也。论曰：悬饮、溢饮，此骤病也。悬饮主内，故痛而可下；溢饮主外，故重而可汗；若痰饮，则有微甚久暂之不同，故不必主痛重；若支饮，概不言及痛，而脉主弦。胸痹亦云喘息咳唾，短气，或不得卧，但多胸背痛而脉沉，可知胸痹与支饮之辨，全在痛与脉弦矣。盖支饮，病势偏而微，故脉弦不痛，各随现证而治；胸痹，病势虚而大，且邪结，故脉沉而且痛，治唯以开结行阳为主也。若支饮，亦有脉沉弦者，重在兼证，即非正支饮，详后各条下。"清·尤在泾也持有相似的观点。

清·黄元御则对四饮所侵犯的脏腑经络做了更加明晰、具体的鉴别，其在《金匮悬解》中曰："其人素日肌肉丰盛，今忽瘦削，此由脾虚不能化谷，食宿水停，肌肉不生也，水走肠间，沥沥有声，如此谓之痰饮，饮之行走于心下小肠之间者也。饮后水流胁下，咳唾鼓动，牵引作痛，如此谓之悬饮，饮之空悬于肝胆之经者也。饮水流行，归于四肢，当化汗外泄，而不得汗出，水浸肢节，身体疼重，如此谓之溢饮，饮之流溢于四末者也。咳嗽气逆，倚物布息，气道短促，不得眠卧，营卫郁遏，其形如肿，如此谓之支饮，饮之支结于胆经而伤及肺脏者也。（支饮或左或右，偏而不正，如树木之枝，在木干之旁。在左则右倚物息，在右则左倚物息。以足少阳之经，下胸贯膈而循胁，位在胸侧，水饮阻格，胆经不降，逆冲肺部，肺无布息之地，故咳喘而不卧也。）"

2　近现代中医学家病因研究

近现代医家对于四饮病机的注释，与明清时期医家大同小异，如医家何任、连建伟、张家礼、赵桐等。其中又以国医大师何任先生概括的最为简明扼要，其在《何任金匮汇讲》中讲解道："此段总论痰饮病机及证候分类。《素问·经脉别论》曰：'饮入于胃，游溢精气，上输于脾，脾气散精，上归于肺，通调水道，下输膀胱，水精四布，五经并行。'乃言人身水液之正常运行。若肺、脾、肾及三焦阳气衰微，水液失于正常运行，化而为饮。饮停肠胃为痰饮，饮留胁下为悬饮，饮溢四肢为溢饮，水饮支撑在胸膈属支饮。"何氏言简意赅地总结了张仲景所论四饮证的病因为肺、脾、肾及三焦阳气不足，无以运化水液，只因饮停部位不同分类为四饮。

现代医家多将四饮与西医相关疾病联系，借以进一步明确病位及指导临床治疗。如张家礼教授于《张家礼金匮要略讲稿》讲解道："支饮，若水饮停聚于胸膈，影响肺气宣肃而心气不宁者，则必见'咳逆倚息，短气不得卧'。肺在变动为咳也，说明阴寒水饮上逆之势较重。'其形为肿'者，说明水湿浸淫躯壳内外，阳气不运，因肺合皮毛，饮邪犯肺而走皮肤，气逆水亦逆也。'如肿'，外形好像浮肿，是饮邪犯肺，反复咳喘所致，与水气病之必肿有主次之别。支饮包括现代医学的心源性水肿、风心病、肺心病、高血压性心脏病、心包炎、心包积液的部分症状以及上述诸病的心衰症状。"

连建伟教授在《连建伟金匮要略方论讲稿》讲解道："'饮后水流在胁下，咳唾引痛，谓之悬饮。'有的人饮水太多，导致水液代谢失常，水饮流到胁下，咳嗽牵引作痛，称为悬饮，就像是水饮悬挂在胸胁间，类似现在的胸水、胸膜炎、胸腔积液等疾病。"

陆孝夫则将张仲景所论四饮之悬饮病与现代医学的结核性胸膜炎的病因相联系，认为一切能引起胸腔积液的病，都可以称为悬饮。结核性胸膜炎不过是悬饮中的一种病。水在胸胁如物悬挂所以称为悬饮。水饮停留在胁下指的是胸腔部位。胁下有水，妨碍阴阳气机升降的道路，咳嗽吐痰时胸胁就牵引作痛。《金匮要略》对"悬饮"的论述和现代医学所讲的结核性胸膜炎的症状和脉象，基本上是符合的。

黎俐则将四饮分别与胃肠积液、胸腔积液、内分泌失调性水肿、渗出性心包炎等相对应，认为"痰饮——脾虚不能为胃行其津液——水饮停留胃肠——其病较浅（相当于胃肠积液）；悬饮——三焦水道失调，气机受阻——饮停胁下——其病较深（相当于胸腔积液）；溢饮——肺气不宣，脾气不运——水饮泛溢于四肢肌肤——其病较重（相当于内分泌失调性水肿）；支饮——胸阳不足，肺气失降——饮停胸膈，冲射于肺——其病最重（相当于渗出性心包炎）。饮病虽分为四，其总的成因不外乎中阳不运，三焦气化失常，'虚处留邪'，留邪之处不同，故有四饮之分。但在临床上其证候和病理变化往往难以截然划分，没有合并症出现，使病情趋于复杂化"。

四饮虽然与现代医学中的相关病证并非全然一致，但通过相互对比联系，或可借助现代医学在解剖学上的优势，加深对四饮病位的理解。

病因原文

水在心，心下坚筑，短气，恶水不欲饮。（三）

水在肺，吐涎沫，欲饮水。（四）

水在脾，少气身重。（五）

水在肝，胁下支满，嚏而痛。（六）

水在肾，心下悸。（七）

1 古代注解与病因探究

上文讲述了痰饮因所在部位不同分为四饮，此五条条文讲述了痰饮之水邪浸淫五脏的病证，亦属于"痰饮病"范畴。研究古今医家的文献记载，有助于我们全面深入理解水饮之邪的致病机制及其证候表现。

明·赵以德从五脏生理功能出发，分别详细阐明了水邪侵袭各脏所致病证的病因病机，又总结了张仲景论病候的特点：致病因素（邪气）相同，脏腑虚实不同，病候表现就截然不同。因此疾病的发生是由致病因素和脏腑、气血共同作用的结果。其在《金匮方论衍义》中曰："心属火，火，阳也，阳主动；肾属水，水，阴也，阴主静，静则坚。今水在心下，以水克火，水守于外，故坚。火内郁不宁，故筑筑然动而短气。水既外停，故恶水不欲饮也。观夫仲景凡出病候，随其脏气变动而言之，不拘定于何邪也。如吐涎沫属肺脏之候者，在肺痿证中，上焦有热者与肺虚冷者，皆吐涎沫，今水在肺者亦然。自此观之盖是肺主气，行荣卫，布津液，于是诸邪伤之，皆足以闭塞其气道，以致荣卫不行，津液不布，气停液聚，变成涎沫而吐出之。至若咳若渴者，亦肺候也，皆无冷热之分。但邪与气相击则咳，不击则不咳；津液充其玄府则不渴，燥之则渴。随所变而出其病，亦不拘于止于是也。如在他证方后，更立加减法，便见仲景之意。脾居中焦，与胃为表里，受谷化精，输于五脏百骸。于是脾实则中气强盛，体肉轻健。今水在脾而脾病矣，是以中虚则少气，肌肉不得所养，惟受其水气。水，阴也，故身重。肝有两叶，布在胁下，经脉亦循于是，与少阳胆为表里。今水客于肝，表里气停，故支满；而嚏者，气喷出也。少阳属火，火郁则有时而发动，虽发动，不得布散，惟上冲于鼻额，故作嚏，吊引胁下所结而痛。《原病式》曰：嚏以鼻痒，喷而作声。鼻为肺窍，痒为火化，火干阳明，发于鼻而嚏也。心属火而宅神，畏水者也。今水在肾，肾水愈盛，上乘于心，火气内郁，神灵不安，故作悸动，筑筑然惧。"

其后医家对水邪侵袭五脏所致病证的病因病机的分析多不出赵氏之论，如清·徐忠可、清·尤在泾、清·黄元御等。

清·徐忠可通过对张仲景用字精当的深刻体会，首先阐明"水"非有形之水，实乃"饮气"；同时"水邪"之所以能侵入五脏，当是脏有偏虚，脏阴腑阳，故而水之阴邪侵脏；并且将此"五脏水"病证与第十四篇水气病证相参，说明"五脏水"皆因五脏有偏虚而饮气袭之，"水气病"则以全身水肿为主病。其在《金匮要略论注》中曰："前辨四饮，现证既已划然，但人之五脏，或有偏虚，虚则病邪乘之，故皆曰在，自当随证分别为治，不得胶柱也……脏中非真能蓄有形之水，不过饮气侵之，不可泥。论曰：水既所在不定，言脏不及腑者，腑属阳，在腑则能行矣，脏属阴，水与阴为类，故久滞也。痰饮在胸，似不属脏，然虚则受邪，病各有着，故相援不去也。按此水分五脏，与'水气篇'心水、肺水五条不同，互宜参看。盖彼处论水，通身之水也，乃脏真先有病，而使水道壅塞妄行，故以水肿为主病，而直曰心水等，谓其由心也，但水气，上下焦俱受之，而水之来有分则证别，故脾肾在下焦，则皆腹满，皆小便不利，而唯肝有续通时。心肺在上焦，则因脏气作使，渐及中下，因而由心，为身重、少气、阴肿；由肺，为身肿、鸭溏、小便难，皆浸淫脾肾之象也。此处言水内入之饮也。适五脏有偏虚，而饮气袭之，故以饮为主病，而曰水在，谓饮气及之也。但饮虽在上焦，而水所往有异，则证殊，其在心肺者，固应是之上焦；其在肝者，肝在下，而肝之府在胁，病因腑而气流于脏，故胁满、嚏而痛也。脾在下，而脾主中气及肌肉，饮气有余，病气干脾，则为水在脾，而身重少气。肾在下，然心肾本交通，心本先虚，痰饮客之，病气干肾，则为水在肾，而凌心为悸。仲景明言水流胁下，又言饮水流行，又言水流肠间，流者自上而下也，既无在下之理，即支饮条亦言咳逆倚息不得卧，是亦在上。故知五脏水皆因上饮既盛而后乘之也。"

　　清·黄元御在分析水邪在五脏中的致病机制之外，又从气水互相化生的生理出发，讨论了痰、饮形成的原因及异同，并特别指出"痰饮之家，虽由于肺肾之阳虚，而实原于脾胃之湿盛"以驳斥庸工"湿痰、燥疾"之说。其在《金匮悬解》中曰："水在心，火败水凌，浊阴填塞，心下坚痞动筑，气息促短，恶水不欲饮。水在肺，气滞津凝，吐涎沫而欲饮水。水在脾，阳衰湿旺，少气而身重。水在肝，经气迫急，胁下支结满硬，嚏而振鼓作痛。水在肾，木郁风摇，心下悸动。盖饮食入胃，脾阳蒸动，化为精气，上归于肺。肺金清和，将此精气散布于五脏六腑、十二经脉之中，经络脏腑，皆得受气。气降则化水，水升又化气。水之在上，气方化而未盛，故气多而水少，其象如雾。气之在下，水方化而未盛，故水多而气少，其形如渎。在上之气，有清有浊，清者化而为神气，内归于心肺，浊者外泄而为汗。在下之水，有精有粗。精者化而为精血，内归于肾肝，粗者外渗而为溺。至于脾胃湿盛而阳虚，则气水不化而凝为痰饮。痰者，气不化水，熏蒸于上而凝结得也，故其质厚。饮者，水不化气，淫泆于下而停瘀者也，故其质薄。痰饮之家，虽由于肺肾之阳虚，而实原于脾胃之湿盛，后世庸工，乃有湿痰、燥疾之说，不通极矣！"

2　近现代中医学家病因研究

　　近现代医家关于上述条文的论述大致与赵以德相似。《何任金匮汇讲》中国医大师何任先生就"五脏水"与上文"四饮"的共通处做了进一步讲解，"水饮为害不仅潴留于胃肠、胁下、胸膈或泛溢于肌表，亦可进而侵及五脏。谓五脏之水，非五脏本身有水，乃受饮邪之所及，而现于各脏有关之外候而已。或谓脏中非真能蓄有形之水，不过饮气侵之。但五脏水于四饮间，仍密切相关。如水在心、肾之与痰饮，水在肺之与支饮，水在脾之与痰饮、溢饮，水在肝之与悬饮，其证其治，均有关联。"

　　连建伟教授论述水饮影响到五脏而发病的机制与前医大致相同，均从五脏生理着手。

然其对"水在肾，心下悸"，经过文献考究，认为当为"水在肾，脐下悸"，与奔豚气的病因病机相类同，这对于正确认识水在肾的临床表现有一定的意义。其在《连建伟金匮要略方论讲稿》中讲解到："'水在肾，心下悸。'对于这条条文，《医宗金鉴》认为是'水在肾，脐下悸。'日本医家山边文伯也做过考证，他写了一本书叫《金匮要略笺注》，书中认为'心下悸'当为'脐下悸'……参考有关奔豚气的论述，奔豚气是由于水寒之气在肾，冲气上逆，故脐下悸动。"

病因原文

夫心下有留饮，其人背寒冷如手大。（八）
留饮者，胁下痛引缺盆，咳嗽则辄已。（九）
胸中有留饮，其人短气而渴，四肢历节痛，脉沉者，有留饮。（十）

此三条论述了留饮为病的临床表现，对于"留饮"一词后世医家争议较大。一者认为留饮即停留之水饮。持此论之医家有如下几位。

明·赵以德虽未明确指出留饮即停留之水饮，但其从水饮所停留的脏腑经络的不同，阐释了留饮在身体各部的致病特点，其在《金匮方论衍义》中曰："心之腧出于背。背，阳也。心有留饮，则火气不行，惟是寒饮注其腧，出于背，寒如水……其腧之处，明其背之非尽寒也。胁下为厥阴之支络，循胸出胁下，足厥阴脉布胁肋，而缺盆惟是三阳俱入，然独足少阳从缺盆过季胁。由是观之，此以饮留胁下阻碍，厥阴、少阳之经络不得疏通。肝苦急，气不通，故痛；少阳上引缺盆，故咳嗽则气攻冲，其所结者，通而痛辄已……胸中者，肺部也。肺主气以朝百脉，治节出焉。饮留胸中，宗气之呼吸难以布息，是以短气；气不布则津液不化而膈燥，是以渴也；足厥阴肝脏主筋、束骨而利关节，其经脉上贯于膈，而胆之经亦下胸中贯膈。且夫饮者，即湿也，其湿喜流关节，于是从其经脉流而入之，作四支历节痛。留饮，水类也，所以脉亦沉。"

清·尤在泾阐明留饮即为痰饮之留滞者，属于病理产物性病因。其在《金匮要略心典》中曰："留饮既痰饮之留而不去者也。背寒冷如掌大者，饮留之处，阳气所不入也。魏氏曰：背为太阳，在《易》为艮止之象，一身皆动，背独常静，静处阴邪常客之，所以风寒自外入，多中于背，而阴寒自内生，亦多踞于背也。胁下痛引缺盆者，饮留于肝而气连于肺也，咳嗽则辄已者，饮被气击而欲移，故辄已。一作咳嗽则转甚，亦通。盖即水流胁下，咳唾引痛之谓。气为饮滞故短；饮结者津液不周，故渴。四肢历节痛，为风寒湿在关节。若脉不浮而沉，而又短气而渴，则知是留饮为病，而非外入之邪矣。"

清·黄元御明确提出"留饮"为痰饮之停留者，为诸饮之宗，而悬饮、溢饮、支饮为诸饮之支，属于病理性产物。同时指出第九条即为悬饮，第十条即为溢饮。其在《金匮悬解》中曰："心下火位，而留饮居之，是寒水之凌君火也。太阳寒水之经，行身之背，其人背后寒冷，正对心位，其大如掌也。留饮即痰饮之停留者，上自心下，下至小肠，停留不散，是谓诸饮之宗，如水之木源本也。自此而流于胁下，则为悬饮，归于四肢，则为溢饮，结于胸旁，则为支饮，是诸饮之支，如水木之支派也。足少阳之经，自缺盆而入胁里，足厥阴之经，自小腹而布胁肋，胁下痛引缺盆者，饮阻少阳之经，经气不舒，故痛引缺盆。咳嗽则经脉振动，是以痛甚。此痰饮之流于胁下，而在肝胆之经者，所谓悬饮也。饮阻窍隧，肺无降路，津液凝滞，故短气而渴。湿流关节，故四肢历节而疼痛。此饮之自胸膈而流四肢，所谓溢饮也。火浮水沉，自然之性也。"

其一，此论为后世多数医家所沿承，现代医家赵桐亦持相似观点，其通过比较张仲景对留饮与"五脏水"及"四饮"的论述分析得出，此三段条文为留饮在不同部位的病证。赵氏在《金匮述义》中曰："此留饮在心下，在胁下，在胸中，在四肢，在骨中之分证也。夫上章以'心下坚筑短气，恶水不欲饮'曰水在心，此云心下有留饮背冷如掌。此心下有留饮，是否即上章之心下坚筑软？曰：不同也。彼为水饮留在心脏而致心下坚筑，此实水饮留在心下而上蔽心阳。留心脏心下坚筑者不欲饮，留心下上蔽心阳者背寒如掌也。此胁下留饮者，痛引缺盆，咳嗽则转甚，与上章'水在肝，胁下支满，嚏而痛者'同乎？曰：不同也。彼水饮留于肝脏而影响胁下支满，此水饮真留胁下而上影响肝脉。此影响肝脉者，痛引缺盆咳嗽转甚，彼真留肝脏影响胁下支满嚏而痛也。而与'饮水后水流在胁下，咳唾引痛'之悬饮则无以异也。胸中有留饮，短气而渴，与上章'水在肺，吐涎沫，欲饮水'同乎？曰：不同也。彼水精真在肺，不布而吐，因吐涎，渴而欲饮。此水饮在胸中，因碍肺短气而渴也。上在肺而病肺，此在胸而碍肺。有自发，有波及，何可同也？四肢历节疼，脉浮紧、浮缓者，多风寒湿痹。脉沉者，有伤寒少阴表邪。此则沉滑沉伏者，有留饮也。然则与饮水流行，归于四肢当汗出而不汗出，身体疼重之溢饮有以异乎？曰：彼身体疼重之溢饮是在肌肉，此历节痛之留饮水在骨中，骨中肌肉，何可同也？医案证之（见文末）。"此外连建伟教授等亦持相类观点。

其二，如清·徐忠可等，认为留饮为痰饮之不甚者，并根据条文中的临床表现展开论述，其在《金匮要略论注》中曰："留饮者原在往来之道，可去而暂留，乃痰饮之不甚者，非若支饮之偏而不易去者也。故四饮中，不列留饮而必另言之，以示别也。观曰心下，曰胸中，则与痰饮为类可知矣……背寒冷如掌大，此其饮之近背者，妨督脉上升之阳而为背寒，然饮气有限，故仅如掌大也。留饮不必尽痛，然胁下为肝胆之府，少阳脉由缺盆过季胁，饮近于胁，邪袭肝，侵少阳，故胁下痛引缺盆，然痛属气郁，咳嗽则少舒，故暂已。其有饮留在胸中，妨心气则气为之短，肺不行气，脾不输精，则邪聚在膈而渴。四肢历节痛者，有寒邪从表入也，而脉沉，故当责饮。论曰：仲景叙历节，曰脉沉而弱，由汗出入水中浴，水气侵心，故黄汗出，历节痛。则知留饮中，历节痛一条乃亦为邪从表入者言之，若更加黄汗，竟当从历节治矣。水气侵心，是明有水入，要知此水不必有形，因无形而化为有形，伤寒伤风，故每多痰耳。"

其三，清·吴谦等从"停饮初病"病轻易治愈，说明留饮为停饮之甚，病较重而难治，并阐述留饮在脾与肾的不同病证特点。其在《医宗金鉴》中曰："停饮初病，即以小半夏汤加茯苓、五苓散、肾气丸等药治之则愈者，微邪也。若邪甚而不去者，留于心上则阻心阳，必背寒冷；留于胁下则碍肝气，必胁下痛引缺盆，咳嗽转甚；留于胸中则壅肺气，必短气而喘；留于身体则塞经络，必四肢历节痛也。由此推之，留于脾则腹肿身重，留于肾则囊足胫肿，理必然也。"

国医大师何任先生的见解与吴谦相类，认为留饮即为四饮之久留所致，并将此三段条文与"四饮"做了比较分析。其《何任金匮汇讲》中写道："水饮久留不去谓之留饮。饮为阴邪，阴邪停留，则阳气郁闭，故留饮者，脉当自沉。然非四饮外别有留饮之称，乃四饮之久留为患者。心下留饮即痰饮；饮留胁下，为悬饮；胸中留饮，属支饮；四肢历节痛，又为溢饮之类证。"

病因原文

膈上病痰，满喘咳吐，发则寒热，背痛腰疼，目泣自出，其人振振身𥆧剧，必有伏饮。（十一）

1 古代注解与病因探究

此条条文论述了痰饮伏留膈上为病的临床表现。诸位医家从不同角度对其病机做了分析。

明·赵以德认为"膈上痰饮郁遏足阳明、太阳、少阳三阳之气"为此条病机。其在《金匮方论衍义》中曰："膈上，表分也，今病痰满喘咳，乃在表之三阳，皆郁而不伸，极则化火，冲动膈上之痰吐发，然膈间之伏饮，则留而不出，因其不出，则三阳之气虽动，尚被伏饮所抑，于是足太阳经屈而不伸，乃作寒热、腰背疼痛。其经上至目内眦者，极目泣自出。足少阳经气属风火之化，被其所抑而不散，并于阳明，屈在肌肉之分，故振振身𥆧而剧也。观是条首以痰言，末以饮言，盖二者有阴阳水火之分。痰从火气炎上，熬成其浊，故名曰痰。饮由水湿留积，不散而清，故名曰饮。亦是五行水清火浊之义在焉。"

除对此条条文病机的论述，亦有医家对伏饮为病的诱发因素、发病特点等做了研究。清·徐忠可研究指出，吐为伏饮的诱发因素，伏饮为病之根源，伏饮与"四饮"皆不同，为近背高处的实邪，与表里俱通。其在《金匮要略论注》中道："膈有留饮，湿聚则为痰为满，射肺则为喘为咳，此其常也。乃有不时吐发，即为寒热背痛腰疼，目泣自出，其人振振身𥆧剧者，盖谓因吐则诸病俱发也。寒热背痛腰疼，俱太阳表证，目泣者，风气与阳明俱入，人瘦则外泻而寒，则为寒中而泣出也，振振身𥆧剧者，荣气为痰所虚，表里俱不足，身体不能自主而𥆧𥆧者，肉动也，剧者，变证零杂也。然必待吐乃发，则知不吐即不发，有伏而为病根者矣。故曰必有伏饮，谓初亦痰满喘咳，支饮无异，唯不即发，知其所处稍僻，故为伏也。论曰：四饮中，悬饮、溢饮，皆猝感猝发，非逡巡难辨之证。唯痰饮、支饮，因循不已，则伏饮岂非二饮之不即发者乎。然不言留而言伏，则义有不同矣，盖痰饮深者入胃，浅者留胸中，每与中气相干，而与表气不相及，支饮袭人偏旁，既不与表气相干，亦不与中气相碍。唯伏饮，则居常能为痰满喘咳，吐则表证俱发，可知伏饮为实邪，乃在近背高处，内与中气相通，外与表气相接，故邪动即大队俱起，义如伏兵。此当从表里并治，如小青龙及木防己汤去石膏加芒硝茯苓之类，非从小便可去矣。"

清·尤在泾则指出伏饮即痰饮之伏而不觉者，伏饮为病有"发则始见"的特点。其在《金匮要略心典》中曰："伏饮亦即痰饮之伏而不觉者，发则始见也。身热、背痛、腰疼，有似外感，而兼见喘满、咳唾，则是《活人》所谓痰之为病，能令人憎寒发热，状类伤寒者也。目泣自出，振振身瞤动者，饮发而上逼液道，外攻经隧也。"

张仲景伏饮的论述为后世哮喘病、慢性支气管炎等慢性肺病的病机认识奠定了基础。清·吴谦阐述伏饮的概念与尤氏相类，但认为其诱发因素为感受外邪，并将伏饮与哮喘病相联系。其在《医宗金鉴》中曰："伤饮之病，留而不去，谓之留饮；伏而难攻，谓之伏饮。伏饮者，乃饮留膈上伏而不出，发作有时者也。即今之或值秋寒，或感春风，发则必喘满咳吐痰盛，寒热背痛腰疼，咳剧则目泣自出，咳甚则振振身动，世俗所谓吼喘病也。"

清·黄元御以"土湿而胃逆、脾陷木郁"来解释上述条文。其在《金匮悬解》中曰："膈上痰饮阻碍，肺气壅满，喘促咳嗽，是土湿而胃逆也。一旦痰气上涌，呕吐发作，胃气逆升，则太阳不降。太阳寒水之经，经气郁遏，营卫易位，则发热而恶寒（营阴束其卫阳，是以发热恶寒）。太阳行身之背，逆而不降，经气壅迫，故脊背疼痛。胃逆则脾陷，肝木抑遏，陷于水位，是以腰疼（肾位于腰，是谓水位）。肝窍于目，肾主五液，入肝为泪，木郁风动，肝液升泄，故目泣自出。风木摇荡，故振振而瞤悸。如此必有伏饮，缘饮伏湿旺，土木双郁，是以见证如此。"

2　近现代中医学家病因研究

吴谦之论，广为后世医家所接受。国医大师何任先生亦认为伏饮为痰饮之未发者，发则始见，且发作有时令性，多在气候变换之时，类似哮喘；并且比较了伏饮与留饮的异同，更加清晰地认识了伏饮致病的特点。何老在《何任金匮汇讲》中讲解道："伏饮乃言痰饮之伏而不觉，发而始见者。饮伏膈上，阻碍肺气，故常胸满喘咳、吐涎沫，若遇非时之感，则诱发内伏之饮，而寒热并作、背痛腰疼、喘咳益甚、流泪、身体颤抖摇动。临床所见，伏饮多是发作有时，类似哮喘之病，常在季节交换、气候特殊变化时作。留饮与伏饮，虽皆意为饮邪深固难解，然两者有别。留饮者，饮停部位较广，'在心下、胁下、胸中'，病证较轻；伏饮者，饮停膈上，发作症状亦重。"

张家礼教授认为上焦阳虚为伏饮之成因，外感为发病之诱因，升降之机紊乱为内在机制。其于《张家礼金匮要略讲稿》中写道："膈上为心肺之所居，若上焦阳虚，水津不能敷布于全身内外，则停留而成痰成饮，潜伏膈上，故'膈上病痰'。有形的痰浊阻滞胸膈气机，肺胃之气不降，肝肾之气不升，升降之机紊乱，故出现胸膈满闷喘咳而唾痰涎等'满喘咳吐'的症状。此亦为水饮常见症，非伏饮所独有。'发则寒热……必有伏饮'讲述气候转变或外邪引动伏饮的暂时病变。由于素有伏饮，风寒之邪伤及足太阳经脉，经腧不利，营卫被郁，故见'发则寒热'，身热恶寒，'背痛腰疼'而周身不舒。'目泣自出'者，因寒束于表而皮毛闭塞，风寒之邪袭扰目内眦（足太阳经上至于此）。由于饮发于内，外寒与内饮相搏，逼迫肺气上逆而见喘咳。喘咳愈剧（见头倾胸屈），气逆窍开（指泪窍空疏），饮邪上迫液道（即泪窍、鼻泪管），则目泣（眼泪）不能控制自出，甚至涕泣相随。'其人振振身瞤剧'者，瞤，肉动也。因外寒触动伏饮，内饮伤及阳气而阳气不得宣通，与伏饮搏击肌肉，故全身肌肉震颤动摇相当厉害，甚至不能自主，此'必有伏饮'。"

连建伟教授阐明"伏饮"的病因为外感风寒诱发体内之水饮，膈上伏饮发作类似于现代慢性支气管炎的急性期。其在《连建伟金匮要略方论讲稿》中写道："本条论述膈上伏饮发作的情况。'膈上病痰，满喘咳吐'，水饮伏于膈上，阻碍肺气，故见胸满、气喘、咳嗽、咳痰等症；'发则寒热，背痛腰疼'，即发作时出现恶寒发热，腰背疼痛，这是麻黄汤证的表现，说明发作是由于外感风寒引动；'目泣自出，其人振振身瞤剧'，指喘咳剧烈导致眼泪自己流出，周身震颤抖动；'必有伏饮'，指必定有水饮伏留于内。本证类似于现代医学的慢性支气管炎急性发作，患者本来就有水饮停留体内，平时只是'满喘咳吐'，发作时就出现'发则寒热，背痛腰疼'，因为是由外感风寒所诱发，故出现风寒表证，严重时由于剧烈喘咳，而出现'目泣自出，其人振振身瞤剧'。"

医家赵桐的论述与吴氏相类，在病机上亦主张内有伏饮、外伤于寒，内外合邪而为此病，治疗主张以小青龙加石膏汤为主。其在《金匮述义》中曰："此外伤寒、内动寒饮也。伏者，伏匿不动。兹膈上病痰而满、而喘、而咳、而吐，尚得谓之伏乎？盖平时潜伏不动，乘机则出而骚乱也。故其发也，则必寒热。其寒热，固表邪之寒热，更饮阻卫之寒热。腰背痛为伤寒之腰背痛，更为膈循腰背，饮扰之腰背痛，而咳吐尤能引腰背痛也。目泣出，为咳甚气分之不摄。振振身瞤剧，乃风寒外袭内饮骚动，水饮激，咳气逆，内邪外寇会师现象，全城鼎沸，振瞤麻乱也。小青龙加石膏是此之良药，即逢寒则发之'劳伤证'也。"

病因原文

夫病人饮水多，必暴喘满。凡食少饮多，水停心下，甚者则悸，微者短气。（十一）

脉双弦者，寒也，皆大下后喜虚。脉偏弦者，饮也。（十二）

1 古代注解与病因探究

此条条文主要论述了水饮病的形成原因之一，以及对其证候、脉象的鉴别。

明·赵以德根据条文认为饮水过多、胃气虚均为"痰饮"的病因，误用下法则阳虚而寒，出现双弦脉；仅受饮邪，则见偏弦脉。其在《金匮方论衍义》中曰："饮水多，留于膈，膈气不行，是以喘满。食少，胃气虚而乃多饮，胃土不能运水，由是水停心下。心火畏水，甚则神不安而为怔忡惊动，微者阳独郁而为短气。夫脉弦者，为虚为水，若两寸皆弦，则是大下后阳气虚寒之脉，若偏见弦，则是积水之脉也。"

清·尤在泾则概括地说明此"痰饮"病证由饮水过多所致，因其停留部位不同而有不同表现。《金匮要略心典》中曰："饮水过多，水溢入肺者，则为喘满。水停心下者，甚则水气凌心而悸，微则气被饮抑而短也。双弦者，两手皆弦，寒气周体也。偏弦者，一手独弦，饮气偏注也。"

清·吴谦认为此条所论即留饮病，并以小便利否来鉴别同样表现为食少饮多的消渴病与留饮病。其在《医宗金鉴》中曰："凡病人食少饮多，小便利者，为消渴病；小便不利者，为留饮病。留饮者，即今之停水饮病也。若水停上焦胸中，则壅肺气不得降，故暴喘满也；若水停中焦心下，甚者则凌心，故病悸动不安，微者则碍肺，故病呼吸短气；若水停下焦少腹，则不输膀胱，故必苦里急也。仲景于此，但言上、中二焦，不及下焦者，非略之也，谓已详于《伤寒论》中也。"

清·黄元御则认为阳虚湿旺的体质，加之饮水多为痰饮（广义）病的病因，弦脉为水旺木郁之象，偏弦与双弦只是微、甚之差。《金匮悬解》中曰："病人阳虚湿旺，火升作渴，饮水一多，不能消化，水阻肺气，必暴生喘满。凡土虚食少而饮水多者，水停心下，郁其木气。甚者木郁风动，则生瞤悸。微者肺金阻格，必苦短气。水旺木郁，则脉必弦。弦为木气，应见于左关，若两关双弦者，是水寒土湿，木气不达，乙木郁于左关而不升，甲木郁于右关而不降，此皆大下后之虚脉，若一手偏弦者，此必饮邪之偏在一方，郁其木气也，盖饮泛土湿，木气必郁，生气不畅，故见弦象。左偏弦者，饮在脾土，右偏弦者，饮在胃土也（双弦者，即偏弦之重者，微则偏弦，甚则双弦，实同原也）。"

上述医家都将"病人饮水多"一句与"凡食少饮多"一句均作为痰饮病理解，而清·徐忠可则认为不能将两者都作为痰饮（广义）来理解，前者乃悬饮之类而不成悬饮者，后者为真痰饮之病。其在《金匮要略论注》中曰："饮水多二条，乃悬饮之类而不成悬饮者，盖非停蓄在胁引痛，则不可谓悬耳。然病人饮水多，必喘满水逆也，暴者势骤，在欲悬未悬之界也。至食少饮多而为悸，为短气，则真痰饮之渐矣。故曰凡则知中气不强，气壅作渴之人，概须防此，欲人知饮所由来，非专液聚为涎，实有外入之水，但多则凌心故悸，水为火仇也。微则短气，心气为阳，水为阴，阳为阴所抑也。双弦者，两手皆弦，寒则卫气结也。然以上虽为饮为寒，非元气虚不至此，故又注其因曰：皆大下后土虚。若偏弦则饮无疑，以关前皆主中气，而有弦有不弦，明是饮偏而脉亦偏耳。论曰：又有一手两条脉，亦曰双弦。此乃元气不壮之人，往往多见此脉，亦属虚边。愚概温补中气，兼化痰，应手而愈。"

2 近现代中医学家病因研究

徐忠可将此两句分开理解，认为"一者非痰饮，一者痰饮"，为现代诸多医家所沿承。如国医大师何任先生亦认为前者为一时性伤饮，后者为痰饮病，其在《何任金匮汇讲》中曰："此述饮病成因及脉证辨别。病人饮水过多，脾胃输化不及，水气上逆犯肺，以致暴发喘满，此为伤饮，亦即新饮。若素体脾胃虚弱，平日食少饮多，水谷不化精微，聚而成饮，易为痰饮病。此外，肺气不宣，水道通调失职，以及肾阳虚弱，不能化气以行水，均可导致痰饮病。"

张家礼教授亦持类似观点，将此条文内容分为四种情况，一是由于病后津液过伤而饮水过多，出现一时性暴饮；二是脾胃虚弱，食少饮多，导致痰饮病；三是下法太过乃致里虚寒，可见脉双弦的病证；四是水饮偏积一侧，而见脉偏弦。其在《张家礼金匮要略讲稿》中曰："此论痰饮病的病因、病机和症状。'夫病人饮水多，必暴喘满'是因病后津液过伤而思饮。如饮水过多，脾胃无力运化，则阴邪溢于膈而射于肺，故必见暴喘胸满。其义与

《伤寒论》太阳病篇 75 条'发汗后，饮水多，必喘，以水灌之亦喘'之意相同，是一种暂时性的暴饮病变。如果原无饮病，水饮消则喘自平。后四句'凡食少饮多，水停心下，甚者则悸，微者短气'是叙述脾胃虚弱引起痰饮的病变。第二段是通过弦脉来辨别（脾胃）虚寒病（双弦）与饮病（偏弦）。'脉双弦者寒也，皆大下后善虚'。下后里虚的转化，或寒或热，当随患者素体而定。如果素体阴虚，下后更伤阴液，势必欲饮水以自救且多喜冷饮，即或多饮，也不致转化成虚寒（或寒饮）病。反之，若素体阳虚，大下后则中阳更伤，便会酿成虚寒性疾病。由于阳虚不能化津，津不上潮而欲多热饮，饮邪停留亦可转化为寒饮。因其大下后全身虚寒，则主寒主痛之弦脉两手皆见，但必弦缓无力……'脉偏弦者，饮也'，若见单手脉弦有力，则是水饮偏积于一侧，正气未必亏虚。如胁下偏痛之悬饮一类，但饮病见'偏弦'之脉，属偶或见之。"

此外，现代医家赵桐，亦认为前者为"水气"病，后者则为"痰饮"。其在《金匮述义》中曰："此辨病后停饮必悸、必短气、脉必弦，而又有悸而短气脉弦为里虚而不属饮者。夫病人脏腑衰弱，饮水过多，因脾不能输，肺不能行，水不能化，必暴喘满，此属水气，不是饮证，葶苈大枣合二陈为至当之法矣。凡脾弱则食少，饮水多则必停，停留心下则蔽心阳，必背冷如掌大，甚者心下坚筑，悸即筑筑跳动，上干心阳也。微者不悸，亦必碍心肺之阳，呼之气短。脉弦，饮病之常也。如悸或短气，而脉左右皆弦，则不是饮而是寒。寒焉得之？此是大下后里虚而悸而短气，不可作饮治也。又申之曰：脉偏弦者，饮也。"赵氏同时指出痰饮与虚寒有别，若脉双弦，是由于误用下法所致虚寒证，若脉偏弦，则是饮邪所致。

医家黎利抓住句首的"病人"二字，仔细分析痰饮病的成因，认为饮水过多是外因，脾失健运、肺失通调、肾阳不足是其重要内因，不可忽视。他认为"夫病人饮水多，必暴喘满"，首言"病人"，说明是已病之后，身体较差，病后津液过伤而思饮，但饮水过多，脾胃无力（也来不及）运化，造成一时性停水，水饮溢于膈而射于肺，故"暴喘满，凡食少饮多……微者短气"，"食少"提示了脾胃虚弱，纳谷减少，如果稍微多饮，则水谷精气不能上输于脾，脾气不能散精，导致"饮停心下"，饮邪重者则水气凌心而为"心下悸"，饮邪轻微者则气机不畅，妨碍呼吸则"短气"。综上所述，可知脾失健运水津不能四布，以致水饮内停是痰饮病形成的主要因素之一。此外，肺不能通调水道，肾阳虚不能化水，也是导致痰饮的重要原因。

小　结

1　痰饮病发病当考虑三焦因素

痰饮病的发生，主要为人体内水液代谢紊乱所致，可因外感寒湿、饮水过多等诱发，也可单纯因体内水液运化失常而发生。普遍认为，水液代谢失调，主要责之于肺、脾、肾三脏，肺主通调水道，脾主运化水液，肾主水，参与水液代谢的同时，也能通过调节其余脏腑运化水液。除此之外，三焦气化功能的失常也是痰饮病的重要病机。三焦，是气道之通路，亦是水液运行的通道，若三焦壅滞，水不得行，则可生痰饮。故在分析痰饮病的病因病机时，除重视肺、脾、肾三脏功能外，三焦也是不可忽视的一环。

2　悬饮病中肝与肺的关系

一般认为，肺、脾、肾为参与水液代谢的主要脏腑，故痰饮病主要责之于肺、脾、肾。然编者认为，四饮中的悬饮病亦与肝及肺有关。肝与肺，"肝生于左，肺藏于右"，肝气升发在左，肺气肃降在右，古人称之为"龙虎回环"。悬饮病，病位在胁下，属肝，水郁于肝，肝气上冲，上注于肺，常引起胁下、缺盆等处相引作痛；另一方面，张仲景原文提到"病悬饮者，十枣汤主之"，十枣汤，甘遂、大戟、芫花攻逐水饮，以上三药，均归肺经，也可从侧面证明悬饮病中，肝与肺相互影响，相互联系。

3 痰饮病病因探究及医案精选

痰饮病的发生，主要为阳气衰惫、水饮停聚所致，由于"痰饮"为病理产物性病因，既是一类病证，亦为致病因素，因此，本篇所论痰饮病证，既包涵"痰饮"病证的病因探究，又有痰饮作为病因的致病特点分析。同时，通过研究本篇的病因可知中医病因不仅来自于外在的致病因素，同时脏腑、气血经络的内因同样是重要组成部分。

3.1 "痰饮"的致病特点

条文二将痰饮病分类为"四饮"，分别阐述了"痰饮"停留在不同部位所出现的相应病证特点；条文三、四、五、六、七分别说明了"痰饮"之邪侵袭五脏的致病特点；条文八、九、十阐述了痰饮之久留者——"留饮"之邪的致病特点；条文十一论述了痰饮之未发、伏而不出之"伏饮"邪气的致病特点。

3.2 痰饮病的病因

条文十二说明，同样由于饮水过多，但素体体质的强弱决定是否发病及发病的轻重，如体质较佳者，正气尚可，则发为一时性喘满，饮消则症治；体质偏弱者，正气不足，则发为痰饮病。因此，张仲景对致病因素与素体体质相互作用的重视，是现代中医病因学、发病学及体质学的重要理论基础。

3.3 病案精选

予乡旧馆村王姓少妇，年二十余，肌肤隆盛，体笨重痎。诊之沉伏。谓万俊兄曰：此即《本草经》泽兰章所谓"骨中有水"者也。以泽兰一两、灵仙三钱、防己、苍术、葶苈、泽泻，数剂而愈之。

予亡室唐秀容，体肥泽，臂腰腿疼，多法治疗不效。予偶检《傅青主女科》，顶批小字，用控涎丹治痛。制而服之，每用五分，服后欲呕不适。服数日后，腹痛如刮，便下浊涕如凉粉状者数碗，堆如青冻稠糊。以木挑之，全物牵动。遂愈。他如德三嫂臂不能举之指迷茯苓丸及张垣王克勤身重目疼之坠痰丸，皆出人意料者。

赵桐《金匮述义》

予先慈邢太安人病支饮，有年矣，丙寅春，忽然昏迷若癫状，延医诊治，皆曰危在旦夕，予不得已，制十枣汤进之，夜半而利，下痰无算，明旦清醒如平人矣。

曹颖甫《金匮发微》

参 考 文 献

巢元方. 2011. 诸病源候论[M]. 宋白杨 校注. 北京：中国医药科技出版社

丹波元简. 2002. 杂病广要[M]. 李洪涛 校注. 北京：中医古籍出版社

何任. 2012. 何任金匮汇讲[M]. 何若苹，徐光星 整理. 北京：中国中医药出版社

黄元御. 2015. 黄元御医集（四）金匮悬解[M]. 麻瑞亭等 点校. 北京：人民卫生出版社

黎俐. 2008. 《金匮要略》之痰饮解析[J]. 中外医疗，31：91-93

连建伟. 2008. 金匮要略方论讲稿[M]. 北京：人民卫生出版社

陆孝夫. 1981. 运用"金匮要略"治疗结核性胸膜炎的临床体会[J]. 辽宁中医杂志，7：7-10

徐忠可. 1993. 金匮要略论注[M]. 邓明仲 点校. 北京：人民卫生出版社

尤在泾. 1997. 金匮要略心典[M]. 李云海等 校注. 北京：中国医药科技出版社

张家礼. 2009. 张家礼金匮要略讲稿[M]. 北京：人民卫生出版社

赵桐. 2009. 金匮述义[M]. 北京：人民卫生出版社

赵以德. 2014. 金匮方论衍义[M]. 王小岗，张金中 点校. 北京：学苑出版社

消渴小便不利淋病脉证并治第十三

本篇主要涉及三个病证，即消渴、小便不利、淋病。消渴为病名，始见于《内经》，或称"消瘅"；小便不利为临床症状，可见于许多疾病中；淋病是指以小便不畅，尿时淋漓涩痛为主症的疾病，当与现代医学的淋病相区别。由于这些疾病多与小便不利和口渴相关，故张仲景列为一篇讨论。张仲景此篇关于病因病机的分析则以消渴病的相关条文为代表，依然以脉证分析的特色，阐述了消渴病的病因病机。

本篇所论消渴，包括了内科杂病中的消渴病（以多饮、多食、多尿及身体消瘦为特点）与热性病引起的口渴症。小便不利，即排尿异常，此症可出现于许多疾病过程中，发病原因比较复杂，本篇所述内容涉及外感与内伤两端。淋病以小便淋沥涩痛为主，多伴有尿频、尿急、小腹不适或腰酸痛等症状，后世多分为五淋，即石淋、血淋、膏淋、气淋、劳淋。西医学所述的糖尿病、泌尿系感染等可参考本篇内容辨证论治。

病因原文

寸口脉浮而迟，浮即为虚，迟即为劳，虚则卫气不足，劳则荣气竭。趺阳脉浮而数，浮即为气，数即消谷而大坚。气盛则溲数，溲数即坚，坚数相搏，即为消渴。（二）

1　古代注解与病因探究

本条是论述消渴病的病机及中消证。引起消渴的病因病机复杂，这里仅从营卫虚竭和胃气热盛两个方面探讨它的病理机制。

寸口脉候心肺，心主血属营，肺主气属卫。今浮迟并见，浮为阳虚气浮、卫气不足之象；迟为血脉不充、营气虚少之征。趺阳脉以候胃，今脉浮而数，为胃热气盛；热能杀谷，又能耗津，故消谷而大便坚硬；气有余便是火，水为火迫，故小便频数；溲数则津液偏渗，肠道失濡，大便因而坚硬；胃热便坚，气盛溲数，故病消渴。本段所述，后世称之为中消证。

正如清·黄元御在《金匮悬解》中曰："寸口脉浮而迟，浮即为表气之虚弱，迟即为里气之劳伤，表阳虚弱，即卫气不足，里阴劳伤，则营血枯竭。趺阳脉浮而数，浮即为阳气之盛，数即为消谷而大便坚，阳气盛则溲溺数，溲溺数则大便坚。大便之坚与小便之数相合，津液渗泄，即为消渴。"黄氏总结消渴病的病因为劳伤营卫，脾衰胃盛，燥热伤津。

　　明·赵以德在《金匮方论衍义》中曰："寸口候上焦，趺阳候中焦。寸口迟为劳者，即劳役而致伤也，劳则阳气退下，谷气因不得升举以充上焦，上焦主行荣卫，谷气不充，则卫虚而脉浮，荣竭而脉迟；盖脉行以荣气者，即谷气不输于上下，壅而盛于中。数即消谷者，壅盛之气郁而为热，即消谷，数即热也。大坚者，水谷虽入，不化津液，中焦遂燥，坚即燥也。《内经》所谓：味过于苦，脾气不濡，胃气乃厚，正此之谓也。中焦热盛，火性疾速，水谷不得停留，下入膀胱而溲水去，其内即燥，燥而又热，即为消渴，近世之谓消中者是也。"

　　从历代文献看，劳伤作为消渴病的病因被较多的医家所认可。正如《素问·调经论》云："有所劳倦，形气衰少，谷气不盛，上焦不行，下脘不通。胃气热，热气熏胸中，故内热。"劳伤可以引起内热之证，而内热则可以消谷而成消渴之疾。而劳伤往往内伤脾胃，李东垣以此发展为内伤脾胃论学说。故徐忠可认为"病消渴者，虽非形病，然中气不纯，运化促急，元气不厚，荣卫自虚……迟即为劳，劳者，犹言罢劳也"。可见，劳伤可致中气不纯，脾胃运化失司，而成消渴。

　　当然，劳伤可致内热，内热火盛亦可致消渴。如尤在泾认为"虚劳内热而成消渴也"，所谓气盛，即为胃中之火盛，气有余便是火。

　　另外，本段文意未完，疑有脱简，大意是说明消渴病发展到晚期可演变成虚劳，与现代临床亦相符合。

2　近现代中医学家病因研究

　　近代医家赵桐在《金匮述义》中认为此段内容论述了虚劳引起的消渴与胃热引起的消渴之证。寸口脉浮而迟者，浮不是表邪而是气虚不敛，迟不是里寒而是气血不充，如人之气乏则喘，行劳而迟也。浮虚乃卫气不足之故，劳虚为荣竭之因，此气血虚竭之消渴也。趺阳，胃脉也。浮而数，浮为阳气盛，数为胃火焰。浮数相搏则气盛焰炎矣。夫气盛则溲数，溲数则胃津偏渗而益亡。数即消谷，消谷则胃热而益甚。如此者，则大便必坚矣。坚数相搏，即为消渴。

　　国医大师何任在《何任金匮汇讲》中认为消渴病系营卫两虚积渐。病机则为营卫精气不足，燥热内生。故"寸口脉浮而迟"系指上焦营卫俱衰，气血并虚，此属上消虚证之脉候。趺阳脉候中焦，脉见浮数，乃胃气热盛之象，故消谷便坚，渴饮溲数，为中消之证。合起来看，可以知道是阴虚和内热而成消渴，也就是说气血并虚，胃火独盛，是消渴证成病的原因。

　　张家礼教授在《张家礼金匮要略讲稿》中认为本条论述消渴病（上消、中消）的主症及其病机，认为上消病因为虚劳损伤营卫；中消由胃肠热结所致。条文第一段论述上消病的形成机制，即从"寸口脉浮而迟"阐述营卫虚竭，心热移肺，日久形成虚劳内热之上消病。第二句自释"浮即为气"者，即是指阳虚气浮之意也，"迟"，也并非内寒太甚之迟，而是由于内守之阴血虚乏，不能营灌和健运血脉，故脉沉取则涩而不滑。第三句自释"迟即为劳"者，即指源于劳伤阴血之意也。第二段从"趺阳脉浮而数"的脉理阐发中消形成的病机及主症。因为胃热气盛而导致消谷多饮，脾又不能为胃游溢传输精气，则胃热逼迫水津直趋膀胱，肾气无所制约而见小便频数。最后两句"坚数相搏，即为消渴"是概括消渴病形成的机制。热结太甚，阳亢无制则大便坚，溲数则阴津亏耗，所言大便坚与小便数相互搏结。犹言津液亏耗（阴虚）、邪热炽盛（阳亢）是形成消渴病的主要病理机制。《素问·阴阳别论》云："二阳结，谓之消"，即指胃肠热结为消渴病的主要病因，而本条尤以胃热亢盛为主，故又称中消，其主症为消渴、消谷、便坚、溲数。

连建伟教授在《连建伟金匮要略方论讲稿》中认为，"消渴病可由虚寒性劳损引起。'寸口脉浮而迟，浮即为虚'，这个'浮'，应该是浮而无力，是虚象。'迟即为劳'，脉迟是虚寒之象。所以'浮即为虚，迟即为劳'，合在一起，就是指虚寒性劳损疾病。'虚则卫气不足，劳则荣气竭'，这句话再合起来看，也就是说营卫气血都不足，所以脉按上去浮而无力，并且跳动得很慢。营卫气血不足就是消渴病的病机。第二段也是借脉来讲消渴病的病机，但它跟上一段的虚寒证不同。'趺阳脉浮而数'，'趺阳'诊的是脾胃脉，在足背冲阳穴的部位。'浮即为气'，指胃气较强……就是说胃气太强盛，吃得太多。'数即为消谷而大坚'，'数'就是指脉来得快，患者胃热，所以消谷善饥；'大坚'，即大便硬。'气盛则溲数'，'气盛'也就是刚才所说的胃气旺盛，消谷善饥，正因为胃热太盛而伤了阴津，所以小便次数多。'溲数即坚'，'溲数'就是小便次数多，因为小便次数多，津液都从小便排出去了，所以大便就越来越硬。"坚数相抟，即为消渴"，大便是硬的，胃热又盛，这样阴伤胃热合在一起，就成了'消渴'。本条文前一段'寸口脉浮而迟'，是偏于虚寒的，后一段'趺阳脉浮而数'，是偏于实热的。说明'消渴'有偏寒偏热之别，也有偏虚偏实之分"。

张甦颖认为，"寸口脉浮而迟，浮即为虚，迟即为劳，虚则卫气不足，劳则荣气竭"，此条文阐释了消渴病与虚劳病的密切联系。浮、迟并见，揭示了消渴病本虚的实质。此处"为虚""为劳"运用对举的手法，一方面阐明消渴病属虚劳病范畴，元气不足是消渴病的基本病机；另一方面则指出消渴病日久不愈，可消烁气血阴阳而并发虚劳。张氏在研究虚劳病与消渴病相互关系的基础上，说明消渴病本虚，属于"虚劳病"范畴，日久不愈可并发虚劳。

赵立军与王存芬等认为，此条文说明营卫两虚为消渴病病因，燥热内伤，胃气热盛为消渴病病机。

白小林等在张仲景此条文的基础上，对消渴病的病因病机进行了总结：一者，胃肠燥热是消渴的病理基础；二者，气阴两伤是消渴病的主因；三者，湿邪阻滞是消渴病发病的常见原因；四者，瘀血内停是消渴病发展和加剧的原因。

文颖娟等基于张仲景在《伤寒论》和《金匮要略》中关于消渴病的相关论述，总结消渴病病因病机为三大类：其一，寒邪凝滞。太阳病不解，寒邪郁于膀胱，气化不利，津液停滞症见小便不利，津液停滞难以上乘口舌，症见口渴，表证不解其脉则浮。如《伤寒论·辨太阳病脉证并治》中"太阳病，发汗后，大汗出、胃中干、烦躁不得眠，欲得饮水者，少少与饮之，令胃气和则愈；若脉浮、小便不利、微热、消渴者"。其二，肾阳亏虚。肾阳气虚难以蒸腾气化布散津液，津液难以上乘口舌，症见渴欲饮水；津液难以布散，反渗于下，症见小便量多。如《金匮要略·消渴小便不利淋病脉证并治第十三》中曰："男子消渴，小便反多，以饮一斗，小便一斗"。其三，胃中郁热，腐熟水谷，症见消谷；热灼津液，小便赤涩；津液亏少，则症见口渴。如《金匮要略·消渴小便不利淋病脉证并治第十三》中云："趺阳脉浮而数，浮即为气，数即为消谷而大坚。气盛则溲数，溲数即坚，坚数相搏，即为消渴。"

小　结

1　消渴病多起于脾胃

张仲景阐述疾病病因病机，多以脉象表明，消渴病亦是如此。消渴病病因较为复杂，从张仲景原文"寸口脉浮而迟，浮即为虚，迟即为劳；虚则卫气不足，劳则荣气竭"中可以探知，消渴病病机总要为营卫精气不足，虚劳渐积而成。而脾胃为后天之本，运化转输水谷精微的重要场所，脾胃运化而来的水谷精微，精华部分化为营气，慓悍滑利部分化为卫气，脾胃运化失常，则营卫精气不足，日久则可累及其他脏腑，发为消渴。故消渴病虽可由多种因素引起，其起病部位当为脾胃。喻嘉言之言"消渴之患，常始于微而成于著，始于胃而极于肺肾"，也很好地印证了这一观点。

2　张仲景消渴病奠定了三消分型的基础

张仲景全篇，未提及三消病证，然其通篇思想却是围绕三消而展开。三消，即上消、中消、下消病证，病位分别为肺、脾胃、肾。张仲景论消渴共举三方，白虎加人参汤、文蛤散及肾气丸，其中文蛤散主要用于消渴轻证，白虎加人参汤和肾气丸则分别治疗肺及肾的消渴津伤之证，分别与上消、下消相对应。而篇中第二条"趺阳脉浮而数，浮则为气，数即消谷而大坚；气盛则溲数，溲数即坚，坚数相搏，即为消渴"论及消渴在脾胃的病机特点，被后世普遍认为是中消的论述。因此，张仲景消渴篇虽未提及"三消"概念，却为后世三消分型奠定了基础。

3　病因证治探究及医案精选

3.1　证治探究

消渴病的病因较为复杂，可由外邪侵袭、饮食不节、胃肠积热、情志内伤、气机郁滞、过劳伤肾等引起，归结起来，总属营卫精气不足所致。后世不断探索总结，将消渴病的病因分为三类：一是外感寒邪，表证不解；二是过劳伤肾，肾阳亏虚；三是虚劳损伤，脾衰胃热。然消渴病为慢性消耗性疾病，体质虚弱之人易患消渴，因此，虚劳亦是消渴病重要的内因之一。消渴病的治疗，张仲景主要列举了文蛤散、白虎加人参汤、肾气丸三方，分别治疗消渴病的轻证、肺胃津伤及肾气不足的消渴证，可见三消证治的雏形。后王肯堂在《证治准绳》中提出"渴而多饮为上消，消谷善饥为中消，渴而便数有膏为下消"，明确三消分型。然三消虽属不同部位，但其总属消渴病，治疗时不可过于拘泥。程钟龄在《医学心悟》中提出的三消论治方法，"治上消者，宜润其肺，兼清其胃；治中消者，宜清其胃，兼滋其肾；治下消者，宜滋其肾，兼补其肺"，可供后世借鉴。

小便不利是膀胱气化失常的主要症状之一，可出现在多种疾病中，本篇论述的小便不利，编者认为是承接消渴和淋病而言，多为此二病的伴随症状，其他疾病亦可出现小便不利的症状，而这里未作论述。本篇中小便不利的主要用方为猪苓汤、五苓散、瓜蒌瞿麦丸及蒲灰散、滑石白鱼散、茯苓戎盐汤。其中，猪苓汤主治水热互结伤阴，五苓散主治膀胱气化不利，而上燥下寒证则用瓜蒌瞿麦丸，三方主证均有渴证，可看作消渴病中小便不利的证治；蒲灰散、滑石白鱼散主治湿热夹瘀，茯苓戎盐汤方治脾肾亏虚之证，可兼淋证或尿血等征象，故可认为是淋病中出现的小便不利论治。

关于淋病，张仲景论述较为简略，仅有两条条文，并未论述淋病的治法及方药，历代医家认为此处可能有脱简，亦认为淋病可与小便不利之方证互参。根据历代医家的研究，淋病的病因病机主要为湿热蕴结下焦，肾与膀胱气化不利所致，分为热淋、气淋、血淋、石淋、膏淋、劳淋等。

3.2　病案精选

1983 年 2 月 4 日余治一女患者，初诊口渴，小便短少，自感小腹部寒冷如水浇，月经量少、色淡，脉沉，苔白而干。诊为上燥热下寒之证，投予栝蒌瞿麦丸原方作汤剂。用栝蒌根 9 克，茯苓 12 克，山药 12 克，淡附子 4 克，瞿麦 6 克。服 5 剂以后，口渴减，小腹寒冷轻，小便已如常矣。再续予原方 7 剂而愈。考本方后曰："以小便利、腹中温为知。"可见本方主治证中尚有"腹中冷"一症。《素问·灵兰秘典论》云："膀胱者，州都之官，津液藏焉，气化则能出矣。"肾阳不足，则气化无权，故小便不利，水停不行，故如有水气。更因肾气不足，不能蒸化津液，阴不上承，上焦反生燥热，所以其人口渴。栝蒌根清上焦之燥热，茯苓、山药补中焦之土，附子益下焦之阳，瞿麦则专通水道，合用则津液生而气化出，故本方为清其源而治其流之法。

《何任金匮汇讲》

参 考 文 献

白小林，孙月梅. 2011. 张仲景对消渴病的贡献[J]. 陕西中医，10：1432-1434

何任. 2012. 何任金匮汇讲[M]. 何若苹，徐光星，整理. 北京：中国中医药出版社：165，342

连建伟. 2008. 连建伟金匮要略方论讲稿[M]. 北京：人民卫生出版社：202

王存芬，陈玉萍. 2006. 《金匮要略》迟、数脉探析[J]. 中国中医基础医学杂志，10：721-722

文颖娟，杨景锋. 2013. 《伤寒杂病论》消渴文献研究[J]. 现代中医药，1：70-71

张家礼. 2009. 张家礼金匮要略讲稿[M]. 北京：人民卫生出版社：283

张甦颖. 2005. 《金匮要略》对消渴病并发症的认识[J]. 河南中医，10：6-7

赵立军，金东明. 2008. 仲景治疗消渴病学术思想探析[J]. 长春中医药大学学报，4：359

赵桐. 2009. 金匮述义[M]. 北京，人民卫生出版社：112

水气病脉证并治第十四

本篇主要论述水气病的病因、病机、辨证与治法，同时论及与水气病在某些方面有关联或症状有所疑似，需要鉴别的黄汗、血分、气分等病证。

水气病即水肿病，它的主证为眼睑、颜面、四肢甚至整个躯体浮肿光亮，按之凹陷，小便不利。由于病因、病位、病机的不尽相同，临床表现有所差异，故本篇又将水气病分为风水、皮水、正水、石水四类。前两者病邪偏于表，后两者病邪偏于里。水肿的形成与肺、脾、肾三脏关系至为密切，因为三脏主司全身水液的运化、输布与排泄，其次心、肝二脏与水气病亦有着一定的联系，不论因受外邪，或某脏自病，功能失常，均有发生水肿之可能，所以本篇还有五脏水之分。张仲景以寸口、趺阳、少阴三部脉象以候水气病的病证变化，具有临床指导意义。在治疗大法方面，本篇提出发汗、利小便、攻下逐水三大法，这对于后世水肿病的论治有很大的启发。

本篇涉及病因分析的条文主要有以下四条，将从历代医家注解中提炼分析水气病的病因特点。

病因原文

脉浮而洪，浮则为风，洪则为气，风气相搏，风强则为隐疹，身体为痒，痒为泄风，久为痂癞。气强则为水，难以俯仰。风气相击，身体洪肿，汗出乃愈，恶风则虚，此为风水。不恶风者，小便通利，上焦有寒，其口多涎，此为黄汗。（二）

1 古代注解与病因探究

本条主要论述风水的病因病机。患者脉浮而洪，浮主风邪伤表，洪主水气较盛，二脉俱见，则风邪与水气相搏。假如风邪偏盛，则会发为瘾疹、遍身发痒，是风邪由肤表外泄之证；日久失治，搔破染毒而溃脓结痂，形成如痂癞一样的皮肤病。如果水气偏盛，内聚而外溃，则形成水气病，腹满而身肿，俯仰困难。风邪水气俱盛而相搏击，则全身高度浮肿，风能伤卫，水气能阻遏阳气外达，致卫气不能行其卫外之能而见恶风，这就是风水证，应当用发汗法辛散风邪水气，使肺复宣降之能，则病可愈。若不恶风的，小便通利，口中多涎沫，这是兼上焦有寒邪之黄汗病的见证。

可见风水的主要病因为外感风邪。如明·赵以德在《金匮方论衍义》中注解道："风者，外感之风也；气者，荣卫之气也。风乃阳邪，从上受之，故脉浮；荣卫得风而热，故脉洪。洪则大也，《内经》曰：脉大则病进，由邪之盛尔。荣行脉中，主血；卫行脉外，主气。所谓风强者，风因得热而强也。风热入抟于卫，郁于皮里，气滞液聚，而风鼓之为瘾疹。火复助风，腠理开，毫毛摇，则身体痒，痒为泄风。《内经》曰：诸痛疮疡，皆属于火。又曰：风气外在腠理，则为泄风是也。久之不解，风入分肉间，相抟于脉之内外，故气道涩而不利，与卫相抟，则肌肉膹膜而疮出。风入脉中，内攻荣血，风气合热而血腐坏，遂为痂癞也。《内经》曰：风气与太阳俱入，行诸脉俞，散于分肉之间，与卫气相干，其道不行，使肌肉膹膜而有疡。又曰：脉风成为疠。疠，即癞也。所谓气强者，卫因热则怫郁，停而不行，气水同类，气停则水生，其所聚之液血，皆从其类而化水矣。不惟荣卫无以和筋骨肌肉关节，且以郁热之邪禁固之因，难俯仰也。至于风气复行相击，其荣卫之热与水，皆散溢于肌表而为洪肿。及风气两解，则水散卫行，汗出乃愈。恶风者，卫气不敌于风，与水同为汗散而表虚，因名风水。不恶风，卫气不从汗散，外得固腠理，则不恶风，内得化上焦，则小便通利。所谓上焦有寒者，因风邪在上焦，非真有寒冷也。如《伤寒》证中有云：邪客上焦，则中焦之谷气不得上输于肺，郁为内热。津液凝积为胃热，热则缓，缓则廉泉开，廉泉者，津液之道也，开则发，涎出流于唇口。谓此为黄汗者，由身体洪肿，加之胃热发出土色之黄也。"可见，赵氏将此条条文分为三部分阐述，一为瘾疹，由风热客于皮里所致，久则火复助风，内攻荣血，而为痂癞；二为风水，由风邪与荣卫之热、水相击所致；三为黄汗，由风邪客上焦、郁为内热所致。

风邪外袭，卫气内郁，可出现不同的疾病（疹疹、瘾疹、痂癞、风水、黄汗）的病机与证候特点，说明病邪相同情况下，病邪与正气的强弱对比不同，或病程久，均可出现不同病证。正如清·黄元御在《金匮悬解》中注解道："风性疏泄，气性敛闭，外风与内气相搏，风泄于外，气闭于内，营郁热作，透出汗孔，而见红斑，是谓疹疹。气之为性，愈泄则愈敛，若风强而外泄，气强而内闭，则红斑不出。其风强而气不能全闭，红斑半出，出而不透，隐见于皮肤之内，是为瘾疹。气不透出，则郁而为痒，痒者名为泄风。泄风者，风之半泄而未透也，《素问·风论》：'外在腠理，则为泄风是也。泄风不愈，营血之郁热莫宣，久而肌肉腐溃，则为痂癞……若气强而风不能半泄，则气闭而为水'。"

清·徐忠可在《金匮要略论注》亦指出了风邪致风水病的病理机制及其与黄汗的辨别。风邪与荣卫之气相搏击，风稍强者，则导致瘾疹病，久致痂癞；风气均强者，则导致风水病；黄汗则由上焦水寒之气所致。"其有风稍强者，则风主其病，故侵于血为瘾疹，因而火动则痒，然风稍得疏泄，故曰泄风。久则荣气并风而生虫，为痂癞疠风之属，不成水也。若气强则风为气所使，不得泻于皮肤，逆其邪乘阴分，以致阴络受病而为水，难以俯仰者，成水后，肿胀之状也。然气虽强，风仍不去，故曰相击，风气无所不到，故身体洪肿。洪肿者，大肿也。汗出则风与气皆泻，故愈"。

风邪致风水被大多数医家认可，但是尚与身体本身的阳气和体内水饮盛衰有关。如清·高学山在《高注金匮要略》中认为风邪与人体阳气怒发、下水上赴三者相争于经脉中为风水病的病因。"风为阳邪，其性高扬，故浮，则知为风中于卫。气属阳分，有余即火，故洪，即知为气郁在表也。风气相搏，风得气抬而益浮，气得风鼓而益洪之义。强者，劲直也。风强，言风邪燥血，而经气干热，故皮中隐含斑疹，而身体为痒。所以然者，因内无血液以送邪出表，而风自泄越，故痒，则名为风泄也。痒久，则变为疮痂，流为疥癞，所必至矣。气强，言阳不内抱而怒发，则下水代营阴而上赴之，如龙水相吸之象，故气强，则为水也。"

另外，风水为水气病初发阶段的表现。风水的病因病机、临床表现与现代医学中急性肾小球肾炎颇类似。现代医学认为，本病系由溶血性链球菌甲型感染引起，其中包括皮肤感染如丹毒、脓疱疮等。而古人早已认识到，风水的发病有的与皮肤病密切相关，本条便是明证。

2 近现代中医学家病因研究

近代医家赵桐在《金匮述义》中以类比的思维解释瘾疹、痂癞、风水病为风邪与人体之阳、气、水的相互搏击，结果强弱不同所致，并且黄汗由上焦有寒邪所致，与风水病不同。"日晒水而为云气，升空遇寒为雨。是日晒之阳力耶？水之阴力耶？热则气涨，寒则气缩，一涨一缩而风生焉。是寒成之耶？热成之耶？炉上之壶，热气上蒸，气冷则化水。鼻出之气，著石板亦化为水。而水气之化，则在火也。无日而云不成，无火而壶无气。惟人亦然，膀胱受心阳之煦而升云，得肾火之蒸而腾气。汗也，津也，水也，气也，实一物也。少年忍尿，火之旺也。老人失溲，阳之衰也。寒则多尿，热则尿少。少年中夜忍尿，至晨每忘，即用火蒸水化气而散也。再尿时反不多，且不能骤出，必出虚恭而后出焉，即水气相化之理也。曰气，曰水，曰火，曰风，均有至理存焉。因此章费解，故首论之。此辨风水黄汗也。浮为风，洪为气，气即为水。而水为阴，洪属阳，所能同耶？盖阳气外发，水因外泄，外感风而搏之。风强水弱，郁皮毛则为风湿。入腠理则为瘾疹，身体如痒。痒为泄风，久为痂癞，非风水也。若水强风弱，则风因水郁皮而为皮水（皮水有内外二因）。"

国医大师何任在《何任金匮汇讲》中认为素体郁热，外感风邪病毒，风与热合，风偏盛而入血，发为瘾疹，痒而搔抓，日久化热而成痂癞之疾；郁热偏盛，则表闭气郁而不能行水，故聚水而成风水之病，发为身体洪肿，难以俯仰。汗出则风与水俱去矣，故愈。何氏简明阐释了瘾疹、痂癞之病与风水病皆由素体郁热感受风邪所致。二者的区别在于，前者为风偏盛，后者为郁热偏盛。

张家礼教授在《张家礼金匮要略讲稿》中认为本条主要说明风与气之偏胜，可以导致几种不同的病证，但这里所指的风邪，含有三种不同的病因：①如风毒入于血分，则发为瘾疹；如风厉之毒入于血分，是为泄风以致痂癞等顽固性皮肤病。②如风冷之邪与水气并盛，身体浮肿，则为风水。③如气比风强，为水湿之气偏盛，见肿胀喘满，则为正水或石水，水湿化热郁遏肌腠，则为黄汗。张氏阐明，风邪与水气的强弱不同，则出现三种不同的病证，其病因也各异：瘾疹、痂癞由风毒入血分所致；风水病由风冷之邪与水气并盛所致；水湿偏盛于风邪，则导致正水、石水，水湿化热则为黄汗。

连建伟教授在《连建伟金匮要略方论讲稿》中讲解道："张仲景是借脉象来讲风水病的病机。'脉浮而洪'，脉浮而又很洪大，'浮则为风'，浮是外来的风邪；'洪则为气'，脉洪大，是由于水气已经化热，往往这个人阳气较强，病从热化。'风气相抟'，外来的风邪再加上体内的热气结合在一起。'风强则为隐疹'，'隐疹'类似于现代的荨麻疹，皮肤上起一种小块，瘙痒难忍，所以'风强'就是风邪强盛，导致身上出现瘾疹。出现瘾疹以后就'身体为痒'，痒主风，所以张仲景说'痒为泄风'，瘾疹发痒，是风邪外泄的现象，所以称为'泄风'。'久为痂癞'，身上老是要抓，时间久了后，就会流水结痂，后来皮肤就越来越难看，就像癞疮一样，所以叫'久为痂癞'。'气强则为水'，因为体内有热气，日久就成了水肿，'难以俯仰'，活动就不灵活了，所以叫'风气相击，身体洪肿'，亦即外来的风邪，加上体内本身的热气，结合在一起，造成了身体的肿胀，出现了水肿。这种水肿病，'汗出乃愈'，可以通过发汗的办法来治疗。因为病在表，是风水，所以'汗出乃愈'。'恶风则虚'，风水本来应该是恶风的，本篇第一条就讲到风水恶风，汗出以后应该是邪去了，恶风就应该好了，即症状解除了，但还是恶风，就说明由于汗出太过，卫气虚了，这是一种虚象，所以叫'恶风则虚'。这个恶风是指汗出以后还有恶风，那就是一种虚象，是由于汗出太多，伤了卫气。'此为风水'，以上讲的就是风水病的脉象及其证候。'不恶风者，小便通利，上焦有寒，其口多涎，此为黄汗'，这一句是讲黄汗，黄汗与风水不一样。黄汗是不恶风的，小便通畅的，主要是寒湿之气伤害上焦的阳气，所以'上焦有寒，其口多涎'，嘴巴里口水会流出来，这也是一种寒湿之气，也就说明黄汗，小便是通畅的，主要是上焦感受寒湿，成了黄汗……这第二条条文既讲了风水病，又讲了风水病产生的病机，是由于外感风邪，但又与病人的体质有关，体质上本来就有郁热在里，'洪则为气'，正因为外感的风邪再加上体内的郁热，所以使得水气不化，而成了水肿病。这种水肿病可以通过发汗来去水，所以叫'汗出乃愈'。黄汗，虽然也可以见到四肢肿，因为第一条条文就讲到黄汗是头面四肢肿，但它不恶风，小便还通畅，嘴里还有涎水流出来，这主要是上焦有寒，跟风水做了鉴别，而风水就应该用越婢汤来发汗。"连氏详细阐释了此条文中所列病证的病因。风邪与阳热体质结合，是瘾疹与风水的共同病因，区别在于风邪偏强导致瘾疹、痂癞，体内阳偏盛导致水肿之风水病。黄汗则由寒湿之气伤上焦阳气所致。

肖桂宏等认为，此条文主要论述风水的病因病机。患者脉浮而洪，浮主风伤表，洪主水气较盛，二脉俱见，则风邪与水气相搏。假如风邪偏盛，则发为瘾疹、遍身发痒，是风邪由肤表外泄之证；日久失治，搔破染毒而溃脓结痂，形成如痂癞一样的皮肤病。如果水气偏盛、内聚而外渍，则形成水气病。腹满而身肿，俯仰困难。风邪水气俱盛而相搏击，则全身高度浮肿，风能伤卫，水气能阻止阳气外达，致卫气不能行其卫外之能而见恶风，这就是风水病。张仲景继承了《内经》的学术思想，巧妙地用"风""气"二字概括了风水病的病因病机。肖氏阐明此条文即论述了风水病的病因，由风邪与水气俱盛，相互搏击所致。风邪偏盛于水气则为瘾疹、痂癞；水气偏盛于风邪则为水气病。

刘蔼韵认为，本条条文论述的是风水与瘾疹的鉴别。条首"脉浮而洪，浮则为风，洪则为气"是以脉象论述病因。首句结尾以"浮"与"洪"分别与第二、三句首字"浮"与"洪"相接，在此运用顶真辞格。其中"风"指风邪，"气"指水气。由于上句言"风"，下句不言"水"，而改用"气"，上下文交错使用不同范畴的名称，故又兼夹着错综的格式。"风气相搏"即是"风水相搏"，与下文"风气相击"，同义。上文用"搏"，下文用"击"，是为了避免重复而变化上下文相同意义的词语，此运用避复。"相"是相并、相兼、相合的意思。"风气相搏"是言风邪与水邪合并侵袭人体，可发生两种情况。一种是"风强则为隐疹"，"风强"是风邪盛，导致"身体为痒"，即皮肤为痒。"身体"是大名，"皮肤"是小名，在此以大名代小名，此是借代。"泄风"之名出自《素问·风论》，曰："外在腠理，则为泄风。"《医宗金鉴》云："泄风，即今之风燥疮也。"此病日久化脓结痂，犹如癞疾那样。风水相搏的另一种情况是"气强则为水"，"气强"是水邪盛，"水"与上文"隐疹"相对，亦当指病名，即水气病。水气盛形成的水气病，其证"难以俯仰"，即"难以呼吸"，非指身体俯仰，"俯"是低头，见于深呼气时，"仰"是抬头，见于深吸气时。俯仰是呼吸困难的形态，在此借俯仰代呼吸，亦属于借代。由于风水相搏，引起全身浮肿，"洪肿"即"大肿"。"恶风则虚，此为风水"当在"汗出乃愈"之前，此用倒装，表明风水还可见恶风等表虚证，当用汗法治愈。本条着重阐述风水病的病因及证治。由于隐疹也与风邪有关，在病因上与风水相似。故又举隐疹互相对照，以资鉴别。文中，论风水是主，隐疹是客，其间又运用相形的辞格。刘氏从张仲景的写作手法上，详细阐述了风水病与隐疹的异同，二者均由风邪与水邪并袭，前者则是水邪偏盛所致，后者是由风邪偏盛所致。

赵体浩认为，此段所描述的水气病与今之肾炎水肿极为相似，其所论水气病的形成病机亦与肾炎发病机制甚为吻合。原文中"脉浮"主风为天之气，指外因，是水气病形成的条件，此与现代"由溶血性链球菌感染所致"的认识相当；"脉洪"主气是人之气，指内因，为水气病形成的根据，此与现代所说的体质因素相当；"风气相搏"，即内外因之结合斗争，便产生免疫反应，免疫复合物性肾炎亦因之而成。文中"隐疹""痂癞"实为链球菌感染后所致化脓性皮肤病。赵氏将现代肾炎性水肿类同水气病，其病因是由外感风邪与素体体质斗争所致。

时振声认为，本条是指风水病的另一病机。"脉浮"为风邪外袭，"脉洪"为气实而有邪热，"风气相搏"指风热合邪，"风强"即风邪偏盛，皮肤出现隐疹而搔痒，由于搔痒而化脓结，故久为痂癞，这是"风气相搏"的一个方面；"气强"即热盛而影响气化功能，导致水湿潴留，水肿严重则可俯仰不便，这是"风气相搏"的另一个方面，指出了风水病的形成，以同时合并疮疡痂癞。时氏认为，此条文为风水病的一种病机，风气相搏，热邪盛于风邪导致风水病。

病因原文

跌阳脉当伏，今反紧，本自有寒，疝，瘕，腹中痛，医反下之，下之即胸满短气。（六）

1　古代注解与病因探究

本条论述本有宿疾欲发水肿的辨证。跌阳脉是胃脉，因为脉道在足背二骨之间，所以当伏。今跌阳脉反紧，紧脉主寒，是腹中素有寒疾，如疝、瘕、腹中痛等，寒病按理当用温法治疗，若用苦寒攻下之剂，重伤阳气，肺气因寒而不畅，即可发生胸满、短气等症状。可见误下或误用苦寒而重伤阳气为本病之病因。

如明·赵以德在《金匮方论衍义》中注解道："趺阳脉当伏者，非趺阳胃气之本脉也，为水蓄于下，以伏其气，故脉亦伏。《脉法》曰：伏者为水，急者为疝瘕，小腹痛。脉当伏而反紧，知其初有寒疝瘕痛。先病者治其本，当先温其疝瘕，治寒救阳而后行水可也。若反下之，是重虚在上之阳，阳气亦不布化，而成胸满短气也。"赵氏说明，从趺阳脉伏而紧判断有寒、疝、瘕，故腹痛，误以下法治之，阳气重虚而胸满短气。

清·黄元御同样认为趺阳脉伏紧为有寒，医反用寒药误治，导致胸满短气。其在《金匮悬解》中认为"趺阳脉当伏，今反紧，紧则为寒，本自当有寒，疝瘕，腹中疼痛，医不用温，而反下之，土败胃逆，即胸满而短气也。"

水为阴邪，而病者本有寒邪或体质虚寒，反误用寒凉攻下之法，以致脾胃损伤，土不制水，水寒射肺则成胸满短气之证。如清·程林在《金匮要略直解》中曰："水邪乘土，则土败，故水证者，趺阳脉当伏。今反紧者，紧为寒，脾喜温而恶寒，寒聚于中，则结疝瘕而腹中作痛。夫寒疝当温之，反下之则虚其胃，寒气乘虚上逆，则胸满而短气也"，说明了本为寒聚而痛，医反误用下法，导致胸满而短气。

2 近现代中医学家病因研究

近代医家赵桐在《金匮述义》中曰："此病水因宿疾寒疝瘕而误治也。病水者，趺阳脉当伏，今反不伏而紧。紧为寒，则其人素有寒疝瘕聚而腹中疼也。素有寒疝瘕再病水者，当温之。如误紧为实而下之，则水去寒留，虚寒凝聚则胸满气短矣。如误紧为宿食而下之，则元气益伤，火土均败，寒疝益剧，尤不以治矣。"赵氏从此条文的脉证分析出，误治的结果，是由于素有寒疝瘕再病水，而医者误判紧脉为实所致。

国医大师何任在《何任金匮汇讲》中认为水气病亦可由宿疾、误治而成。趺阳脉当伏，见紧为寒甚于中，则疝瘕腹中痛，当温而反苦寒下之，必更伤阳气，致阴寒上逆，而胸满短气。何氏总结了水气病的一种病因，即素有寒疝瘕而误用下法。

连建伟教授在《连建伟金匮要略方论讲稿》中讲解道："趺阳脉是胃脉，本来应当比较沉，当脉沉得厉害时，叫'伏'脉。趺阳脉本来应该是相当沉的，也就是伏脉，现在反而出现了紧脉，这说明体内本来有寒，紧主寒，所以叫'本自有寒'。体内有寒，故出现了寒疝、腹痛，所以叫'疝瘕、腹中痛'。'瘕'是气机不通的病证。寒疝的主要表现是腹痛，是由于寒气导致气机不通所引起的疾病。患者素体有寒，此时医者就不可用苦寒药予以攻下，而应该要用温热药来治疗才对。若患者服用苦寒攻下药，就会损伤胸中大气，而产生胸闷、短气等表现，到了此时，就非要吃人参等甘温补气之品不可了。"连氏在详细阐述张仲景辨脉意义的同时，分析了患者素体有寒，医者不明而误用下法，导致胸满短气的病因、证候。

蔡小静认为，趺阳脉伏主水气；今脉反紧，说明腹有寒疾，如疝、瘕、腹中痛等，此乃水盛于里、寒盛于中之证，此时当温阳散寒，化气行水。而医不识阴寒反用攻下逐水之法，重伤阳气，脾胃虚寒，水湿不化，水与寒聚，上逆于肺，肺气失宣，故见胸满、短气。蔡氏说明患者本受寒水之邪，医未识别，误用下法，导致胸满短气的变证。

病因原文

师曰：寸口脉沉而迟，沉则为水，迟则为寒，寒水相搏，趺阳脉伏，水谷不化，脾气衰则鹜溏，胃气衰则身肿。少阳脉卑，少阴脉细，男子则小便不利，妇人则经水不通。经为血，血不利则为水，名曰血分。（十九）

1 古代注解与病因探究

本条论述血分病引起水肿的脉证、病机。患者两手寸口脉沉而迟，主肺气虚寒，不能通调水道，致水气不行，水寒相搏结反侮脾胃，脾胃虚衰，水谷不化，则发大便稀溏；土虚不制水，水气泛溢而身体浮肿，趺阳主脾胃之气，故现伏象。少阳脉沉而无力，主三焦亏虚，决渎不利，如《素问·灵兰秘典论》说："三焦者，决渎之官，水道出焉。"少阴脉细，主肾阳虚衰，寒水不化。故男子则小便不利；女子之胞系于肾，冲脉又通于肾，寒水凝滞则经闭不行，血与水同为阴质，常相偕而行。今血不利则水更不利，泛溢而为水肿，这种病即为血分。

正如明·赵以德在《金匮方论衍义》中注解道："仲景脉法，寸口多与趺阳合诊，何也？盖寸口属肺，手太阴之所过，肺朝百脉，是以十二经各以其时自为善恶之状，来见于寸口。脾胃二经虽与诸经一体出在右关，然胃乃水谷之海，五脏皆禀气于胃，则胃又是五脏之本，所以其经脉尤为诸经之要领也。是故邪或干于胃者，必再就趺阳诊之。趺阳者，足趺上冲阳，胃脉之原也。然而此条谓寸口沉为水，迟为寒者，皆非外入之邪，乃由脾胃、冲脉二海之病所致而然也。何以言之？水谷之阳不布，则五阳虚竭，阳虚竭则生寒，下焦血海之阴不生化，则阴内结；内结则生水，于是水寒相抟于二海。然二海皆是十二经禀气者，故十二经脉尽从所禀水寒之状出于寸口也。脾与胃为表里，邪在其海则水谷不化，脾气衰，则不能与胃行其津液，致清浊不分于里而为鹜溏；胃气衰，则不能行气于三阳，致阳道不行于表则身体分肉皆肿。二经既不利于行，则趺阳之脉伏矣。邪在血海，而血海者，冲脉所主，冲脉与肾之大络同出肾下，男女天癸之盛衰皆系焉。《内结》曰：肾为作强之官，伎巧出焉。自越人以两肾分左右，右肾为男子藏精施化，女子系胞成孕。由此观之，冲任正隶其所用之脉也。及王叔和分两肾于左右尺部，一皆以足少阴经属之，其表之腑，亦并以膀胱足太阳配之，但在右尺足太阳下，注一说：与三焦为表里。余尝考其所由，此说出自《灵枢》，谓：三焦下输，出于委阳，太阳之正，入络膀胱，约下焦，实则癃闭。又曰：三焦者，中渎之腑，水道出焉，属膀胱，是孤之腑也。今以邪抟血海，血海属右肾之脏，三焦是其腑，是以男女亦必从阴阳气血表里而分，在女则自其阴，血海者而病；在男则自其阳，三焦者而病。冲脉非大经十二之数，附见于足少阴脉者，是故男子少阳脉卑，为三焦气不化，不化则小便不利。妇人少阴脉细，则经水不通，经为血，血不利则为水者，名为血分。虽然小便不利因水者，不独由于气，亦或有因血所致，如前第十三篇用蒲黄散等方治血，概可见也。"赵氏首先阐释了张仲景将寸口与趺阳脉合辨的意义，说明肺与脾胃的功能密切相连，继而辨明此条文中水寒之邪非外入，实由（脾胃、冲脉）虚竭内结所致，导致鹜溏、水肿、小便不利、经血不通。

可见，寒水在肺、脾胃、肝肾，皆可致水气病。如清·黄元御在《金匮悬解》中注解道："太阴主内，脾气衰则湿旺而鹜溏，阳明主外，胃气衰则阳败而身肿。于是少阳之脉卑，相火虚而形于左关，少阴之脉细，寒水旺而现于尺中。寒气下凝，男子得此，则小便不利，妇人得此，则经水不通。"

2 近现代中医学家病因研究

赵桐认为此条文主要论述了脉象辨别水气病在上下之不同。心肺阳衰则寒水相搏，导致水气病；脾胃气衰则水谷不化，导致鹜溏、身肿；肾气不足则水蓄而行血虚之络，导致小便不利、经血不通。"寸口脉沉而迟，沉则为水，迟则为寒，寒水相搏而病水者，责在心肺之阳也。趺阳脉伏，水谷不化，脾气衰不能吸出，胃中水分走肠间则鹜溏。胃为水渍，溢于皮表。胃气衰则身肿，面肿尤甚者，胃脉上注于面也。少阳脉卑，少阴脉细而病水者，责在下焦肾膀也。少阳谓肾中少阳，诊在踝前。少阳三焦起于胞室，诊寸口是右尺。少阴在太溪，诊寸口是左尺。少阳脉衰者，肾气不足化水也，不化则蓄矣。少阴脉细者，阴血少也，血少则络脉空虚。有少阳不化之水，行少阴血虚之络则身肿矣。男子则只小便不利，女子则更经水不通。因何而不通？冲任皆起胞中，经络之海，五脏六腑之海也，脏腑之精华藏焉，脏腑之用皆资焉。然任脉通，太冲脉盛，月事以时下。何以盛？何以通？何以下软？络脉，沟渠也。沟渠有水，可注于池，其满非一注即满，是其日日渐渍，排泄浸淫，如盈科下行也。兹肾阳气虚不能化水，少阴血少络脉空虚，不化之水乘血络之虚则肿。血由水闭，更无由生，不生则沟渠竭，竭则血海枯，是以经水不通也。师又曰经为血，言经水本来是血，血不利是血不通，不通利则病水。名曰血分，谓水妨血分也。"

国医大师何任在《何任金匮汇讲》中认为此条文有三层含义，寒水侵肺所致的水气病；脾胃水湿泛滥的水气病；三焦决渎无权与肾虚血少所致的小便不利和经血不通之水气病。

张家礼教授在《张家礼金匮要略讲稿》中讲解道："前四句通过'寸口脉沉而迟'阐述肺气虚所致水肿的脉理和病理。'寸口脉沉而迟'者，寸口为阳，属肺主气，沉则为水气内停，迟则为寒邪犯肺，寒水之邪相互搏结于肺，郁遏阳气，肺气失宣，卫阳不固，肺之治节不行，故'寒水相搏'，水气泛溢肌肤而为肿。中四句通过'趺阳脉伏'阐述中焦脾胃阳气虚衰所致水肿的脉理、病理及兼证。'趺阳脉伏'者，趺阳虽候胃气之盛衰，但因脾与胃相合，所以凡脾胃阳气虚衰即见'趺阳脉伏'。胃主纳谷，脾主运化，脾胃俱虚，则不能运化水谷精微，所以导致'水谷不化'。'脾气衰则鹜溏'，因为脾阳虚不能分清别浊，水谷糟粕随肠胃而下如鹜溏之便。'胃气衰则身肿'，是由于胃阳虚衰，不能腐熟水谷，则无水谷精微随脾气散精归肺入心化为营血，且缺乏中焦悍热之卫气以温分肉，实腠理，胃中津液停聚而为水饮，水湿浸淫肌肤则为全身浮肿。以上八句所言水肿的形成与肺气、脾气、胃气的虚衰有关，属于张仲景所称'气分'病变，不属'血分'病变。末七句则通过'少阳脉卑，少阴脉细'来阐述肾虚和三焦气化不利所致水肿的脉理、病理及水肿属于'血分'的机制。"张氏将此条文分为三段两意，"三段"分别为，一者，肺气虚而寒水搏结所致的水肿；二者，脾胃阳气虚衰所致的鹜溏和身肿；三者，肾虚和三焦气化不利所致的水肿。

"两意"是指"三段"中的前二者为张仲景所称"气分"病，第三者为"血分"病。

连建伟教授在《连建伟金匮要略方论讲稿》中讲解道："寸口脉是指手上的脉，'寸口脉沉而迟'，沉主里，里有水气，所以脉沉，'迟则为寒'，寒和水合在一起，'寒水相搏'，造成了水气。'趺阳脉伏'，趺阳脉是在脚背上的冲阳穴部位，趺阳脉相当地沉，称为伏。沉到什么程度呢？按之着骨，才能感觉到脉的搏动，叫作脉伏。趺阳脉是脾胃脉，趺阳脉伏，说明脾胃之气相当虚弱。脾胃虚弱，所以'水谷不化'。也就是说，吃进去的东西根本无法正常地运化，所以大便粪水杂下，如同鸭子的大便，产生了'鹜溏'。胃气衰而造成了身肿，因胃气衰则湿重，所以产生了身肿。'少阳脉卑，少阴脉细'，少阳是指手少阳三焦经，少阳脉是指在上耳角根之前，鬓发后边一点，即耳门微前上方，手按这个地方能感觉到脉的跳动，这称为少阳脉。少阳脉沉而无力叫作卑，'卑'就是低下的意思，在此是指脉沉而无力，说明三焦决渎无权。'三焦者，决渎之官，水道出焉'，三焦是通畅气水的道路，三焦之气不足，气水之路不通，故少阳脉卑。'少阴脉细'，少阴脉就是太溪脉，少阴脉很细，说明精血不足。三焦决渎无权，少阴精血损伤，所以在男子就出现了'小便不利'，在妇女就产生了'经水不通'。'经为血，血不利则为水，名曰血分'，妇女经水不通，经水就是血。血液运行不畅，就造成了瘀血。瘀血停留在体内而成为水肿。就是病虽然在水，但事实上是由于血瘀所造成的，所以叫'血不利则为水'，即瘀血可以导致水肿，这种水肿，称为血分……所谓血分，就是血脉里有瘀血结在一处，不能流通，而产生了水肿。张仲景第一次提出了血分这个病。虽然血分也是水肿病，但此水肿病是由于瘀血而造成的。"连氏首先阐明水气病是由寒水相搏所致；继而分析脾胃虚弱则水谷不化，会导致鹜溏和身肿；最后重点说明三焦决渎失权，精血不足，出现小便不利，经血不通，实则由于血瘀所致的水肿病。

王雪华认为，本条以脉象推论其病因病机，明确指出肺失通调、脾失转输运化、肾失蒸化、三焦决渎失司、膀胱气化不利，均可导致水液代谢失调，尤以肾主水、司开阖的功能失职为病机要点。因此，水病及血，血病及水。其中，"血不利则为水"精辟地阐明了水血互患的重要立论。"血不利则为水"，说明血分与水分并不能截然分开，许多情况下是相互影响的。《血证论》中说："血与水本不相离，病血者未尝不病水，病水者未尝不病血"，临床常见肾小球疾病发生时，即产生了血瘀与水湿，两者既是病理产物，又是致病因素，常相互影响，形成恶性循环，即血瘀加重了水肿，水肿又阻碍了血行，本虚标实越演越烈。王氏总结了水气病的病因与肺、脾、肾、三焦、膀胱的功能失常有关，尤其说明"血不利则为水"是血瘀与水湿互为因果的理论依据。

姜德友认为，水气病形成过程中，在初期常由于外邪侵袭，或内湿为患，而正气不足则是本病发生的内在原因。若久病，或失治、误治导致肺、脾、肾、三焦、膀胱等脏腑代谢水液的功能失调，而使水气病缠绵难愈，成为危重之证。姜氏从病程上说明水气病初期病因主要是外邪与内湿为患，以及正气不足，久病则多由失治、误治所致。

雷慧认为，《金匮要略》水气病篇通过寸口、趺阳、少阴三步脉象的变化来阐述水气病的病因病机：有因寒束肌表，卫气不行，肺气不宣，不能通调水道引起，如文中"寸口脉弦而紧，弦则卫气不行，即恶寒，水不沾流，走于肠间""寸口脉沉而迟，沉则为水，迟则为寒，寒水相搏"；有因肾阳不足，气不化水，小便不利，水无去路而得，如文中"少阴脉紧而沉，紧则为痛，沉则为水，小便即难"；有因中阳不足，阴寒在里，误下伤阳，阳不化水引发，如文中"趺阳脉伏，水谷不化，脾气衰则鹜溏，胃气衰则身肿"；也有的是因胃热下注，水热互结，水气不行而成，如文中"寸口脉浮而迟，浮脉则热，迟脉则潜，热潜相搏，名曰沉；趺阳脉浮而数，浮脉即热，数脉即止，热止相搏，名曰伏；沉伏相搏名曰水；沉则络脉虚，伏则小便难，虚难相搏，水走皮肤，即为水矣"。总之，《金匮要略》认为其病因不外乎外感（风水、皮水、黄汗）和内伤（正水、石水）两类，从病机上讲，则有邪热内陷、水热互结和阳气不足、气不化水之别，而病变脏腑则以肺、脾、肾最为重要。雷氏总结了水气病的病因：一者，寒邪伤肺导致水寒相搏；二者，肾阳不足导致小便不利；三者，中阳不足，又误下伤阳导致脾胃气衰；四者，胃热与水气搏结导致小便难。

张甦颖认为，张仲景之"血不利则为水"，此"血不利"，应是多种瘀血状态的统称；"水"，是指因"血不利"而使津液输布、代谢失常导致的病理状态，包括：①水液溢于肌肤，按之没指，有形可征的水肿；②血行不畅，水溢脉外而致的脏腑组织黏膜的充血水肿；③由血脉渗入体腔内的积液，如胸腔积液、腹水、心包积液等。张氏主要阐述了瘀血病因所致水气病的病证特点。

金智生认为，水气病的形成与阳气的盛衰密切相关，人在"年盛"之时，阳气旺盛，气化周行，营卫调和，水气自行；只有到了中年之后，阳气渐衰，营卫气血流行不畅，水寒之气乘虚泛滥肌肤，水肿乃成。金氏从年龄的体质差异说明，人到中年后阳气渐衰，是发生水肿病的重要因素。

小   结

1 水气病与痰饮病的关系

水气病与痰饮病同属水液代谢失调，主要责之于肺、脾、肾三脏功能失调及三焦气化不利，二者在病因病机、临床表现、治则治法等方面有许多相似之处，然张仲景分两篇论之，其二者必存在明显的差异，临证论治需注意鉴别。从病因方面讲，津液乃人体正常的营养物质，若津液输布排泄障碍，则会引起体内水液潴留，生成水湿、痰饮等代谢产物。水湿质稀，流动性大，痰饮质厚，流动性小，故痰饮致病多为局部，水气病则为全身发病，可为临证鉴别提供思路。

2 水气病与多种疾病参照

本篇虽以水气病为主要研究对象，但条文中涉及多个相似性疾病的对照，如黄汗与历节的鉴别，黄汗与劳气的鉴别，水气病与肺胀、月经不调等疾病的关系等。不仅阐释了同种致病因素，因不同体质或不同疾病阶段，会导致不同疾病的病理机制，而且更加清晰地说明水气病的病因病机与证候特点。因此，在研究张仲景的病因学思想时，要在仔细揣摩脉象、证候的基础上，确定疾病的致病因素与患者体质、病位、邪正偏盛的搏结关系，方可准确把握疾病避免误治。

3 病因证治探究及病案精选

3.1 证治探究

水气病的形成，主要分为外邪和内伤两部分。外邪侵袭，风水相激，肺气不宣，导致水湿内停而致风水、皮水；情志不遂，脏腑功能失常及饮食劳倦等亦可引起水液代谢失常，潴留不化。究其根本，不外乎脾、肺、肾及三焦功能失常，导致水液不化，膀胱气化不利，以致水湿不能从小便而去。至于水气病的治疗，张仲景提出了发汗、利小便和攻逐水邪三大治法，令水有出路则病自瘥，与《内经》中"开鬼门，洁净府，去宛陈莝"的方法大致吻合。方用防己黄芪汤、越婢汤等治疗风水，防己茯苓汤、蒲灰散等治疗皮水，黄芪芍药桂枝苦酒汤、桂枝加黄芪汤治疗黄汗等，收效甚佳，沿用至今。

3.2　病案精选

兰女，14岁，脉数，水气由面肿至足心，经谓病始于上而盛于下者，先治其上，后治其下；议腰以上肿，当发汗，越婢加术汤法：麻黄去节五钱，白术三钱，杏仁泥五钱，石膏六钱，桂枝三钱，炙甘草一钱。此案"水气由面肿至足心"，正合风水由轻到重，水肿先上后下的发病规律，病至"一身面目洪肿"，则由风水演变为皮水。治依张仲景方法，灵活变通，必有效果。

尝记吴县门人陈道南于戊辰八月，偕闸北贾姓小儿来诊，手足并肿，腹大如鼓，予用麻黄五钱，熟附子五钱，细辛三钱，小便微通而胀如故，道南用麻黄六钱，原方中加杏仁、桔梗，一夕而小便大行，明旦肿已全消，周身微汗而病愈矣。可见开肺表疏，则一身之水，不为大气所吸，不待猪苓、泽泻，自能顺其就下之性也。若夫仲师所言，要为示初学辨证用药法程，尽腰以上有脺与脾，能吸收小肠水气津液，由胸中发抒水气之总机关，以散出皮毛为汗。腰以下由两肾泄水，输入下焦，直达膀胱为小便。一部分有一部分之作用，则固不当混同也。

《金匮发微》

参 考 文 献

蔡小静，宋盛青.2014.《金匮要略》下法禁忌探究[J].中国中医急症，9：1672-1674

曹颖甫.2014.金匮发微[M]，北京，中国医药科技出版社：116

何任.2012.何任金匮汇讲[M].何若苹，徐光星，整理.北京：中国中医药出版社：102，104

姜德友，王兵，李杨.2009.水气病源流考[J].中华中医药学刊，12：2479-2482

金智生.2000.对《金匮要略》调和营卫治水肿的探讨[J].甘肃中医学院学报，3：4-6

雷慧，田玉姣.2009.从《金匮要略》水气病浅谈水肿病的渊源[J].河北北方学院学报（医学版），4：70-72

连建伟.2008.连建伟金匮要略方论讲稿[M].北京：人民卫生出版社：213，215，218

刘蔼韵.1993.《金匮要略·水气病》篇疑难条文解析[J].中医药文化，4：14-16

时振声.1987.对《金匮要略》水气病篇有关水肿病机的看法[J].中医杂志，3：60-61

王雪华，白玉宾，张翠.2004.慢性肾功能衰竭的病因病机探析[J].中医药信息，4：3-4

吴鞠通.1999.吴鞠通医学全书[M]，北京，中国中医药出版社：298

肖桂宏，宣世昌.1991.对张仲景论述风水病因证治的探讨[J].黑龙江中医药，4：10-12，56

张家礼.2009.张家礼金匮要略讲稿[M].北京：人民卫生出版社：298

张甦颖.2002."血不利则为水"的机制及临床意义[J].山东中医药大学学报，2：93-96

赵体浩.2004.张仲景在世界医学史上的十大首创[J].国医论坛，6：5-6

赵桐.2009.金匮述义[M]，北京，人民卫生出版社：118，121，134

黄疸病脉证并治第十五

张仲景本篇主要论述黄疸病的病因病机和辨证施治。根据黄疸的病因病机及证候表现有不同的分类：本篇分为谷疸、酒疸、女劳疸、黑疸四种类型。顾名思义，显然谷疸与饮食（不节或不洁）有关；酒疸与嗜酒有关；女劳疸与房劳有关（其实与肝郁、劳倦、体弱等均有关）；而黑疸则为诸疸恶化的晚期表现。此外，病因不明者，概称黄疸。至于火劫发黄、燥结发黄及虚黄，则为特殊的黄疸类型。后世医家将黄疸病分为阳黄与阴黄两大类，阳黄指病情初起，湿热疫毒方盛者；阴黄则为病程日久，正虚邪恋，已成痼疾者。两种分类法既有区别又有交叉，任何一种类型黄疸均以目黄、身黄、尿黄为主症；黄疸五分类法以病因病机为区分依据，而阴黄、阳黄的二分类法以病因病机及证候表现为分类依据。关于阴黄与阳黄的内涵，湿为阴土，湿从寒化，则为寒湿，寒湿偏盛，黄色晦暗，或微带青色，是为阴黄；胃为阳土，湿从燥化，是为湿热，湿热偏盛，黄色鲜明如橘色，是为阳黄。本篇重点论述阳黄证治，对阴黄证治也有论及。

关于黄疸病的有关脏腑，本篇及《内经》依据藏象理论及其病因、病机和临床表现，认为与脾、胃、肾有关，后世医家逐渐认识到与肝胆的关系更为密切。西医学所述的病毒性肝炎、肝硬化、胆囊炎、胆石症及消化系统肿瘤等出现黄疸症状的疾病，均可参考本篇辨证论治。

病因原文

寸口脉浮而缓，浮则为风，缓则为痹。痹非中风，四肢苦烦，脾色必黄，瘀热以行。（一）

1 古代注解与病因探究

关于黄疸病的病因病机及主症，篇中第八条指出"黄家所得，从湿得之"，可知黄疸病因以"湿"为主。由于湿毒化热，致使湿热疫毒深入血分。血分瘀热成为本病主要病机。"瘀热以行"，下流膀胱则尿黄（呈浓茶水色）；上熏面目则目黄，外熏皮肤则身黄。正如《素问·平人气象论》所说："溺黄赤，安卧者，黄疸……目黄者，曰黄疸。"

本条论述黄疸病的脉象和病机。脉浮而缓，在伤寒是外感表虚的脉象；在杂病浮则为风，"风"可作"外邪"理解，而缓为湿之征。"痹"指脾家蕴有湿热，并非风、寒、湿三气杂至之痹证，故插入"痹非中风"一句以示区别。脾主四肢、肌肉，湿热困脾，四肢必感疲乏；如脾脏所蕴积的湿热深入血分，溢于体表，必然发生黄疸，所以说"脾色必黄，瘀热以行"。

黄疸病之病因复杂，综观《伤寒论》与《金匮要略》本篇，可知张仲景将黄疸病的病因分为外感与内伤两大类。外感发黄散见于《伤寒论》太阳、阳明、太阴等各篇；内伤发黄则集中于本篇。然外感与内伤不能截然分开，常相互联系，互为因果。如黄疸病因内伤者，而初起却以外感的表现为主，本条便是。须知黄疸病与西医学所述的病毒性肝炎相类。而急性黄疸型肝炎的黄疸前期症状常以"太阳病"为主。由此可见，张仲景本论是临床实践的总结。

本条"瘀热以行"四字如画龙点睛，点明了黄疸病的基本病机。晚清医家唐宗海在《金匮要略浅注补正》说："瘀热以行一个瘀字，便见黄皆发于血分，凡气分之热不得称瘀。小便黄赤短涩，而不发黄者多矣。"此论可谓要言不烦。"瘀热"二字于《伤寒论》凡三见：一见于第 128 条抵当汤证；二见于第 238 条茵陈蒿汤证；三见于第 263 条麻黄连翘赤小豆汤证，皆曰"瘀热在里"。须知"郁"与"瘀"二字概念不同，郁指气机郁滞；"瘀"《说文解字》谓"积血也"，全指血脉瘀积。概而言之，黄疸病为血分病，即湿热疫毒郁于血分而发病，联系病毒性肝炎的发病机制则更加明了。若湿热邪气只郁阻气机，与血分无关，则不会发黄，而为一般的湿热病证。明确黄疸病的病机是血分瘀热，可指导临床立法、处方、选药，如治黄主方茵陈蒿汤及其他方剂，多是清气活血利湿相兼的方药。

明·赵以德认为风湿相搏，内郁为瘀，脾胃积热为黄疸之病因。其在《金匮方论衍义》中注解道："脾胃者，主四肢，合肌肉，其色黄，其气化湿，其性痞著，其脉迟缓，所畏风木。凡风者，善行数变。若中风而风独行者，开则洒皮毛而出汗，闭则热肌肉以闷乱。今风与湿相搏成痹，所以痹之风则不能如中风之善行，内郁为瘀热郁极乃发。风性动，挟其脾胃所积之瘀热以行，从而走四肢，欲散而不散，为之苦烦，出肌肤，为之色黄。缘风所挟而出，故脉浮；因湿所痹，故脉缓也。"

又如清·黄元御在《金匮悬解》中注解道："寸口以候三阴，寸口脉浮而缓，浮则为表中于风，缓则为肌肤之痹，是为风痹，非中风也。风痹于表，则四肢苦烦，脾色必黄，瘀热以行。盖脾为湿土，其色为黄，脾气内遏，不得四达，故湿瘀为热，黄色外发。四肢秉气于脾，脾病不得行气于四肢，故四肢烦生。《素问·平人气象论》：溺黄赤，安卧者，黄疸。目黄者，曰黄疸。《灵枢·论疾诊尺》："身痛而色微黄，齿垢黄，爪甲上黄，黄疸也。黄疸者，土湿而木郁，木主五色，入土则化黄。溺者，肝木之疏泄，目者，肝木之开窍，爪甲者，筋之余，肝木之主司，安卧者，脾之倦，肝木之伤克。风木不郁，不成黄疸也。"黄氏认为，风痹于表，脾气内遏，肝木乘脾土，湿瘀为热是黄疸的病因病机。

而清·徐忠可认为黄疸病的病因为风邪兼挟寒湿，内伤于脾，热郁外蒸。其在《金匮要略论注》中注解道："此总言黄疸，初时由风兼挟寒湿，后则变热也。其先辨之寸口脉若浮而缓，浮缓亦专主风，然浮，风也，自黄者言之，缓则挟湿，故曰痹，湿热相蒸而肌痹也。《内经》曰风寒湿合而为痹，则风不足以概病，故曰痹非中风。然热为病情，风为病因，风热乃阳邪，阳邪入阳，四肢为诸阳之本，邪入而苦烦，烦者风热也，四肢又属脾，脾属土，土色黄，故曰脾色必黄，见疸病所因虽不同，必内伤于脾也……然至于黄，则热反不坚结于内，故曰瘀热以行，此言黄疸之病，概由热郁而外蒸也。论曰：仲景首揭黄疸之脉，主之以风，而推及于痹，是明言黄疸之病，风寒湿兼有之矣。故后言风寒相搏，又曰黄家所得，从湿得之。"

清·高学山则认为黄疸由风热之邪侵袭阴虚之体，湿热相蒙所致，但总是与"湿"相关，其在《高注金匮要略》中认为"若寸口脉浮而缓，浮为真阴不足，而邪热生风之诊，故浮则为上行外骛之风。缓，为真阳不充，而亢火食气之诊，故缓，则为正气卑弱之痹也。夫平常之所谓痹者，原以外中风邪，卫气沉削之症，此为内热生风，故非中风之比。但以水不胜火，而四肢惟觉燥热而苦烦，于是内干则召外湿，湿热相蒙，而热化偏发，有如亢旱之天，雨露不滋，土气不摄，浮沉满空，黄埃飞布之象，故脾色之黄气，随瘀热而周行于躯壳间矣。"高氏以亢旱之天、黄埃飞布比类人之黄疸病象，说明湿热与黄疸关系之密切。

另外，清·吴谦在《医宗金鉴》中总结了黄疸病的病因为素有湿热，受风寒，或女劳伤，或饮食不节（饮酒等），或与湿瘀、热郁。"盖其人素有湿热，外被风寒相搏，内为女劳所伤，及食谷饮酒，或与湿瘀，或与热郁，皆能为是病也。"

2 近现代中医学家病因研究

近代医家赵桐总结黄疸病因为脾之湿热蒸膏于外。在《金匮述义》中曰："此黄疸之脉证也。脉浮缓，中风湿痹脉也。兹身不疼痛，则非中风，更非湿痹。是浮为阳盛，缓为湿邪。脾主湿，乃脾家之湿瘀热郁也。夫脾主四肢，脾热则四肢苦烦，苦烦即四肢无处搁放。脾受热郁则蒸散膏……热郁湿流则浸淫肌肉，（脾主肌肉）浸淫肌肉则色必黄。所以然者，脾家之湿热，蒸其散膏而行散于外也。"

国医大师何任在《何任金匮汇讲》中认为黄疸之作，不外乎湿与热。脉浮则为热，脉缓则为湿，湿热闭郁脾胃，熏蒸于外，则身目发黄，而为黄疸。《伤寒论》阳明病篇云："伤寒，脉浮而缓，手足自温者，是为击在太阴，太阴者，身当发黄。"伤寒与杂病其病因虽有不同，然脾主运化水湿，如湿热久郁，脾失运化，则身必发黄，其理则一。何氏认为黄疸发黄病因不离湿热久郁于脾。

张家礼教授在《张家礼金匮要略讲稿》中认为，"'脉浮而缓'说明湿热内郁脾胃是形成黄疸病的主要原因。'瘀热以行'说明湿热瘀结血分（胆汁外溢）是形成黄疸病的主要病机。条文一开始就说患者六脉浮缓，这里的浮缓脉并不是外感表虚之脉，而是内伤杂病之脉，脉浮属阳，风为阳邪，阳热邪气外熏则见脉浮，故曰'浮则为风'；'缓'脉主湿而应于脾，脾为阴土，喜燥恶湿，湿性呆滞，故脉道不利而见缓。今脉'浮''缓'并见，说明风邪或热邪与湿邪相合，或湿邪久郁而化热，湿热阻闭于脾，热势不甚，故曰'缓则为痹'。这里的'痹'，并不是'风寒湿三气杂至'内入筋骨关节的痹证，而是湿热阻闭于脾（气血不畅）的意思。张仲景担心读者误以为'寸口脉浮而缓'是伤寒太阳中风证……所以紧接着插入'痹非中风'一句以资鉴别。当然，这更不是因里虚经脉痹阻，瘀塞不通而引起的杂病中的中风证。'四肢苦烦'是湿热困脾的特征，因为脾主四肢、肌肉，湿热困于脾，四肢肌肉不能充分得到阴津的濡润和灌注，则四肢疲困烦热酸痛，说不出的不舒适，在临床上，湿热黄疸常见这个症状。因脾统血而主肌肉，湿热郁滞于脾，不得外出下行，则由气分内陷入血分，湿热蕴蒸，迫及肝胆，胆汁妄溢肌肤，则面目身体四肢皆黄，再者，脾经湿热瘀结血分，转输流布，行于体表亦可发为黄疸。所以张仲景说'脾色必黄，瘀热以行'。"张氏在分析张仲景条文的基础上，总结黄疸病因为湿热郁于脾胃。

连建伟教授在《连建伟金匮要略方论讲稿》中认为"本条是借脉来讲黄疸病的发病机制。'寸口脉浮而缓'，脉浮是主风，脉缓是主湿，所以叫'浮则为风，缓则为痹'。'痹'，就是指湿邪在体内着而不去，称之为痹。所谓'痹非中风'，就是讲要发生黄疸的原因，是由于湿邪停留在体内而引起的，虽然'脉浮而缓'，类似于太阳中风之脉象，但并非太阳中风，所以说'痹非中风'。这个'中风'是指《伤寒论》的太阳中风。'四肢苦烦'，因为湿邪化热，而湿热困脾，脾主四肢，所以四肢相当难受。这个'苦烦'作为难受来理解，就是指很难受、很不舒服。黄色属脾土，所以叫'脾色必黄'。脾脏把瘀结在体内的湿热传输到体表，就发生了黄疸。'瘀'，也可以作'郁'来理解，所以叫'脾色必黄，瘀热以行'。这个'脾'实际上就是消化系统，黄疸病也是消化系统疾病，当然也是一种传染病。这是第一条，实际上是讲了黄疸病主要是由湿热引起的，湿热停留在体内，日久转输于体表，发生了黄疸"。根据连氏总结可知，黄疸病的病因为湿邪停留化热困脾。

杨昶认为，"黄疸"（阳黄）的整个病机应为：人体感受时邪后，郁热不达，内阻中焦，或饮食不节（洁），损伤脾胃，致使脾胃运化失职，湿浊内生，气机不得升降，脾胃湿浊上下不得泄越，郁而化热，同时，湿邪内遏使肝气不疏，湿遏郁热更甚，导致热陷血分，营血瘀腐变化，终致瘀热腐变之物流入血脉，随肝脾的转输流布而行于全身而发生黄疸。此即张仲景所谓"瘀热以行"的全部含义。杨氏从病因病机的分析，阐明张仲景此条文为阳黄之类，病因为感受时邪或饮食不节，脾胃受损，湿浊化热。

吕永慧认为，黄疸的病因病机有感受外邪，酒食不节，脾胃虚寒，瘀热发黄。总的来说，黄疸的病因病机与风寒湿热均有关，其中以湿为主。病理演变有寒化热化之分，湿从热化则为阳黄，从寒化则阴黄。从脏腑来看，主要在脾胃，涉及肝胆，与血分有关，若湿邪仅在气分不发黄，往往深入血分，瘀结于里而发黄。

刘成海认为，张仲景将黄疸的病因分为湿热、寒湿、火劫、燥结、瘀血与房劳等。说明饮酒过甚，饮食水谷不洁或不节，或感受外邪等是病发黄疸的重要外在因素。

陈兆洋认为，仅仅理解黄疸是湿热之邪蕴结于脾胃，乃湿热熏蒸所致，是不够确切的。临床上很多湿热病虽然以脾胃为中心，出现湿阻中焦的症状，但很少发生黄疸，这是因为湿热邪气只郁阻气机，而血分未受影响时，只不过是一般湿热病；只有当湿邪不但郁阻气机，同时又伤及血分时，才能发生黄疸。

桑希生等认为，张仲景从病因病机角度将黄疸病分为太阴中风发黄、谷疸、酒疸、女劳疸、虚劳发黄五种。其中，太阴中风发黄是由于感受了脾风之邪（为偏邪），迅速入脾脏血分，化热伤血、生湿成瘀，热、湿、瘀相互结聚，导致脾脏伤，其色外现溢于全身而发黄，病因为风邪，发黄时的主要病机是化气，热、瘀互结，血伤生湿。谷疸是由于素有谷气，或邪伏留于阳明经，又感受外邪或经饮食不节，邪气入里与伏邪相搏结，两邪相加，多因气分有湿，小便不利，热邪不得外流，热不得外泄，逆传脾之血分发为谷疸。本病为阳明病内传脾脏所致，出现黄疸的同时并发阳明病。酒疸，素有饮酒史伤及脾胃，酒性辛燥，内生瘀热，结在脾脏血分而发黄疸。女劳疸，其成因为素有脾脏伏邪，日久形成积聚、阴阳两虚、精血两伤、脾脏衰败，脾色外现而发黄的病史，又遇女劳、饮食、休息等调养失宜而诱发黄疸故称为女劳疸。故本证应为"女劳犯黄"，即为《诸病源候论》之女劳疸和劳黄的结合，在临床上本病与太阴中风发黄为一种疾病，前者为急发，后者为伏发。虚劳黄疸，是由劳伤或伏邪伤及脾之血分，脾之血分衰败，脾色外现。黑疸，常是谷疸、酒疸、女劳疸等黄疸病进一步发展的后期表现，不属于独立的疾病。如《诸病源候论·卷十二·黑疸候》曰："黑疸之状，苦小腹满，身体尽黄，额上反黑，足下热，大便黑是也。夫黄疸、酒疸、女劳疸，久久多变为黑疸。"此为《金匮要略》五种黄疸的基本内涵。

病因原文

师曰：病黄疸，发热烦喘，胸满口燥者，以病发时，火劫其汗，两热所得。然黄家所得，从湿得之。一身尽发热而黄，肚热，热在里，当下之。（八）

1　古代注解与病因探究

本条指出因火劫发黄所表现的证候及治法。本条所述"发热"为里证发热，治应清解，与一般感冒之证治不同。如误用火劫发汗，在里之热不得外解，反而增剧，故曰"两热所得"，瘀热在里可发黄疸。至于心烦气喘、胸满口燥等症，皆出现于火劫之后。"一身尽发热，面黄，肚热"是意味着热度很高，且热盛于里而成实，故曰"热在里，当下之"。以攻下方药通腑泄热，可用第19条之大黄硝石汤等。

正如清·赵以德认为黄疸由湿热所致，湿或源自天地，或源于人身，或源于饮食，内伤脾胃，郁热发黄；然若在初感湿邪，微发其寒，久久可解，若误用火劫之发汗法，则生黄疸变证。其在《金匮方论衍义》中曰："黄疸必从湿热二气所发。湿有天地之湿，人气之湿，饮食之过，皆足致之，然三者之湿内应脾胃之土，郁而成热，郁极乃发，发则一身尽热，而土之黄色出显于表为黄疸也。此证先以外感湿邪。"

《灵枢·师传》曰："胃中热，则消谷，脐以上皮热，肠中热，则出黄如糜，脐以下皮热，即此肚热，热在里之义也。"故清·程林在《金匮要略直解》中说："湿淫于内，则烦喘胸满，热淫于内，则发热口燥。复以火迫劫其汗，反致两热相搏，殊不知黄家之病，必得之湿热瘀于脾土，故一身尽发热而黄，正以明火劫之误也。若肚有热，则热在腹，可下之以去其湿热。"

可见误用火劫之法，再与湿相搏是产生黄疸变证的病因，得到多位医家的广泛认同。如清·徐忠可在《金匮要略论注》中曰："此除谷疸、女劳疸、酒疸，概言黄疸，有因误火得之者；又辨其从湿得之者，为黄疸之常，热在里者，为热黄之变，以使人分别论治也。谓黄疸病虽不必专在上焦，乃有发热而烦喘、胸满口燥，热燥俱在上焦者。此以表病无汗，火劫其汗，寒变之热，火劫之热，两相并则气郁，故肌肉不堪而黄。然燥火不能遽使人黄也，凡黄必因湿郁，故又概言黄家所得，从湿得之，谓火不与湿并，不能作黄耳。"尤在泾在《金匮要略心典》中也说："烦满、燥渴，病发于热，而复以火劫之，以热遇热，相得不解，则发黄疸。然非内兼湿邪，则热与热相攻，而反相散矣，何疸病之有哉。"尤氏说明黄疸病皆以湿邪为本，误用火劫发汗法是其诱发变证因素。

另外，对条文"黄家所得，从湿得之"一语，历代医家有两种不同认识：一是认为此句紧接上文，说明火劫发黄，亦挟内湿。二是认为此句为插笔，说明黄疸病之常，多得之于湿；及其变，亦有与湿无关者，本条便是。编者比较赞同"插笔"说法，结合《伤寒论》有关条文便易明了。如第111条说："太阳病中风，以火劫发汗，邪风被火热，血气流溢，失其常度。两阳相熏灼，其身发黄。"再从语法上来分析，其紧承上句，两个"所得"之间加之转折连词"然"，则两相对比之势立现。可见此句为插笔，与上文相对比，这正是张仲景行文之妙处。

正如清·黄元御直接阐明误用火劫发汗是黄疸病变证的病因。其在《金匮悬解》中注解道："病黄疸，发热烦喘，胸满口燥，何遽至此？此以疸病发时，原有内热，复以火劫其汗，两热相合，表里燔蒸，肺金受伤，故致于此。"

2 近现代中医学家病因研究

赵桐在《金匮述义》中认为，黄疸初发时因误用火劫发汗法而生变证。疸多湿郁热瘀，发证不同，必寻其因焉。发热烦喘，胸满口燥者，因初病湿热，火劫其汗而然也。夫湿热，原有热矣，再烧针、瓦熨、艾灸，两热相得，则炽炎燎矣。总察黄家皆由湿得，湿无下法，已是定论。但此黄疸病属于火劫之变，发热赫炽，心烦肺喘，蕴隆虫虫而胸满，津液灼竭而口燥，一身尽热而皆黄，扪肚蒸手而热在里，故从权变而下之也。

国医大师何任在《何任金匮汇讲》中认为，误用火攻可致黄疸。本湿热内郁，当清解，反火劫迫汗，火与热搏而燥化。若黄疸一身尽热，腹中热者，乃热结于内，里热成实，非下无以去其热，可以大黄硝石汤泄其热，或采用栀子大黄汤、凉膈散等。

张家礼教授在《张家礼金匮要略讲稿》中认为，所谓"两热所得"，一是指误用艾灸、温针、熏法及辛温燥烈的药物；一是外感表热（或里证发热），这两种热相互搏结，瘀热在里，干及血分，逼迫胆汁横溢而"病黄疸"。邪热炽盛，影响肺气的宣发肃降则"发热烦喘"。热淫于内，消灼津液，壅塞胸中气机，故见"胸满口燥"。张氏在张仲景此条文的基础，总结了"两热所得"致黄疸及其变证的病因：外感表热或里证发热，误用艾灸、温针、熏法及辛温药皆可导致黄疸病发。

连建伟教授在《连建伟金匮要略方论讲稿》中讲解道："得了黄疸病，会有发热、心烦、气喘、胸满、口燥等热象，为什么会出现热象呢？主要是当病发作的时候，由于医生的误治，用火劫其汗。'火劫其汗'，我们学过《伤寒论》就知道是用了温针法或烧熏法来强迫患者出汗。这种温针、熏法都是发热的，若病者素体有热，再加上火劫其汗，如此'两热相得'，热邪就会更加炽盛，而病也会越来越严重了。'然黄家所得，从湿得之'，为什么会产生黄疸病？主要是从湿邪得来的，这一句话实际上概括了绝大部分黄疸病的病机。由于误治，使热邪越来越重，湿邪反倒不很明显，而是以热邪为主。'一身尽发热而黄'，全身皮肤发热和发黄。'肚热'，指患者腹中感到热。'热在里'，患者热在腹中。这里连续三句都用到了'热'字，说明黄疸病里热很重。此时可以采取攻下法，用大黄、芒硝等清热泻下的药物来治疗。因为'黄家所得，从湿得之'，说明黄疸病往往是以湿热为主。但由于误治，湿从热化，以热为主，这样的大热，首先要通过泻下的方法，以泻其热，才能减轻病情。"连氏说明黄疸病本由湿邪所致，由于误治，反以热邪为主，而出现"一身尽发热，面黄，肚热"的黄疸变证。

姜学连等认为，外感病误用火劫，强迫出汗，以致在里之热不得外解，与火邪互相搏结，其热愈增，出现发热烦喘，胸满口燥，一身尽发热而黄，肚热等为里热炽盛之证。故当用攻下法通腑泄热。"然黄家所得，从湿得之"，强调黄疸的形成多与脾湿有关，湿从热化是湿热发黄的重要原因，在泻热时，当勿忘其湿。

胡华容认为黄疸病初起虽发热，但与一般外感发热不同，是由湿热熏蒸的里证发热，治宜清解。医生误为表证发热用火劫强迫发汗，则在里之热不得外解，反而增剧，出现发热烦喘，胸满口燥。

小　结

1　张仲景以病因分黄疸

黄疸的分类始于《金匮要略》。张仲景在《金匮要略》中，按病因的不同，将黄疸分为谷疸、酒疸、女劳疸，谷疸因饮食不节所生，酒疸因饮酒过度而成，女劳疸则由于房事劳倦所致，当上述三者病久不愈，则可导致黑疸的发生。张仲景对于黄疸的论述，可谓开创了黄疸分类的先河，元·罗天益后，黄疸多从阳黄、阴黄论治。张仲景之分类法，虽未沿用于现代临床，但其所表达的丰富内容，关于黄疸病辨证论治的重要思想，直至今日依然具有丰富的临床意义与研究价值，为后世黄疸病的研究奠定了基础。

2　黄疸与黄汗的鉴别

黄疸与黄汗在临床上有相似之处，黄汗病为汗出色黄，黄疸亦可表现为黄汗。从病因上区分，黄汗主要为湿邪侵袭、湿热熏蒸肌表、水溢肌肤所致，属"水气病"的范畴；而黄疸主要为邪气在外，脾虚在内，内外合邪，令脾虚湿盛而发病。从症状上看，黄疸一身俱黄，以身黄、目黄、小便黄为主要特点，时兼汗出发黄；而黄汗则仅为黄色汗出，身目、小便并无发黄的征象，临证时当清楚辨析，以寻求疾病的根源。

3　病因证治探究及病案精选

3.1　证治探究

黄疸作为临床常见疾病，其病因病机及证候特点的古代和近现代文献研究都较丰富，其中近现代的病因总结更为具体完善。黄疸病的病因，古代文献多以外感风邪兼挟寒湿，内伤脾胃，邪郁化热为阐释；近现代文献在具体分类黄疸病的基础上，总结为感受外邪、酒食不节、脾胃虚寒、误治火劫、瘀血与房劳。黄疸病皆以湿邪为本，误用热法（如艾灸、温针、熏法及辛温药等）是诱发黄疸病变证的病因。因此明确黄疸病的病因病机及证候特点，才能有效地指导治疗并避免误治之失。

　　黄疸的治疗，除清热除湿外，兼用汗、吐、下、和、温、清、消、补，八法齐备，可供后世参考。

3.2　病案精选

　　若夫脾肾两败，腹如水状，即为不治之症。盖腹为足太阴部分，肾即在腹之两旁，肾藏无火，不能蒸化脾阳，故脾脏虚寒，湿邪凝冱，从而腹满。然苟用四逆加茵陈蒿以治之，何尝不可挽救一二。昔金子久患此证，自服茵陈蒿汤，不愈。乃就诊于丁君甘仁，授以附子汤加茵陈，但熟附子仅用钱半，服两剂不效，乃仍用茵陈蒿汤，以致脾气虚寒，大便色白而死，为可惜也。但金本时医，即授以大剂四逆汤，彼亦终不敢服，则是有方与无方同，有药与无药同，经方见畏于世，若此，可慨夫。

《金匮发微》

参 考 文 献

曹颖甫. 2014. 金匮发微[M]，北京，中国医药科技出版社：127

陈兆洋. 2001. 黄疸病机从瘀论探析[J]. 广西中医药，3：39-40

何任. 2012. 何任金匮汇讲[M]. 何若苹，徐光星，整理. 北京：中国中医药出版社：190，203

胡华容. 2014.《金匮要略》误治浅谈[J]. 江西中医药，1：8-10

姜学连，刘新军. 2014. 论《金匮要略》对黄疸病的证治[J]. 中国中医急症，2：298-299

连建伟. 2008. 连建伟金匮要略方论讲稿[M]. 北京：人民卫生出版社：239，243

刘成海. 2004. 论张仲景对黄疸病辨治法的贡献[J]. 上海中医药大学学报，4：5-7

吕永慧. 2009. 仲景论黄疸[J]. 时珍国医国药，8：2083-2084

桑希生，张春晓，刘鲲鹏，等. 2008.《金匮要略》黄疸病分类与后世黄疸病分类的区别[J]. 中医药学报，6：78-79

杨昶. 1986. 从"脾色必黄，瘀热以行"看治黄治血[J]. 中医药研究杂志，5：11-12

张家礼. 2009. 张家礼金匮要略讲稿[M]. 北京：人民卫生出版社：344-345

赵桐. 2009. 金匮述义[M]，北京，人民卫生出版社：135，167

惊悸吐衄下血胸满瘀血病脉证治第十六

本篇是关于惊、悸、吐血、衄血、下血、瘀血的脉证论治。

惊与悸既有区别又有联系：有所触而动的为惊，无所触而动的为悸。惊自外来，惊则气乱，脉动。悸自内生，多由心之气血不足所致，脉弱。二者又相互联系，悸者每易惊，惊之后亦必悸，所以又通称为"惊悸"。

衄血多因阴虚火旺，或表邪不从汗解，郁而为衄，或里热不从下泄，逆而为衄，且衄家不可发汗，因"血汗同源"也。

吐血亦多因阴虚火旺，或酒客本湿热内盛，因咳逆气溢，伤胃致吐血。

下血，可分为两类：一为先便后见血，出血部位多在胃或小肠，又称为远血，主要由于中气虚寒、脾不统血所致；二为先见血后便，出血部位多在大肠，又称为近血，主要由于湿热郁积大肠所致。

瘀血在本文是病理产物性病因，主要论述其致病特点与治法。

上述病证中有阐明病因的条文为"夫酒客咳者，必致吐血，此因极饮过度所致也"。因此，本篇研究历代文献对此条文的注解，以便归纳仲景的病因学思想。

病因原文

夫酒客咳者，必致吐血，此因极饮过度所致也。（七）

1 古代注解与病因探究

明·赵以德《金匮方论衍义》云："酒性太热，客焉不散，则肝气不清，胃气不守，乱于胸中，中焦之血，不布于经络，聚而泅，因热射肺为咳，从其咳逆之气溢出也，此伤胃致吐血者。"赵氏认为，酒热在体内，脏腑之气乱，咳逆气溢，伤胃而致吐血。

清·徐忠可《金匮要略论注》云："此言吐血，不必尽由于气不摄血，亦不必尽由于阴虚火盛。其有酒客而致咳，则肺伤已极，又为咳所击动，必致吐血，此非内因也，故曰极饮过度所致，则治之，当以清酒热为主可知。"徐氏总结吐血病因有气不摄血，有阴虚火盛，亦有饮酒过度，咳而即发。

清·程林《金匮要略直解》云："《内经》曰：'因而大饮，则气逆'。气逆则咳，咳则伤肺，肺伤必致吐血。夫酒性大热，溃脉伤经，过之则有如上诸证。"程氏以经解经，说明过度饮酒可致咳而吐血。

清·尤在泾《金匮要略心典》云："酒之热毒，积于胃而熏于肺则咳，久之肺络热伤，其血必随咳而吐出。云此因极饮过度所致者，言当治其酒热，不当治其血也。"尤氏认为，酒客吐血的病因为过度饮酒，说明探明病因是指导治疗的重要依据，非见血治血。

清·吴谦《医宗金鉴》云："酒性大热，溃脉伤经，极饮过度，必致咳嗽吐血也。"吴氏说明咳嗽吐血皆由于饮酒过度所致。

清·黄元御《金匮悬解》云："酒之为性，善生上热，而动下湿，酒客咳者，湿盛胃逆，而肺气不降也。咳而不已，收令失政，必致吐血。此因极饮过度，湿滋土败，肺胃冲逆所致也。人知酒为湿热之媒，不知酒后烦渴，饮冷食凉，久而脾阳伤败，必病湿寒。庸工以为积热伤阴，最误天下也。"黄氏首先说明酒性湿热，极饮则伤脾胃，咳逆致收摄失司则吐血；然而酒后多喜食冷饮，致使脾阳受损，此多寒湿，非热也。

清·高学山《高注金匮要略》云："酒性浮热，热则动血，浮则上气，气浮血热，故咳则必致吐血也。夫饮食之邪，本经列为不内不外因，以极饮过度而致咳而吐血也，延至脉数有热，不得睡卧，同归死候，岂不大可惜哉。长沙揭此，其戒之耶，抑谓于方咳而未吐血时，或辛凉以解热，降渗以平浮，犹得挽回生路耶？"高氏不仅说明饮酒过度导致咳而吐血，而且指出仲景的治未病思想，即在刚咳而未吐血时，即以辛凉解之。

2 近现代中医学家病因研究

近代医家赵桐在《金匮述义》中说："此酒家吐血也。酒客，嗜饮之人也。酒为毒物，辛热毒烈，沸血烁精，少饮之，流畅气血，遣闷消愁，过则残其脏腑，损其经络。咳者，火刑肺金。久咳不已，必致吐血也。"赵氏说明酒可少饮，过则损伤脏腑经络，久咳导致吐血。

何任在《何任金匮汇讲》中说："经常饮酒的人，酒之热毒由胃而蒸熏及肺，如果咳嗽长久了，肺络热伤，就会吐血，这主要是极饮过度所致的吐血，因此在治疗上，也应该从治疗酒热着手。"何氏认为，经常饮酒的人，酒热由胃伤肺，咳嗽则易致吐血，当治酒热。

张家礼在《张家礼金匮要略讲稿》中说："平素嗜好饮酒的人，而患咳嗽，常可导致吐血。这是因为饮酒过度，湿热蕴郁，积于胃而熏于肺，肺失清肃故咳；进而灼伤血络，则'必致吐血'。吐血之因，有气虚不摄者；有阴虚火旺、迫血妄行者；此则为湿热熏蒸之吐血。"张氏首先说明此条文是过度饮酒，湿热积胃熏肺，咳伤血络，导致吐血；同时分析吐血亦有他因，如气虚不摄，或阴虚火旺等。

连建伟在《连建伟金匮要略方论讲稿》中说："经常喝酒的人称为'酒客'，酒客咳嗽，日久导致吐血，因为酒是助长湿热的，饮酒过度，湿热在胃，而又上熏于肺，所以造成了咳嗽，肺失清肃，进而伤了血络，就导致了吐血，所以称为'酒客咳者，必致吐血'。'此因极饮过度所致也'，就是喝酒喝得过分了，极度地饮酒导致了吐血。酒毒是一种热毒，这种热毒对人体产生不良影响，所以首先要清热解毒，祛除酒毒。后世一般主张用泻心汤。"连氏说明过度饮酒，湿热蕴胃熏肺，咳嗽日久则吐血。

姜德友等在仲景对吐血病因认识的基础上，总结了血证的病因：感受外邪；饮酒过多或嗜食辛辣（历代医家都毫无争议地认为血证与饮酒及饮食辛热的偏嗜有着密切的关系。早在《金匮要略》就已指出"夫酒客咳者，必致吐血，此因极饮过度所致也"。《三因极一病证方论》在其基础上指出除了"病者饮酒过多"且"啖炙煿五辛热食"也是导致出血的另一病因，提出"酒食衄"的说法。在此之后窦材、叶天士等名家都有类似阐述，但均只能视为对《金匮要略》的补充）。

田朝晖等认为，吐衄的病因病机有四时气候致衄血；湿热蒸灼致吐血。如仲景条文"夫酒客咳者，必致吐血，此因极饮过度所致也"是从饮食方面论述了吐血的病因病机。

刘海英指出《金匮要略》吐血的病因有四个方面，一为嗜酒过度致湿热内蕴，酒毒湿热熏灼肺胃而致吐血。如原文第 7 条指出"夫酒客咳者，必致吐血，此因极饮过度所致也"；二为阴虚有热，虚热上扰熏灼心肺而致吐血，如原文第 5 条；三为中气虚寒，气不摄血。气虚则不能统摄阴血，血不归经而吐血者，如原文第 14 条；四为心火亢盛，迫血妄行，如原文第 17 条。

桑红灵从饮食不节的病因中分析，饮酒过度或嗜食辛辣厚味，胃肠蕴积湿热，热伤脉络，迫血妄行，导致吐血、便血。

小　结

1　病因综合分析

惊悸、吐衄、下血、瘀血均属于心与血脉的病证，本篇中的胸闷亦属于瘀血的伴随症状，故合为一篇讨论。血证是本篇的重点，在本篇中，仲景主要针对诸血证进行了因机证治的分析。然血证的病因非常复杂，诸多因素均可导致其出现。在本篇中，惊与悸，吐血、衄血、下血、瘀血等血证分别可由不同因素诱发导致。

首先，惊悸虽不属于血证的范畴，但其与心息息相关，而心又主血脉，故将惊悸加入本篇。仲景认为，惊与悸，属两种疾病，"寸口脉动而弱，动即为惊，弱则为悸"。惊病，主要是由于突然受到惊吓，心神慌乱所致，然从仲景"火邪者，桂枝去芍药加蜀漆牡蛎龙骨救逆汤主之"可以看出，仲景所谓惊病，范围较大，火邪者，非精神因素，但若出现心神动摇等与受惊后相似的症状，亦可归结为惊病的范畴；而悸，则为心气受损，可因水停心下、痰浊扰心、心阳不振等因素引起，主要由于外邪扰心或气血不足，导致心功能失常所致。由此可以看出，仲景对于惊悸的认识较为全面，"动即为惊，弱则为悸"则是其思想的最好概括。

其次，吐衄、下血、瘀血，同属血证，诱因多种多样，也非因某一种特定因素才可诱发。细究仲景原文可知，本篇亦列举了血证不同的病因病机。如衄血，主因为热，"尺脉浮，目睛晕黄，衄未止。晕黄去，目睛慧了，知衄今止"，为肝胃热盛、肾虚火升所致；吐血则可因湿热和寒凝引起，"夫酒客咳者，必致吐血，此因极饮过度所致也"乃湿热熏蒸，"吐血不止者，柏叶汤主之"则为有寒；至于下血，则可因虚寒而致"妇人则半产漏下""男子则亡血"，亦可因脾胃虚寒，不能摄血而致黄土汤之远血证，还可因湿热壅滞导致出现赤小豆当归散之近血证。可见，在仲景的时代，已对血证病因病机有了非常深刻的认识。

除此之外，《内经》还认为，情志异常可以导致血证。如《素问·举痛论》曰："怒则气逆，甚则呕血。"饮食、起居不节可以诱发血证。

如《灵枢·百病始生》曰："卒然多食饮则肠满，起居不节、用力过度则络脉伤，阳络伤则血外溢，血外溢则衄血；阴络伤则血内溢，血内溢则后血"，同时，劳欲过度亦是血证产生的诱因，如《素问·腹中论》所述血枯证有"先唾血""时时前后血"等出血症状。而清·唐容川在其血证专书《血证论》中，将血证的病因病机概括为火热炽盛、气机阻逆、瘀血阻络、脾失统摄等，可供参考。

血证理论发展至今，其病因病机不断完善，分述如下。吐血即血液从口中吐出，常因胃热壅盛、肝火犯胃，或气血不足所致；衄血，指不因外伤，血从鼻、齿、耳及皮肤溢出或渗出的病证，每多由于内火炽盛、阴虚火旺而引起；下血即便血，特指大便中见血，乃因肠道湿热、脾胃虚寒或气虚不摄等导致；而瘀血指血液瘀积在内，通常致血液停积而成的致病因素，均为其病因，可为疾病的代称，影响血液运行和新血的生成。诸血证致病因素非常广泛，如感受外邪，嗜食辛辣，情志内伤，劳倦过度，久病或他病所传，失治误治，瘀血阻络等，均可以导致出血。病因不同，发病机制不同，出血的部位及形式也就不同。因此，在治疗过程中，首当辨其因，再施以方药，而非"见血治血"，一味止血，反而达不到祛除病邪的效果，这也体现了中医"治病求本"的辨治特色。

2　病因证治探究及医案精选

2.1　证治探究

惊悸，主要为心功能失常所致。惊指突然遭受外界惊恐刺激而引起心神慌乱，甚至涣散的一种疾病，主要反映心主神志功能的异常；悸则是由于外邪扰心、气血虚弱导致心功能失常，出现心神恍惚，心脏跳动不能自主的病症，主要反映心主血脉功能的异常。二者常相互联系，伴随出现。证治方用桂枝去芍药加蜀漆牡蛎龙骨救逆汤，通阳祛痰，镇心安神，治疗火邪导致的惊病；用半夏麻黄丸通阳化饮，主治饮停心下导致的心中悸动病证。

仲景对于血证的证治仅出四方，柏叶汤治疗虚寒吐血，泻心汤治疗热盛吐血、衄血，黄土汤治疗先便后血之下血，赤小豆当归散治疗先血后便之下血，虽未将血证证治完全涵盖，但亦可体现仲景分寒热虚实论治血证的思想，可供后世借鉴。

胸闷，在此篇中，作为瘀血的兼证，并未详述。

2.2　病案精选

清·曹颖甫《金匮发微》：辛未八月，曾治强姓饭作同事下利证，所下之血如水，昼夜不食，几死矣。方用灶中黄土四两，炮附子五钱，干姜四钱，五剂后，利止能食，盖即黄土汤之意也。

按　脾寒不能统血，则下陷而便血。清·尤在泾谓："脾去肛门远，故曰远血是也。"黄土汤方治，温凉并进，以血之下泄，久久必生燥热也，故用地黄、黄芩、阿胶以润而清之。以脾藏之虚寒下陷也，故用甘草、白术以补虚，炮附子以散寒，更用灶中黄土以去湿，而其血当止。

曹颖甫《金匮发微》

参 考 文 献

程林. 2015. 金匮要略直解[M]. 谢世平等，点校. 北京：中国中医药出版社：117

高学山. 2013. 高注金匮要略[M]. 陈纪藩等，校注. 北京：中医古籍出版社：269

何任. 2012. 何任金匮汇讲[M]. 何若苹，徐光星，整理. 北京：中国中医药出版社：279

黄元御. 2012. 伤寒悬解·金匮悬解·伤寒说意[M]. 太原：山西科学技术出版社：256-257

姜德友，罗正凯. 2008. 血证源流考[J]. 安徽中医学院学报，27（5）：1-4

连建伟. 2008. 连建伟金匮要略方论讲稿[M]. 北京：人民卫生出版社：257-258

刘海英，陈宇. 2010. 《金匮要略》对吐血病辨证论治特点[J]. 中国中医急症，19（5）：832

桑红灵. 2013. 仲景出血病辨证探析[J]. 中医药通报，12（3）：18-20

田朝晖，邹运国，张钦哲，等. 2009. 《金匮要略》中"吐衄下血"的证治规律及其对现代的影响[J]. 亚太
　　传统医药，5（10）：147-148

吴谦等. 2011. 御纂医宗金鉴[M]. 太原：山西科学技术出版社：220

徐忠可. 1993. 金匮要略论注[M]. 邓明仲等，点校. 北京：人民卫生出版社：250

尤在泾. 1999. 尤在泾医学全书[M]. 孙中堂，主编. 北京：中国中医药出版社：154

张家礼. 2009. 张家礼金匮要略讲稿[M]. 北京：人民卫生出版社：375

赵桐. 2009. 金匮述义[M]. 北京：人民卫生出版社：147

赵以德. 2012. 金匮方论衍义[M]. 刘恩顺，王玉兴，王洪武，校注. 北京：中医古籍出版社：175

呕吐哕下利病脉证治第十七

本篇主要论述了呕吐、哕、下利的病因病机和证治。其中涉及病因的条文以呕吐病的分析为主，还有从"脏腑气绝"分析三者的总病机。

有声有物谓之呕，有物无声谓之吐，无物有声谓之干呕。因呕与吐多同时发生，故临床常以呕吐并称。呕吐的病因与外邪及脏腑失和有密切关系，如《素问·至真要大论》中曰："诸痿喘呕，皆属于上""诸逆冲上，皆属于火""诸呕吐酸，暴注下迫，皆属于热"，《灵枢·经脉》中曰："是主肝所生病者，胸满呕逆"，《素问·脉解》中曰："所谓食则呕者，物盛满而上溢，故呕也"，《素问·举痛论》中曰："寒气客于肠胃，厥逆上出，故痛而呕也"等。可见无论寒邪或火热等邪气，以及脏腑失和等都可以导致呕吐。

哕，即呃逆，由胃气上逆所致，如《素问·宣明五气》中曰："胃为气逆，为哕，为恐"，《灵枢·口问》中曰："人之哕者，何气使然？岐伯曰：谷入于胃，胃气上注于肺，今有故寒气与新谷气，俱还入于胃，新故相乱，真邪相攻，气并相逆，复出于胃，故为哕"，可见无论何因，导致胃气上逆，则可表现为哕。

下利，包括泄泻和痢疾。其病因有食滞、湿热、虚寒等，且多与脾胃受伤有关。如明·张景岳在《景岳全书》中曰："泄泻之本，无不由于脾胃，盖胃为水谷之海，而脾主运化，使脾健胃和，则水谷腐熟而化气化血，以行荣卫，若饮食失节，起居不时，以致脾胃受伤，则水反为湿，谷反为滞，精华之气不能输化，乃致合污下降，而泻痢作矣。"

由于上述病症均属于胃肠疾病，且相互影响，多合并发生；在病机上因脾胃运化失职，升降失常者多，在辨证上皆以脾胃为中心，治疗上又以恢复升降为原则，故合为一篇论述。本篇涉及病因的条文如下。

病因原文

先呕却渴者，此为欲解；先渴却呕者，为水停心下，此属饮家。呕家本渴，今反不渴者，以心下有支饮故也，此属支饮。（二）

本条文主要论述了停饮呕吐的辨证，同时也包含了对停饮的病因论述，且历代名家多有发挥。

1 古代注解与病因探究

明·赵以德在《金匮方论衍义》中曰："《伤寒》言呕，多有因：因热、因寒、因水、因饮，皆属胃家病。此独以水饮者，分三节言之。初一段先呕却渴者，为饮而呕，呕则饮去，饮去则阳气回，津液犹未布，故渴耳。虽渴，终以邪去正回而必解也。第二段先渴却呕者，即前痰饮条中小半夏茯苓汤主之。第三段本渴，今反不渴，亦痰饮条中小半夏茯苓汤主之。"赵氏认为呕吐的病因有热、寒、水、饮，病位皆在胃，其中水饮为呕吐之病因，主要表现为呕家本渴而反不渴。

清·黄元御在《金匮悬解》中曰："先呕而后渴者，积饮既去，而津亡作渴，故为欲解。先渴而后吐者，为水停心下，阻格君火，是以作渴。渴而饮水，为停水所阻，乃复呕出，此属素有积饮之家也。呕家津液失亡，本当发渴，今呕后反不渴者，以心下有支饮停留，所呕者，但是新下之水谷也，此属支饮（此段见'痰饮咳嗽'中）。"黄氏说明呕吐与渴的先后顺序及呕后渴与不渴均有不同的意义，如先呕后渴者为积饮欲解；先渴却呕者为素有积饮病；呕而不渴为有支饮。编者亦认同黄氏的观点。水饮致呕的要点在于辨"口渴"与否。呕而渴为饮却阳复；呕而不渴，为饮盛阳弱；渴而呕，为饮阻阳郁，水停心下。

清·徐忠可在《金匮要略论注》中曰："此二条言呕、渴必相因，故可于先后辨其水，于反不渴知其饮，示人治呕中有辨饮之法也（此以下，注疏呕因之不同，治法迥异也）。谓先呕者，内有恶涎也，涎尽而渴，病气已解。若先渴则必多饮，饮多即同恶涎，因而呕，知水停心下，乃骤至之病，未必在偏僻处矣，故但曰此属饮家。然多呕则必伤津，故渴为呕家必然之理。今反不渴，若非心下原有偏着之饮气润其燥火，则渴何能免，但饮果在中之孔道，岂有不与呕俱出，则知此饮不在孔道矣。故曰此为支饮，支者，偏旁而不正中也。"徐氏此条揭示虽言治呕，实为辨饮病。先呕却渴者，为涎尽而病解；先渴后呕者，为原有水饮内停；呕反不渴者，为有偏旁之支饮。

清·尤在泾在《金匮要略心典》中曰："呕家必有停痰宿水，先呕却渴者，痰水已去，而胃阳将复也，故曰此为欲解。先渴却呕者，因热饮水过多，热虽解而饮旋积也，此呕因积饮所致，故曰此属饮家。呕家本渴，水从呕去故也。今反不渴者，以宿有支饮在心下，愈动而愈出也，故曰此属支饮。"尤氏说明停痰宿水为呕吐之病因，然其证候表现因痰饮之邪与正气的强弱不同而有所不同。

清·吴谦在《医宗金鉴》中曰："呕病后渴饮而不呕，为胃气和，此欲解也。因渴而后呕，呕而复渴，为水停心下，此属饮家之呕，非呕病也。呕病之人，津液已伤，本应渴也；今反不渴者，以心下素有支饮故也，此属支饮之呕也，非呕病也。"吴氏从病因的层面说明此条文的三种情况皆非呕病，其一，呕后而渴为病解；其二，渴而后呕，为水饮病；其三，呕而不渴，为支饮病。

清·程林在《金匮要略直解》中曰："先呕却渴者，为呕后而胃无津液，得水和之即愈。先渴却呕者，本渴而饮水，水停胃中作呕也，故属水饮。呕家本亡津液，故渴，今呕而不渴，必水饮作呕也，故属支饮。"程氏简要说明，先呕后渴，为病愈；先渴后呕，为水饮病；呕而不渴，为支饮病。

2 近现代中医学家病因研究

连建伟在《连建伟金匮要略方论讲稿》中曰："这里是三段话。这三段话在《痰饮篇》里也有相似的条文。但《痰饮篇》'先渴却呕'作'先渴后呕'。本条'却'作'再'解。即先有呕吐，再有口渴的症状出现，这是病快要好了。因为呕吐之后，水饮去了。水饮去后，就会感到口渴，所以病为欲解。'先渴却呕者，为水停心下，此属饮家'。如果先有口渴，是由于水饮停于心下，津液不能正常输布，所以口渴。口渴之后，饮水更多，再导致呕吐，属水停心下。这就是饮家，就是水饮造成的呕吐。'呕家本渴，今反不渴者，以心下有支饮故也，此属支饮'。通过呕吐，水饮可随吐而去，应该口渴。口渴说明水饮已尽去了。水饮为津液不布所造成的，水饮尽去，津液缺少，则为口渴。本来应该渴，现在反而不渴，说明心下的支饮还没完全去，所以说'心下有支饮故也，此属支饮'。这个病，属于支饮，心下有水饮支撑胀满。本条内容既然已见于《痰饮篇》，而在本篇复出，是因为在《痰饮篇》着重讨论痰饮之证治，而在本篇着重讨论呕吐之病因。"连氏将本条与《痰饮篇》互参，说明二者病因虽都为饮邪，然证候不同，则当明辨，此处饮邪为呕吐之病因。

何永樟认为，"先呕却渴者，此为欲解。先渴却呕者，为水停心下，此属饮家"句中的"却"与"后"同义。"先渴却呕者"见于停饮呕吐，胃有停饮，气化受阻，气不布津，津不上承，先见口渴，渴必饮水，饮后必加重胃中停水，上逆作呕。先渴后呕属胃有停饮重证，故曰"此属饮家"。反之，"先呕却渴者"多见于其他原因之呕吐，如妊娠恶阻，晕车、船或某些外感热病等引起的呕吐，呕后伤津致口渴饮水。若停饮呕吐亦见先呕后渴，表示饮已随呕去，胃阳恢复，病将欲解。

综上所述，笔者认为，上述医家从不同角度论述了停饮呕吐的辨治。水饮致呕的要点在于辨"口渴"与否。呕而渴为饮却阳复；呕而不渴，为饮盛阳弱；渴而呕，为饮阻阳郁，水停心下。其中水饮作为呕吐之病因之一，可为指导临床辨证提供思路。

病因原文

问曰：病人脉数，数为热，当消谷引食，而反吐者，何也？师曰：以发其汗，令阳微膈气虚，脉乃数，数为客热，不能消谷，胃中虚冷故也。脉弦者虚也，胃气无余，朝食暮吐，变为胃反。寒在于上，医反下之，今脉反弦，故名曰虚。（三）

1 古代注解与病因探究

明·赵以德在《金匮方论衍义》中曰："凡脉以候病，阳盛则数，阴盛则迟。今言阳微而脉数，数而复胃中冷，其理安在？盖脉病不可以概论也，此数，由药之遗热所客，胃中冷，由阳不足而致，何也？中焦者，阴阳之界，汗剂必用辛温发散，不当汗而汗，损其上脘阳分，致令阳微，膈气虚，药之遗热，从阳分而变，遂成数脉，故云客热非阳盛也。虽有客热，胃中之阳气不足，故曰胃中虚冷也。医反以寒剂泻之，复损阴分之阳，故脉弦。上下之阳俱不足，虽当日暮行阴之时，阳亦不能入于下，则糟粕不能输大小肠，不能输，将亦不能安于中，必吐而复出也。故曰胃气无余，朝食而暮吐也。"赵氏阐明，因见数脉而误用汗法，损伤胃阳，不能消谷，继而误用下法，导致胃气无余，朝食暮吐。

清·黄元御在《金匮悬解》中曰："此段见于《伤寒·太阳篇》。汗多阳亡，浊阴上逆，是以呕吐。阳不归根，客居膈上，息道短促，是以脉数。膈上虽热，胃中则是虚冷，虚冷则水谷不消，而病呕吐也。胆肝脉弦，弦者，木郁克土，胃阳之虚也。胃气无余，不能消谷，朝食暮吐，变为胃反。宗气衰微，寒在于上，医反下之，令土败木贼，脉反见弦，故名曰虚也。"黄氏说明，误用汗法可致呕吐；胃中虚冷亦致呕吐；误用下法易致虚。

清·徐忠可在《金匮要略论注》中曰："此论呕吐之脉，从误汗来，则初脉或见数，误下则反弦也。谓数脉不外君相二火，所以寸数，咽喉口舌生疮，或吐红咳嗽、肺痈。两关数，则胃火或肝火。尺数，则阴虚或相火。故曰数为热，当消谷引饮，而反吐为疑，以数脉必主于热也。不知虚亦能使脉数，况见吐症，吐为一时膈病，而脉数则非君相二火明甚。因推其致病之由，曰以发其汗，汗则伤阳而阳气微，人身唯真阳气足，如太阳中天，令人温和调适，阳虚则燥火乘之，故曰：膈气虚，脉乃数。数既非本然之阳和，则为客热，客热则病胃，何能助胃消谷，名曰热，其实无阳不能运之使下，故曰：胃中虚冷故也。若脉更见弦，是胃中之阳气不充而结，故曰胃气无余，无余者，胃气无余力胜谷气也，因而朝食暮吐。见胃未尝不受谷，受不能消，则变为胃反，其原由寒在上焦，本当温胃助其消导，又误下之，则阳之微者，反见弦状，所谓弦则卫气结，故曰虚也。"徐氏总结了初脉见数，误用汗法则呕吐，继而误下则脉弦而虚也。

清·尤在泾在《金匮要略心典》中曰："脉数为热，乃不能消谷引饮而反吐者，以发汗过多，阳微膈虚所致，则其数为客热上浮之数，而非胃实气热之数矣。客热如客之寄，不久即散，故不能消谷也。脉弦为寒，乃不曰寒而曰虚者，以寒在于上，而医反下之所致，故其弦非阴寒外加之弦，而为胃虚生寒之弦矣。胃虚且寒，阳气无余，则朝食暮吐而变为胃反也。读此知数脉弦脉，均有虚候，曰热曰寒，盖浅之乎言脉者耳。"尤氏认为数脉或弦脉亦有虚证，当仔细辨别，以防误治生变证。

清·吴谦在《医宗金鉴》中曰："弦，饮脉也，非虚脉也，病吐者若见之，则为胃气无余也。胃气无余，肝邪乘之而见弦脉，故名曰虚也。询其所以致弦之由，乃为寒在上，医反下之，使胃气尽而无余，则不能消化水谷，致令朝食暮吐，暮食朝吐，变为中寒胃反也。"吴氏认为，呕吐者误用下法是中寒胃反的病因。

清·程林在《金匮要略直解》中曰："经曰：'邪热不杀谷。'实热则消谷善饥。今患者脉虽数，以发汗则表中之阳微，膈中之气损，是数为客热，不能消谷而反吐也。经曰：数为虚，数为寒。胃中阳微而成虚冷，是以不纳谷也。弦为减，阴脉也，阳虚而阴胜，胃中真阳已亏，不能消磨水谷，是以朝食而暮吐，变为胃反。此证乃寒在于上，法当温之。反下之，复损胃中之阳，阴寒独胜，故脉弦也。"程氏说明，见虚数脉误用汗法致呕吐；寒在胃中误用下法致胃反。

清·高学山在《高注金匮要略》中曰："此言膈虚胃冷之吐也。仲景设言胃气以温热消谷者，理也。病人脉数，数为内热可知，当消谷引食矣，而反拒食而吐者，是何理也？答曰：此膈自热，故脉数。胃自冷，故吐也。推原其理，此必因不当汗而发汗，汗乃胸中胃中之阳气所化出者，阳气既泄于汗，则膈虚胃冷而吐者，宜矣。至其脉数之故，以发表之药不远热，且聚其气以作汗，汗出而其热势未散，故脉数者，为游行暂托之客热，不主消谷之化，而胃中之真阳，其虚冷者自若，此脉数与吐互见矣。本条重脉数字，言吐有因于误汗者，其脉如此。"高氏说明，误用汗法导致膈虚胃冷而呕吐。

2　近现代中医学家的病因研究

近代医家赵桐在《金匮述义》中曰："此发汗致吐也。数为阳，而有力者为阳盛，无力者为阳虚。有力之数，如壮夫之行速健步也。无力之数，犹病人步缩蹰趄也。兹患者脉数，数为热，当消谷引食矣。而不食反吐，则知此必无力之数也。此因大发其汗，令阳气外亡而微，膈阳因散而动，激动心血而虚数也。此虚数非胃家之实热，乃阳虚客气动膈之虚热、虚热乃阳虚扰动而然，又焉能消谷也哉。此虽虚呈客热，而实胃虚寒冷，能不吐乎？法当参、术、草、夏、干姜主之……客热因大汗亡阳于外，内府阳气扰动不安者，有如旧社会兵靖地方，兵败反流窜以扰地方者。此二段误下致吐也。弦者肝也。胃病见弦，胃被克而胃气虚乏，即弦则为减也。故朝食暮吐，不能消化，变为反胃而仍吐出也。所以然者，初系上焦有寒，寒无下法，医误下伤其胃阳，故现弦克。弦，寒之象，故名曰虚也。尝记赴张祥村访金珂先生，其族某，朝食暮吐，自称吐屎。以平胃散加吴茱萸、干姜、半夏一剂而愈。"赵氏说明，呕吐有因误用汗法和下法所致者。

张家礼在《张家礼金匮要略讲稿》中曰："本条论述阳虚汗后、误下而导致虚寒胃反的病机。第一段是通过脉数来论述胃反的病机。患者中阳素虚，发汗损伤谷气，谷气是宗气之源，所以发汗后胃阳损伤更甚，形成膈气虚、胃中虚冷的病变，本段也见于《伤寒论·太阳病》篇122条。第二段则通过弦脉论述胃反的病机是误下导致土虚木贼。医者不辨虚实，见'脉数'而吐，错以为是实热而误用下法，所以称'反'下；见'阳微，膈气虚'就认为'寒在于上'，应该用温法而不应该用下法，所以称'反下'。误下则中阳更伤、胃气更损，阳气所剩无几，没有余力腐熟谷气，所以说'胃气无余'。脾胃虚寒，脾虚不能消磨运化水谷，胃寒不能腐熟水谷，以致胃气不降，幽门不利，虚寒之气上逆，形成'朝食暮吐，暮食朝吐'的胃反重证。"张氏说明，患者本为中阳虚之体，误用汗法则导致胃中虚冷的病变；见"脉数"而吐则为实热，误用下法导致胃反之重证。

连建伟在《连建伟金匮要略方论讲稿》中曰："患者出现数脉，一般情况下，数脉应该是有热。胃热应该'消谷引食'，就是饭吃得很多，消化很快，而反出现呕吐是什么原因呢？老师说：主要是由于误用了发汗的方法。发汗是伤阳气的，所以'令阳微'，使得阳气微弱。阳气微弱，则'膈气虚'。膈气就是胸中的大气，膈气虚弱，出现了数脉。这种数脉，不是真正有热，而是'数为客热'。'客热'，也就是虚热或假热，是相对真热而言的。它是一种虚热，由于阳气的不足，而产生了数脉。正因为是虚热，所以'不能消谷'，不能吃得很多，不能正常地消化，因为'胃中虚冷故也'。由于误用了发汗的方法，使得胃中的阳气微弱，胃中虚寒，所以产生了呕吐。这一条是借脉象来解释呕吐的病机。'脉弦者虚也，胃气无余，朝食暮吐，变为胃反。寒在于上，医反下之，今脉反弦，故名曰虚'。患者脉弦，弦脉属于阴脉，主寒，主虚，所以叫'脉弦者虚也'。'胃气无余'，所谓'无余'，就是所剩无几。正因为胃气所剩无几，只剩下一点点了，所以胃气虚后，就不能消化饮食，出现了朝食暮吐，就是早上的饭吃进后，到了晚上全部吐光。食入反出，所以称为'胃反'。得这个病很可怕，属于现代胃癌之类，但古代就称为胃反。胃反的症状是什么？就是朝食暮吐，暮食朝吐；一点都不能停留在胃，全部反出来，所以叫'食入反出''变为胃反'。为什么胃反？就因为'胃气无余'，就是胃气虚寒到极点了。这当然跟医生的误治有关系，所以说'寒在于上，医反下之'。'寒在于上'，这个'上'，指的是'胃'；'医反下之'，这个'下'，有两种理解：一是攻下，用苦寒耗气药攻下；二是攻下大肠，大肠属于下。'今脉反弦'，现在出现了弦而无力的、虚弦的脉象，是属于虚寒性的脉象，'故名曰虚'。张仲景提出'胃反'这种疾病，是胃气虚寒所造成的。"连氏详细阐明了误用汗法导致呕吐的机制，同时胃本虚寒而误用下法可致"胃反"危候。

上述医家阐述了误治导致胃反呕吐的病因病机。因医生误用汗法，损伤中阳，以致胃中虚冷，不能腐熟运化水谷和降浊。其脉必数而有力。此数脉并非实热，而是虚寒导致的浮热所致，故曰"客热"。"脉弦者虚也"，此处之弦脉是不重按之虚弦，不可因弦而误作实证。总之，本条文论述胃反病证，虽云由误汗误下损伤中阳所致，但并非胃反病皆由误治而成。实际上凡致胃中虚寒者，皆有形成胃反的可能。

病因原文

　　夫六腑气绝于外者，手足寒，上气脚缩；五脏气绝于内者，利不禁，下甚者，手足不仁。（二十四）

1　古代注解与病因探究

　　明·赵以德在《金匮方论衍义》中曰："六腑主表，为阳；五脏主里，为阴。阳为卫，阴为荣。六腑绝，卫先不行于外，故手足寒；阳主升，在息为呼，外绝则气上出，出而不返则下绝，下绝则筋急，故脚蜷缩也。五脏绝，荣先不行于内，则阴气去，大便属阴，故下利不禁，甚则血离于外，故手足不仁。"赵氏从脏腑表里阴阳的关系入手，分析了腑阳绝则手足寒、气上出、脚蜷缩；脏阴绝则下利、手足不仁的原因。

　　清·黄元御在《金匮悬解》中曰："六腑为阳，其位在外，六腑气绝于外者，手足寒冷，喘促而上气，蜷卧而脚缩也。五脏为阴，其位在内，五脏气绝于内者，下利不禁。下甚者，神气败泄，而手足不仁。六腑以胃为主，五脏以脾为主，脾胃同主四肢，故病皆见于手足也。"黄氏认为，以胃为主的腑阳绝导致手足寒、喘促、蹲卧；以脾为主的脏阴绝导致下利、手足不仁。二者均有手足问题，是因脾胃同主四肢。

　　清·徐忠可在《金匮要略论注》中曰："此言凡病危笃，必脏腑之气先绝，而脏尤主利也。谓人有利虽久，而起居如平人，脏腑之气未绝故也。知六腑气先绝于外，则六腑为阳，阳所以温手足，御三焦。气既绝于外，则手足无阳以运寒，胸中无阳以御下焦之阴而上气，脚下之阳道不行，则有阴无阳，而脚缩不能伸。五脏气先绝于内，则肾不能为胃关，而利不禁，不禁之极，为下甚，手足因无阴以维阳，而脏气不相统摄，则为不仁。不仁者，伸缩皆不能也。"徐氏说明，脏腑之气绝为病危，腑气绝则手足寒、上气、脚缩；脏气绝则下利不禁、手足不仁。

清·尤在泾在《金匮要略心典》中曰："六腑为阳，阳者主外，阳绝不通于外，为手足寒，阳不外通，则并而上行，为上气脚缩也。五脏为阴，阴者主内，阴绝不守于内，则下利不禁，甚者不交于阳，而隧道痹闭，为手足不仁也。"尤氏亦说明，腑阳绝则手足寒、上气、脚缩；脏阴绝则下利不禁、手足不仁。

清·吴谦在《医宗金鉴》中曰："气绝非谓脱绝，乃谓虚绝也。六腑之气，阳也，阳气虚不温于外，则手足寒缩。阳虚则阴盛上逆，故呕吐哕也。五脏之气，阴也，阴气虚不固于中，则下利不禁，利甚则中脱形衰，故手足不仁也。此发明呕吐、下利之原委也。"吴氏说明，此条文之"气绝"乃虚绝，腑阳虚则手足寒、呕吐、哕；脏阴虚则下利不禁、手足不仁。

清·程林在《金匮要略直解》中曰："手足寒者，阳不行于四末也。上气者，宗气衰微也。平人宗气积于胸中，出于喉咙，以贯心脉而行呼吸。宗气衰，则奔促上气也。脚缩者，寒主收引，无阳以伸也，此六腑气绝于外者如此。下利不禁者，下焦不阖也，脾衰则四脏俱衰，故经曰：'脾气孤弱，五液注下，下焦不阖，清便下重'，即不禁之谓也。下甚而至于手足不仁者，四体绝也，此五脏气绝于内者如此。"程氏说明，手足寒、上气、脚缩由六腑气绝所致；下利不禁、手足不仁为五脏气绝所致。

清·高学山在《高注金匮要略》中曰："此总言下利之死症重症，为后文二十七、三十八两条之纲领也。脏腑两气字，俱指阳气而言，因人身以阳气为生死之根蒂故也。六腑行五脏之气，而主充贯之用，腑气外绝，则充贯无根，手足为阳气之末，故先寒。又腑气自绝，不但不能充贯，而且有上散下脱之势。上散，故其胸中之气，但上浮而不下纳；下脱，故其脚下之气，有上缩而不下伸矣。五脏藏六腑之气，而主提挈之神，脏气内绝，则提挈无力，肠胃失关键之权，故利不禁。此下利者，以手足寒，上气脚缩，及不禁者，为死候也。下甚两句，又就上文之死症，而言下犯之重症。因下甚，有似于脏绝，手足不仁，有似于腑绝，而实有分辨故也。盖下甚者，或倾肠倒肚，而泄注有势，或连三带五，而遍数有度之谓。若不禁，则肛门不收，宛如漏下者是也。又手足不仁，是气虚于内，而灵醒之妙用外微。手足寒，是火熄于中，而照耀之余温退气。于此而失辨，不致误为脏腑垂绝而弃之者，几希矣。"高氏总结此条文为下利之危重症的病因病机分析，因人身之阳气为生死之根蒂，六腑行五脏之气，五脏藏六腑之气，脏腑之气绝则手足寒、上气、脚缩、下利不禁、手足不仁。

2 近现代中医学家病因研究

近代医家赵桐在《金匮述义》中曰："此辨胃阳肾阳之绝也。脏阴也，腑阳也，而脏气腑气皆阳也。谓脏气阴、腑气阳则凿矣。脏腑健运者，惟赖阳气。脏腑所主者，则在胃肾。肾先天，胃后天也。腑气绝于外者，不是脱绝，是胃阳少不行于外则手足寒，不充于上则上气而喘，不行于下则足缩也。所以然者，胃为中土，以维四脏，内充脏腑，外达四肢。中气不足，肺为之喘。胃脉通足大趾，如肠痹等证之缩足也。肾阳如周身之电池，不行于内，上则脾寒而吐，下则下利难禁，甚则本颠末亡，手足不仁。是胃肾阳气不行，皆有吐利证也。医者认定肾脉在太溪，胃脉在趺阳，再明相负之理，自无遁情矣。"赵氏认为，胃肾之阳为脏腑之主。腑气绝则胃阳不行于外，导致手足寒、上气、足缩；脏气绝则肾阳不行于内，导致下利不禁、手足不仁。

何任在《何任金匮汇讲》中曰："本条承上启下，论呕吐、哕、下利三者之总病机。大凡初起属实证、热证，多与肠胃相关，病久则属虚证、寒证，多与脾肾相关，故治应顾护胃气与肾气。"何氏从此条文分析了本篇呕吐、哕、下利的总病机。初病多实证或热证，病多在肠胃；久病多虚证或寒证，病多在脾肾。故病久当顾护胃肾之气。

张家礼在《张家礼金匮要略讲稿》中曰："'六腑气绝于外'之'绝'者，应该当作虚衰来理解，六腑之气虚弱，表现于外，有'手足寒，上气，脚缩'等症状，因为六腑为阳，主泻而不藏，阳气者卫外而为固，六腑以胃为本，胃阳虚衰，则诸腑气不足以温煦四肢而卫外，则'手足寒'；'阳气者，柔则养筋'，阳气虚则筋脉失于温养，寒性主收引，阳气不能下达故'脚缩'且蜷卧。'上气'指气上逆，若胃气上逆则为呕为吐，中气虚而寒气动膈，膈气横逆则为呃逆；上焦不能受气于中焦（胃气），宗气虚衰，则上气喘促。'五脏气绝于内'者，五脏为阴，主藏而不泻，阴者营内而为守。五脏以肾为本，若肾阳衰则五脏之气不能充盈于内，且不能化气行水。如肾阴衰愈，则肾不能为胃之关，胃关不能阖，泻而不藏。正气虚不能固摄，则下利不能自禁，故'利不禁'。若下利甚者，则肾之阴精阳气皆被耗伤，于是阴精不荣，阳气不至，四肢肌肉筋脉失于滋养濡润，故'手足不仁'，即手足麻痹而不能伸缩。"张氏认为，"气绝"当虚衰理解，六腑气虚以胃阳虚衰为主，导致手足寒、上气、脚缩；五脏气虚以肾阳虚衰为主，导致下利不禁、手足不仁。

连建伟在《连建伟金匮要略方论讲稿》中指出，"本条条文主要讲了呕吐、哕、下利的病机和预后，也很难理解。'夫六腑气绝于外者'，六腑以胃为本，六腑之气虚衰的关键是胃气虚衰。四肢皆禀气于胃，胃气虚衰故'手足寒'；胃气虚衰，胃失和降故'上气'，即呕吐、哕、干呕；'阳气者，柔则养筋'，阳气虚，筋脉失于阳气的温养，故'脚缩'，即蜷卧脚缩。'五脏气绝于内者'，五脏以肾为先天之本，脾为后天之本，五脏之气不充，主要是脾肾不足。脾肾之气虚衰则'利不禁'，即少阴病火不生土；'下甚者，手足不仁'，《伤寒论》曰：'利止，亡血也'，少阴病有的下利虽止，但阴津大伤，津血同源，血也亡失了。故下利严重者，亡失津血，四肢失其濡养则手足麻木不仁。既然呕吐、哕、下利为胃气虚衰、脾肾不足所致，故我们在治疗上应密切注重顾护胃气与脾肾之气。"连氏认为，此条文为呕吐、哕、下利的总病机，六腑气绝以胃气虚衰为主，出现手足寒、上气、脚缩症状；五脏气绝以脾肾不足为主，出现下利不禁、手足不仁的症状。因此，治当以顾护胃气和脾肾之气为主。

章浩军认为，"张仲景论下利的病因主要为外感寒、热、湿（水气）等邪以及饮食不节之宿食所致……六淫外侵或饮食不节宿食内滞，均可损伤人之五藏，使其气内绝、功能失司，即'五藏气绝'，而致下利不禁。"章氏分析了下利初发的病因，多由外感六淫或饮食不节导致，病久则损失五脏之气，导致下利不禁。

本条文旨在阐明呕吐、哕、下利的一般传变规律。三者为胃肠系疾病，但日久不愈，可累及其他脏腑，病情亦可由轻转重，由重转危。故在辨证论治中要以五脏为中心，考虑到脏腑之间的生理关系及病理影响。

小 结

1 张仲景治疗脾胃病强调从因论治

本篇讲述了呕吐、哕、下利三种疾病，因其三者都与脾胃升降失常有关，故合为一篇。张仲景重视病因，强调治病必求其本，在本篇的条文中体现得尤为明显。以呕吐病为例，张仲景治呕吐，非见呕而止呕，如"夫呕家有痈脓，不可治呕，脓尽自愈"中，张仲景强调呕为痈脓引起，当治其痈脓，脓尽则呕自愈；又如"先呕却渴者，此为欲解；先渴却呕者，为水停心下，此属饮家。呕家本渴，今反不渴者，以心下有支饮故也，此属支饮"，先呕却渴，为呕尽，津液伤，渴者，说明呕吐止，为欲解；先渴却呕，为心下停水，不能上承于口，渴而饮水，水愈积而呕出；呕家伤津，本应口渴，心下有停饮，故不可。三者围绕呕及渴两种病证论述，却因其出现的先后次序不同而反映不同的病机，虽不可完全拘泥照搬，但其从病因入手，治病求本的思想却值得后人借鉴。除此之外，呕吐的其他证型，以及哕证、下利均有类似体现，不作一一赘述。

2 胃反与脾约之辨

胃反病与脾约病，是张仲景论述脾胃病时所提及的两种特殊疾病，二者由于病位相同，常被学者进行比较。张仲景曰："趺阳脉浮而涩，浮则为虚，涩则伤脾，脾伤则不磨，朝食暮吐，暮食朝吐，宿谷不化，名曰胃反""趺阳脉浮而涩，浮则胃气强，涩则小便数，浮涩相搏，大便则坚，其脾为约。"可见，胃反病与脾约病脉象均为"趺阳脉浮而涩"，众所周知，张仲景论病因病机，常以脉象来体现，胃反病与脾约病是否具有相同的病因病机？其实不然。趺阳脉候脾胃，其中涩脉指血脉凝涩不畅，意指脾胃津液不足，这一点在胃反与脾约病中意义相同，而二者主要的不同体现在"浮"脉上。胃反病中，张仲景曰"浮则为虚"，故沉取必不足，为虚象；脾约病中，浮脉则为胃气强，举之有余，主胃热，为实象。故脾约病方用麻子仁丸泻热通便，润肠导滞，胃反病的证治，从其治疗胃反呕吐的大半夏汤中可以看出，胃反病可以用降逆润燥、和胃补虚等法治疗。由此可知，胃反病与脾约病的关键在于辨清虚实。

3 病因证治探究及医案精选

3.1 证治探究

在本篇列举的条文中，条文二说明呕吐既是防御性的生理反应，驱邪（水饮等）外出，积饮欲解（"先呕却渴者，此为欲解"）；同时也是疾病的表现形式，积饮或支饮在体内（"先渴却呕者，为水停心下，此属饮家。呕家本渴，今反不渴者，以心下有支饮故也，此属支饮"）。临床当注意二者呕与渴的先后顺序及呕后渴与不渴的证候表现，以此辨别是生理性欲解还是饮邪内停。因此探寻疾病的病因是指导治疗的关键，不可简单地"见呕止呕"。

条文三中的误用汗法和下法，导致变证及不同程度的病情加重，是张仲景告诫为医者当在证候表现上详辨病因，明确虚、实、寒、热，方可避免误治。

条文二十四中"脏腑气绝"为呕吐、哕、下利的总病因，此三病初发时或由外感六淫，或由饮食不节导致，至病久未愈，则"脏腑气绝"为其病因，脏气以脾肾为主，腑气以胃为主，因此，治当顾护脾、胃、肾的正气。

本篇三条病因条文，分别说明了不同疾病之间可以互为因果（如呕吐与饮病）；同一病证的重症（如胃反）或由多次误治所致；不同疾病（呕吐、哕、下利）到病久未愈阶段，其病因相同——"脏腑气绝"。因此，分析病证的病因不仅可以避免一再误治，而且对治疗不同疾病和同一疾病的不同阶段具有重要指导意义。

3.2　医案精选

《金匮要略》以通脉四逆汤治"下利清谷，里寒外热，汗出而厥者"。《伤寒论》则以此方治少阴病，阴盛于内，格阳于外，下利清谷，手足厥逆；脉微欲绝，身反不恶寒，其人面色赤，或腹痛，或干呕，或咽痛，或利止脉不出者。余尝用之。忆 1970 年，去浙江青田县万山区时，村中某农民，突患呕吐不止，腹痛，下利，日夜二三十次，泻出物初为稀便，继则为黄水，身热，面潮红，汗出而肢冷神乏，呼之少应，按脉不出。家人惶急，其地又缺医少药，数里之外，始有小药铺。余乃急处方炙甘草 4 钱，干姜 8 钱，附子 2 钱。因有腹痛，加白芍 3 钱。嘱即煎服。次日家属来，谓服药后手脚冷渐温，呼之能应，呕吐已止，下利仍有若干次。乃续予诊治而愈。此例为阴盛格阳之较明显者，故以通脉四逆投之。本方即四逆汤倍用干姜，以增其温经回阳之力，并以收散亡之气也。

《何任金匮汇讲》

参 考 文 献

程林. 2015. 金匮要略直解[M]. 谢世平等，点校. 北京：中国中医药出版社

高学山. 2013. 高注金匮要略[M]. 陈纪藩等，校注. 北京：中医古籍出版社

何若苹，徐光星. 2012. 何任金匮汇讲[M]. 北京：中国中医药出版社

何永樟. 1994. 特定的鉴别词作为鉴别诊断的标志——《金匮》常用鉴别词用法举隅[J]. 医古文知识，1：46-48

黄元御. 2012. 伤寒悬解·金匮悬解·伤寒说意[M]. 太原：山西科学技术出版社

连建伟. 2008. 连建伟金匮要略方论讲稿[M]. 北京：人民卫生出版社

孙中堂. 1999. 尤在泾医学全书[M]. 北京：中国中医药出版社

吴谦，等. 2011. 御纂医宗金鉴[M]. 太原：山西科技出版社

徐忠可. 1993. 金匮要略论注[M]. 邓明仲等，点校. 北京：人民卫生出版社

张家礼. 2009. 张家礼金匮要略讲稿[M]. 北京：人民卫生出版社

张介宾（作者），李继明，等（整理）. 2007. 景岳全书[M]. 北京：人民卫生出版社

章浩军. 2012. 探寻张仲景下利证治规律兼谈应用体会[J]. 中医药通报，6：18-20

赵桐. 2009. 金匮述义[M]. 赵寿康，整理. 北京：人民卫生出版社

赵以德. 2012. 金匮方论衍义[M]. 刘恩顺，王玉兴，王洪武，校注. 北京：中医古籍出版社

疮痈肠痈浸淫病脉证并治第十八

本篇主要论述了疮痈、肠痈、金疮、浸淫疮四种疾病的辨证治疗和预后。因都属于外科疾病，故合为一篇论述。疮，古为"创"，《说文解字》中曰："创，伤也；疡也。"故有二意，一为外伤，即所谓"金疮"；一为疮疡的总称。关于痈的含义，《灵枢·痈疽》中曰："营气稽留于经脉之中，则血泣而不行，不行则卫气从之而不通，壅遏而不得行，故热。大热不止，热胜则肉腐，肉腐则为脓。然不能陷于骨髓，骨髓不为燋枯，五脏不为伤，故命曰痈。"

疮痈包括金疮、痈肿，金疮为金刃所伤，痈肿多为热毒侵入血分所致。《内经》中多有记载，如《灵枢·玉版》中曰："病之生时，有喜怒不测，饮食不节，阴气不足，阳气有余，营气不行，乃发为痈疽。阴阳不通，两热相搏，乃化为脓"，《灵枢·九针论》中曰："寒与热争，两气相搏，合为痈脓者也"，《素问·六元正纪大论》中曰："火郁之发……民病……疮疡痈肿。"

肠痈属脏腑疮疡之内痈，关于其病因，明·陈实功在《外科正宗》中曰："夫肠痈者，皆湿热瘀血，流入小肠而成也。又由来有三：一、男子暴急奔走，以致肠胃传送不能舒利，败血浊气壅遏而成者。二、妇人产后，体虚多卧，未经起坐，又或坐草（胎产）艰难，用力太过，育后失逐败瘀，以致败血停积肠胃结滞而成者。三、饥饱劳伤，担负重物，致伤脾胃；又或醉饱房劳，过伤精力或生冷并进，以致气血乖违，湿动痰生，多致肠胃痞塞，运化不通，气血凝滞而成者。"

浸淫疮为浸淫蔓延，溢出黄水，痛痒难忍的一种皮肤病。虽有方无名，但缺少药物组成，仅供研究参考。

本篇涉及病因的条文较少，多为辨证处方。现摘录，试述之。

病因原文

问曰：寸口脉浮微而涩，然当亡血，若汗出，设不汗者云何？答曰：若身有疮，被刀斧所伤，亡血故也。（五）

1　古代注解与病因探究

清·徐忠可在《金匮要略论注》中曰："此条乃详应汗出而不汗出之故。谓寸口为阳，浮似阳盛，然微则阳微，是浮乃火盛，非阳盛也。浮微而涩，血亏阴热，阴热则血为火搏，津为热脱，故当亡血。若汗出，乃有见是脉，而汗反不出，故疑浮非因亡血。观其身有疮痕，知为刀斧所伤，则先已亡血也。血夺者无汗，故汗不出耳。不出方者，重在辨脉与汗，不主论治也。"徐氏说明亡血与汗出的脉象本有相似，但见是脉而无汗出，则知为亡血，由刀伤所致。编者也认同此观点，一般认为浮微而涩的脉象，主要有失血或大汗出的可能。因汗血同源，若不汗出，则可能身有创伤，被刀斧等金属利器所伤，由失血所致。

　　清·尤在泾在《金匮要略心典》中曰："血与汗皆阴也，阴亡则血流不行，而气亦无辅，故脉浮微而涩也。《经》云：夺血者无汗，夺汗者无血。兹不汗出而身有疮，则知其被刀斧所伤而亡其血，与汗出不止者，迹虽异而理则同也。"尤氏清晰阐明血汗同源，夺则脉浮微而涩，但无出汗则必亡血，则知病由刀伤致亡血。尤氏之见，实与徐忠可一致。

　　清·程林在《金匮要略直解》中曰："微涩之脉为血不足，得之者非亡血则汗出，以血汗异名同类故也。若不汗出，则被刀斧而成金疮，亡其营血，脉亦微涩。"程氏阐明血汗同类，微涩脉若无汗，则为金疮亡血。

　　清·李彣在《金匮要略广注》中曰："汗出亡阳则脉微，亡血伤阴则脉涩，皆阴脉也。设不汗而疮疡金疮，虽不亡阳而亡血，亦见微涩之脉者，总是荣卫虚衰也。"

　　清·高学山在《高注金匮要略》中曰："左寸、心与膻中，为血液之宗主；右寸、肺与胸中，为阳气之根蒂。其脉微涩，微为阳气虚，涩为血液短可知。但阳附于阴，气根于血，是此脉以责涩为首，责微为从，故诊法为吐衄等之亡血，并若发汗而汗出之脉，以亡血汗出致阴虚故涩，遂因阴虚而阳亦虚，故微也。设不汗出句，并亡血亦互在内，犹云设若不曾汗出，及吐衄等亡血，则此脉当云因何而见也？答曰：此必身有疮，且此疮为刀斧所伤之金疮，先经血气暴亡，故其脉与吐衄，及汗出者同也。"高氏更加具体详细地分析了脉象，辨析了汗出、吐衄与金疮所致亡血的鉴别要点，说明此亡血证由金疮刀斧所致。

2　近现代中医学家病因研究

　　曹颖甫在《金匮发微》中曰："人之一身，皮毛之内，尽含水分，水分所以能化气外泄者，全恃周身之血热，血热之盈亏不可知。以寸口脉为之验，脉微而涩，是为阴虚。阴虚之人或吐血，或盗汗，是为虚劳本证。今见此极虚之脉，既不吐血，又无盗汗，病既不属虚劳，则其人必有夙疾，或身有疮疡，而脓血之抉去者过多，或向受刀创而鲜血之流溢者加剧，虽境过情迁，而营气既衰，断不能复充脉道，盖脉之虚，正不系乎新病也。"

　　李今庸在《李今庸金匮要略释义》中曰："本条指出金疮出血的脉证。寸口脉呈现浮微而涩，一般应有失血或汗出的可能。假使不汗出，这是由于身被刀斧所伤，患有金疮而失血之故。脉浮微而涩，是阳气失去固护的作用，阴液无以自守的征象。故失血、汗出及金疮患者都能见到此种脉象。"

　　何任在《何任金匮汇讲》中曰："血汗同源，金疮亡血或汗出太过，均可见浮微而涩之脉，乃阳气失于顾护，阴液内匮之故。"

　　张家礼在《张家礼金匮要略讲稿》中曰："寸口脉表现浮微而涩，提示阴血亏虚，如本书《血痹虚劳病》中有云'脉浮者，里虚也'，《医宗金鉴》也称'脉微，气夺也；脉涩，血夺也'，故会出现亡血，或汗出的征象。假设没有汗出过多因素的话，又是何病因呢？如果身有创伤，则知被刀斧所伤而导致亡血。"

连建伟在《连建伟金匮要略方论讲稿》中指出，"手上的寸口脉微而涩，说明是血虚。但它也浮，说明亡血而气虚。脉涩都说是亡血，所以后面说'法当亡血'，'法'是规律，按照一般的规律，看到这样的脉应该是亡血，即亡失了血液。血液亡失后，气也会虚，因为血为气之母，血虚以后气也会大伤，所以会见到脉浮的情况。脉浮是因为阳气虚而上浮。脉微而涩，主血虚，应当是失血的患者。'若汗出'，'若'是不定词，或者的意思。或者汗出，是因为亡血，阴血亏虚，阳热内生，可致汗出。'设不汗者云何'，假设他不汗出，这是什么道理呢？'答曰：若身有疮，被刀斧所伤，亡血故也'，老师回答说，或患者身上有'疮'，这个'疮'，是金疮，就是金刃所伤。如果病人身上有金疮，是被刀斧所砍伤的，伤了以后出血量多，亡失了血液所以汗不出。因为汗血同源，夺血者无汗"。

上述历代医家对条文五的注解表述虽略有不同，但都是基于"血汗同源"的基本原理，认为金疮所致的亡血证与汗出证，二者脉象均可出现"寸口浮微而涩"，然不加区分则会导致误治，因此，诊脉的同时当结合望诊和问诊，知其有金疮而无汗出，方可正确诊断为亡血证。张仲景此段告诫医者，辨明病因要四诊合参，才可诊断正确，继而辨证施治无误。

小　结

1　诸疮疡痈脓多与热毒有关

本篇中，张仲景描述了疮痈、肠痈、浸淫疮及金疮四种外科疾病的因机证治，从病因上看，以上四种疮疡痈脓均与热毒有关。《灵枢·痈疽》中曰："大热不止，热胜则肉腐，肉腐则为脓，然不能陷骨髓，不为焦枯，五脏不为伤，故命曰痈"，可见，早在《内经》即提出痈疽为病、必有热毒的概念。至《金匮要略》，张仲景继续沿用这一观点，疮痈为热毒聚于外，肠痈为热毒聚于内，浸淫疮则为湿热日久，客于肌肤所致，其处方用药也多以清热解毒消痈为主，由此可知，热毒对于疮疡痈脓的形成有着不可忽略的作用。

2　疮疡当与表证鉴别

张仲景在本篇首条中指出"诸浮数脉，应当发热，而反洒淅恶寒，若有痛处，当发其痈"。历代医家认为，疮痈为病，热毒壅塞，卫气不达肌表，故见脉浮数，而反见恶寒之证。张仲景论疮痈，恐后世医家不辨疮痈与外感风热之证，特强调"若有痛处，当发其痈"，以突出内有热毒聚集，可局部发病而成痈，由此也可窥见张仲景对于外感病的重视。

3　病因证治探究及病案精选

3.1　证治探究

本篇共讲述了四种外科疾病，分别为疮痈、肠痈、浸淫疮及金疮，因张仲景将金疮归于疮痈的范畴，故在篇名中未体现。疮痈为热毒聚于局部，发为痈脓的病证，可由热毒侵入血分，或感受外邪，寒与热搏所致；肠痈为湿热蕴结肠道，热郁酿脓所致，可由饮酒、嗜食辛辣等引起，慢性肠痈可用薏苡附子败酱散排脓消痈，清热解毒，急性肠痈可用大黄牡丹汤泻热解毒，逐瘀通下；金疮为金刃、刀斧等所致外伤，可用王不留行散止血镇痛，调畅血行，若创口感染化脓，亦可用排脓散或排脓汤消除脓肿，行气活血；浸淫疮则为发于肌肤，初生甚小，先痒后痛而成疮，汁出浸淫肌肉，渐及遍体的一种皮肤病，多由于湿热内蕴日久，外受湿热风邪，客郁肌肤而成，方用黄连粉燥湿除热，消痈散疖。

3.2　医案精选

"肠痈"一证，由于血凝气滞，阴络内阻，营气干涩，不能外润肤表，则肌肤为之甲错。甲错者，血枯之象也。在里之气血不通，乃成内痈。此证始以水寒而血凝，继以血凝而腐烂，若冻瘃然，日久化热，即成溃疡矣。血阻于内，气膨于外，故腹皮之急如鼓。但有气而无水，故按之濡。时发热自汗出复恶寒者，肺与大肠为表里。皮毛为肺所主，肠内病痈，邪热外薄皮毛，故时发热。热胜而皮毛开，故自汗。汗后毛孔不闭，风乘其虚，故复恶寒。脉迟而紧则里热未盛，毒血尚凝聚未散，不难一下而尽，所谓曲突徙薪也。以其大肠壅阻也，用大黄、芒硝以通之。以其身甲错，知其内有干血也，用桃仁、丹皮以攻之。以发热自汗复恶寒，知大肠移热于肺，肺主之皮毛，张于标热而不收也，用泻肺除热之冬瓜仁以清之，此大黄牡丹汤之义也。若夫里热既盛，脓成血溃，至于两脉洪数，则非一下所能尽。仲师不曰"脓已成，赤豆当归散主之"乎。究其所以不可下者，譬之流寇，溃散则难为攻，不如方聚之易为歼也。尝记癸丑十一月，若华之母病此，腰腹俱肿，有时发热自汗，有时不甚发热，痛不可忍，按之稍定，于冬至前二日，用大黄五钱，丹皮一两，桃仁五十粒，冬瓜子八十粒，芒硝三钱，服后腹中大痛，午后下血半净桶，而腹平痛止，不啻平人矣。辛未四月，强鸿培嗣子福全病此，既就宝隆医院矣。西医诊为盲肠炎，并言三日后大开刀，福全不解，私问看护，以破腹告，福全惧，弃其衣物而遁，翌日，抵吾小西门寓所，以腹中剧痛求诊。按其脉紧而数，发热有汗，但不恶寒，予即疏方予之，明日复诊，盖下经三次而腹痛止矣。又壬申年，治大自鸣钟慎大衣庄裘姓少年亦如此。癸酉年，治陆姓少女腹右旁痛，痛经四月，身体瘦弱，西医不敢开刀，由同乡高长佑推荐，予以此方减轻授之，当夕下泥黑粪，痛未止，稍稍加重，遂大下黑粪，如河泥，其痛乃定。调理一月，方能出险，盖亦危矣。乙亥八月，四明史惠甫病此，已由姜佐景用前方下过，未能拔除病根，予用生大黄五钱，冬瓜仁一两，桃仁八十粒，丹皮一两，芒硝三钱，外加当归、赤豆，二诊加赤芍五钱，败酱草五钱，所下黑粪，并如污泥状，病乃出险，并附记之。

《金匮发微》

参 考 文 献

曹颖甫. 2014. 金匮发微[M]. 北京：中国医药科技出版社：160，162

陈实功；吴少祯等校. 2002. 外科正宗[M]. 北京：中国中医药出版社

程林. 2015. 金匮要略直解[M]. 谢世平等，点校. 北京：中国中医药出版社

高学山. 2013. 高注金匮要略[M]. 陈纪藩等，校注. 北京：中医古籍出版社

何若苹，徐光星. 2012. 何任金匮汇讲[M]. 北京：中国中医药出版社

李今庸. 2015. 李今庸金匮要略释义[M]. 北京：中国中医药出版社：247

李彣. 1992. 金匮要略广注[M]. 北京：中国中医药出版社

连建伟. 2008. 连建伟金匮要略方论讲稿[M]. 北京：人民卫生出版社

孙中堂. 1999. 尤在泾医学全书[M]. 北京：中国中医药出版社

徐忠可. 1993. 金匮要略论注[M]. 邓明仲等，点校. 北京：人民卫生出版社

张家礼. 2009. 张家礼金匮要略讲稿[M]. 北京：人民卫生出版社

跌蹶手指臂肿转筋阴狐疝蛔虫病脉证治第十九

本篇论述了跌蹶病、手指臂肿、转筋病、阴狐疝、蛔虫病的病证特点和治疗处方。跌蹶病指足踝关节以下足背强直，或能前不能后等筋络关节运动失常的足部疾病；手指臂肿指患者手指和臂部时常发生肿胀疼痛，出现震颤、身体肌肉发生牵动的病证。转筋是以患者四肢筋脉突然发生痉挛掣痛为特征的一种病证。阴狐疝，指男性患者阴囊时大时小，并随着阴囊大小变化而时痛时止的一种病证。蛔虫病，即一种肠道寄生虫病，患者腹脐部剧烈疼痛，甚则吐蛔。此五病各有特点，不便归类，故列于杂病之尾，合而成篇。其中有关病因的条文主要为蛔虫病的相关病因病机阐述。

病因原文

蛔厥者，当吐蛔，令病者静而复时烦，此为脏寒，蛔上入膈，故烦。须臾复止，得食而呕，又烦者，蛔闻食臭出，其人当自吐蛔。（七）

1 古代注解与病因探究

明·赵以德在《金匮方论衍义》中解释道："蛔厥者，病蛔而手足厥冷也。蛔厥者当吐蛔，病者静而复时烦，此因肝脏寒而蛔上入膈，故烦。盖言蛔生于肝，因脏寒而上入于膈也。须臾复止，得食而呕，又烦者，此蛔闻食臭而出于胃，故其人常自吐蛔。盖言蛔因风而生于肝，脏寒则上入膈，闻食臭则出于胃也。"赵氏在分析蛔厥、吐蛔的病因病机后，总结蛔虫病的病因分为三个阶段，由风邪产生在肝，由脏寒而上行入膈，由食入胃而吐蛔。

清·徐忠可在《金匮要略论注》中注解为，"蛔虫之为病，脏寒、脏躁，皆能使之不安，故上条粉蜜甘草，乃杀虫与润燥之方也。若蛔厥，厥者逆也，此与脏厥相类。脏厥由无阳，蛔厥亦因脏寒不能自安而上入，但邪有浅深，故脏厥，则烦无暂安，蛔厥，则须臾得止。故首言当吐蛔，以见因寒而蛔不安，致蛔上入膈，非无蛔而竟烦之比也。唯因蛔，则动静不常，故既烦复止，及复食而呕且烦者，闻食臭而蛔欲得食，则更上而吐出也"。徐氏首先说明蛔虫病活动期，既可因脏寒，又可因脏躁令其发作，其次亦言明吐蛔常由食入胃而引蛔上行所致。

清·尤在泾在《金匮要略心典》中注解为，"蛔厥，蛔动而厥，心痛吐涎，手足冷也。

蛔动而上逆，则当吐蛔，蛔暂安而复动，则病亦静而复时烦也。然蛔之所以时安而时上者，何也？虫性喜温，脏寒则虫不安而上膈，虫喜得食，脏虚则蛔复上而求食"。尤氏阐明蛔厥是由蛔动所致，蛔动是因脏寒、脏虚、求食所致。

2 近现代中医学家病因研究

连建伟在《连建伟金匮要略方论讲稿》中说："本条讲蛔厥的证候，在《伤寒论》里也有基本相同的条文。所谓'蛔厥'，就是由于蛔虫病导致了四肢厥冷。四肢厥冷有各种原因，有热厥，有寒厥。热厥是高热所致的四肢厥冷，也就是热深厥深，当用白虎汤，或用承气汤治疗。寒厥是由于阴寒太盛而致的四肢厥冷，当用四逆汤、通脉四逆汤来治疗。还有一种是气机不畅造成的手足厥冷，那就用四逆散，即柴胡、芍药、枳实、甘草。通过调气来使阳气通达，手脚自然会温。而本条是'蛔厥'，即由蛔虫造成的四肢厥冷。患者'当吐蛔'，应该会出现吐蛔的症状。怎么知道是蛔厥呢？因为吐蛔，所以知道是蛔厥。本条'令'字，《伤寒论》作'今'，我们应该按照《伤寒论》。'今'，即现在，现在患者比较安静，但等一会又要心烦不安起来。这是什么原因？是由于内脏虚寒，'此为脏寒'。由于内脏，亦即肠胃有寒，肠胃的环境不利于蛔虫的生存，所以蛔虫就往上钻。本篇第五条讲了湿热生虫，脉洪大，阳明肠胃有热，适合于蛔虫的生长。而现在内脏虚寒，蛔恶寒而喜温，所以'蛔上入膈'，由于下面肠胃虚寒不利于生长，所以要往上钻到胸膈以上，亦即钻进了胆道。蛔虫往上钻的时候就会烦，很难受。'须臾复止'，等一会蛔虫安静下来了，患者也就会静下来。'得食而呕'，吃了饭就会呕，这'呕'，就是吐蛔。'又烦者，蛔闻食臭出，其人当自吐蛔'，心里又难受起来了，由于蛔虫闻到了饮食的味道，蛔虫往上钻，从口中吐出，所以'其人当自吐蛔'。既有吐蛔，又有四肢厥冷，就称之为'蛔厥'。"连氏首先分析了四肢厥冷的其他三类病因：高热、阴寒太盛、气机不畅；继而详细阐述了蛔虫在内脏虚寒环境中，又由于食入导致的蛔厥病。

张家礼在《张家礼金匮要略讲稿》中说："蛔厥是因蛔虫扰动，而腹痛剧烈，以致手足厥冷。由于脏腑寒热错杂，以致蛔虫窜动，上扰胸膈，蛔动则痛作，静则痛止；气机被扰，逆乱不续，故手足逆冷，烦扰不宁；胃失和降则呕吐，甚则吐蛔。"张氏说明蛔厥由脏腑寒热错杂、蛔虫扰动、气机逆乱所致。

李今庸在《李今庸金匮要略释义》说："蛔厥病的主要症状是吐蛔，心腹痛剧，吐涎沫，得食则吐，烦躁不安，手足厥冷，有发作性。这是由于内藏虚寒，不适合蛔虫的存在，因而蛔动不安，上扰胸膈，出现寒热错杂的证候。"李氏说明内脏虚寒蛔虫上扰，故而出现寒热错杂的蛔厥病证。

上文列举了历代医家对蛔厥证病因病机及证候特点的分析，蛔厥的发病以致病因素和人体正气相互抗争为基础。无论是六淫、七情过极或饮食失宜，还是寄生虫类的致病因素，我们都应在把握患者身体状态（正气强弱、盛衰）的同时，分析致病因素的寒热属性（六淫、饮食偏嗜之类）或生活习性（寄生虫之类）等，方可辨明病因，指导治疗。

小　结

1　病因综合分析

仲景此篇，除蛔虫病外，另外四病少为世人所关注，其关于该四病之病因也言之甚少，仅可从其脉证及方药中测知其病因。

跌蹶病，是指足背强直，但能前行，不能后退，以行动障碍为主的足部疾病。由太阳经脉受损，筋脉拘急所致。

手指臂肿，是指手指臂部关节肿胀，伴有震颤，全身肌肉也发生牵动的病证。清·魏荔彤在其著作《金匮要略方论本义》中解释了手指臂肿的病因与治法，"湿痰凝滞关节则肿，风热袭伤经络则动，治风治热必并治痰"。

转筋病，指突然发生筋脉掣痛，以四肢为主，甚则牵引小腹作痛的疾病。病多由湿浊化热、伤及筋脉所致。

上三者，均属于肢体经络病证。而《金匮要略》中，第二篇痉病、第五篇历节病，均属于肢体经络疾病范畴。可见，在医疗条件相对较差的古代，肢体经络病证并不少见。现代中医理论体系中，肢体经络病证主要包括痹证、痉病、痿证、颤证、腰痛等。而在《金匮要略》中，肢体经络病证虽未成体系出现，但从各章节散在的条文中，仍可体现仲景对于该种病证的重视与关注，其创制的治法方药也对后世有不小的启迪作用，为后世肢体经络病证的深入研究、建立体系奠定了理论基础，具有不可忽视的实际意义。

阴狐疝，又称为狐疝，是指阴囊偏大偏小，时上时下，出没无常的病证，属外科疾病范畴，这种疝气，当平卧时缩入腹内，站立或劳累后则坠入阴囊，有的胀痛，有的有重坠感，多由寒凝厥阴肝经所致。

蛔虫病，是指时常发生腹脐部剧烈疼痛，甚或吐出蛔虫的肠道寄生虫病。其病因在明·王肯堂《证治准绳》中有言："九虫皆由脏腑不实，脾胃皆虚，杂食生冷、甘肥、油腻、咸藏等物……或食瓜果与畜兽内脏，遗留诸虫子类而生。"

另外，仲景在本篇中还提及蛔厥证。蛔厥证，是因蛔虫感染而引起急性腹痛和四肢厥冷的病证，类似于现代医学中的胆道蛔虫症。蛔虫病，起于饮食不洁，早期或无明显症状，或时发时止，而胆道蛔虫症，发作时常有剑突下钻顶样剧烈疼痛，当并发急性化脓性胆管炎、胆囊炎时可有发冷发热和黄疸，如并发肝脓肿、膈下感染、败血症等，则出现寒战高热，甚至中毒性休克等。患者比较痛苦，发展至后期，病情也较为凶险。因此，若在治疗此类病证时，运用仲景蛔厥证的治法理念，往往收效颇佳，也为临床证治拓宽了思路。

2　病因证治探究及医案精选

2.1　证治探究

跌蹶病属太阳经伤，仲景治以刺腨入二寸，即针刺合阳、承山等穴位，以达到舒缓筋脉之目的。

手指臂肿因于风痰闭阻经络，治以藜芦甘草汤涌吐风痰。

转筋由于湿浊化热，热伤阴液，筋脉失于濡养所致，治以鸡屎白散方祛湿清热。

阴狐疝为肝经寒凝，治以蜘蛛散方辛温通利，破瘀散结。

蛔虫病则可因于蛔虫气逆，或内脏虚寒，蛔虫上扰而导致蛔厥，方以甘草蜜粉汤杀蛔止痛，乌梅丸寒温并用，安蛔止痛以治疗蛔厥之证。

2.2 病案精选

曹颖甫《金匮发微》："蛔虫之为病，常起于脾藏寒湿，由寒湿积为水痰，少阳之气不达于三焦，水痰感少阳生气，乃生蛔虫。蛔托生于痰涎，故其腹多涎。蛔饥吐涎，胃不能容，随即倾吐而出，此所以令人吐涎也。心痛者，心下窜痛，蛔上入膈故痛，非真心痛也。蛔安静则如平人，窜动则痛欲死，故发作有时，此蛔病之大概也。然竟有毒药不能奏效者，则以病者曾用杀虫猛药，剂量太少，蛔虫醉而不死，后遂狡避不食也。故不能猛攻，莫如诱劫，不得已而用甘草粉蜜，使虫贪蜜之甘，而不知铅粉之毒，此亦陈人畏宋万多力，使妇人饮之酒醉，而执之之计也。用甘草者，欲病人不受铅粉之毒也。先母侍婢曾患此，始病吐蛔，一二日后，暴厥若死，治以乌梅丸，入口即吐，予用甘草五钱，先煎去滓，以铅粉二钱，白蜜一两调饮之，半日许，下蛔虫如拇指大者九条，其病乃愈。然时医辄非笑之，夏虫不可语冰，岂其然乎"。

曹颖甫《金匮发微》

参 考 文 献

李今庸. 2015. 李今庸金匮要略释义[M]. 北京：中国中医药出版社：255

连建伟. 2008. 连建伟金匮要略方论讲稿[M]. 北京：人民卫生出版社：310-311

孙中堂. 1999. 尤在泾医学全书[M]. 北京：中国中医药出版社：165

徐忠可. 1993. 金匮要略论注[M]. 邓明仲等，点校. 北京：人民卫生出版社：294

张家礼. 2009. 张家礼金匮要略讲稿[M]. 北京：人民卫生出版社：429

赵以德. 2012. 金匮方论衍义[M]. 刘恩顺，王玉兴，王洪武，校注. 北京：中医古籍出版社：210

妇人妊娠病脉证并治第二十

本篇主要论述了妇人妊娠期内出现病证的病因病机及其治法处方。其中涉及病因的条文，有条文一和条文二，分别为误治和癥痼害。下面将历代医家对其注解进行整理研究。

师曰：妇人得平脉，阴脉小弱，其人渴，不能食，无寒热，名妊娠，桂枝汤主之。于法六十日当有此证，设有医治逆者，却一月，加吐下者，则绝之。（一）

1 古代注解与病因探究

明·赵以德在《金匮方论衍义》中解释道："妇人平脉者，言其无病脉也；阴脉小弱，其荣气不足耳。凡感邪而荣气不足者，则必恶寒发热，不妨于食。今无寒热，妨于食，是知妊娠矣。妊娠者，血聚气搏，经水不行，至六十日始凝成胚。斯时也，气血化于下，荣气不足，卫不独行，壅突中焦而不能食；津液少布，其人渴。用桂枝汤益荣和卫。设有医以他治，则更一月当化。若加吐下，复损其荣，土亦失去养育，条芩、白术可也，芎、归可也，参、芪可也。但要益荣生津，和中下二焦而已。"赵氏说明妇人妊娠出现阴脉小弱、不能食属生理反应，然而由于医者不知而误治，会导致气血亏虚。

清·徐忠可在《金匮要略论注》中注解为"平脉者，不见病脉，一如平人也。关前为阳，关后为阴，小弱者，脉形小不大，软弱无力而非细也。诸脉既平，而独下焦阴脉，微见不同，是中上焦无病，乃反见渴、不能食之证，则渴非上焦之热，不能食，亦非胃家之病矣。少阳有默默不欲食之证，今无寒热，亦无少阳表证可疑矣。是渴乃阴火上壅，不能食乃恶心阻食，阴脉小弱乃胎元蚀气，故名曰妊娠，孕也（因经已阻，故如此断）。药用桂枝汤者，此汤，表证得之，为解肌和营卫，内证得之，为化气调阴阳。今妊娠初得，上下本无病，因子室有凝，气溢上干，故但以白芍一味，固其阴气，使不得上溢，以桂、甘、姜、枣，扶上焦之阳，而和其胃气，但令上之阳气充，能御相侵之阴气足矣。未尝治病，正所以治病也。否则，以渴为邪热而解之，以不能食为脾不健而燥之，岂不谬哉。于法六十日当有此证者，调胎已成而气干上，治之当以胎气为主也。设有因医治逆，逆者，误也，却一月，其期未满六十日，则胎未成，又加吐利，而因医治误，则脾胃实有受伤处，是当但以断绝病根为主，不得泥安胎之说，而狐疑治误也，故曰绝之。论曰：《内经》谓手少阴脉动甚，谓之有子，言心脉主血，血聚则气盛也。又谓阴搏阳别，谓之有子，言阴得胎气而强，脉则搏击而别于阳脉也。今反以脉小弱为妊娠，可知孕只两月，能蚀下焦之气，而不能作盛势也。过此则不然可知，故《千金》云：初时寸脉微小，呼吸五至，三月尺脉数也"。徐氏详细说明妇人平脉，但渴、不能食为妊娠所致，可用桂枝汤调阴阳，但有医者不知，误治导致脾胃受损，并且妇人妊娠脉象因妊娠时月的不同而有变化，医者当知。

清·尤在泾在《金匮要略心典》对本条注解较为公允得当。注曰："平脉，无病也，即《内经》'身有病而无邪脉'之意。阴脉小弱者，初时胎气未盛，而阴方受蚀，故阴脉比阳脉小弱。至三四月经血久蓄，阴脉始强。《内经》所谓'手少阴脉动者妊子'，《千金》所谓'三月尺脉数也'是也。其人渴，妊子者内多热也，一作呕亦通。今妊娠二三月，往往恶阻不能食是也。无寒热者，无邪气也。夫脉无故而身有病，而又非寒热邪气，则无可施治，惟宜桂枝汤调和阴阳而已。徐忠可云：'桂枝汤外证得之，为解肌和营卫，内证得之，为化气调阴阳也。六十日当有此证者，谓妊娠两月，正当恶阻之时，设不知而妄治，则病气反增，正气反损，而呕泻有加矣。绝之谓禁绝其医药也。'楼全善云：'尝治一二妇恶阻病吐，前医愈治愈吐，因思仲景绝之之旨，以炒糯米汤代茶，止药月余渐安。'"尤氏说明妊娠出现或渴或呕或不能食，非寒热邪气所致，因妊子所致，可以桂枝汤调和之。反之，医者不知而误用理气活血催经之品，恐有导致流产之虞。

清·高学山在《高注金匮要略》中注解为"经言阳搏阴别，为有子。盖谓脉之外廓，沉柔而得阴脉之常，但中间一线阳脉，高起而搏指，特与本部之阴脉各别，是阴中另具一阳也，非有子而何哉。又言左尺滑者妊也。夫滑为气血交聚之诊，左尺应胞门，胞门之中，阳精如端居贵人，而妇人之气血，会聚而包裹之，其脉安得不以滑见耶。又曰：手少阴脉动甚者妊子也。盖谓心肾同主手足之少阴，而司精血相同之妙也。夫两物相击，轻小者动，亦受击者动，已见动脉下，今心主之脉，无端动甚，岂非下焦肾中，得外阳以实之，而上击之所致乎？故知妊子也。此从寸口而言之也。然各说虽有不同，而其理则一，以尺脉之两边，沉柔细滑而得阴体，故其中始见弦长，而别为搏指，因之上冲寸口，而见动甚矣。此诸脉与外症之晕眩呕逆相符也。本经平脉，不特尺不阳搏阴别，及不滑，并手少阴不动之类，凡不沉浮迟数者，皆在其中，此仲景于经旨之外，又言妊娠之变诊也。阴脉，以下文小弱，及桂枝汤脉之阳浮阴弱推之，当指沉按而言，以阴脉小弱，言四脏之心肝脾肺，而不言肾。肾中得别阳以实，岂有小弱之理，惟是四脏之精气，趋裹胎元，故见小弱。正与前人之说，相为表里。盖惟肾脉搏别滑实，故致四脏之阴脉小弱，则仲景丢开尺脉，而言四脏之阴脉，与经文撇开足少阴，而言手少阴者同义也。但凡渴而不能食者，多有寒热之外症，以少阳中风寒，则渴而默默不欲食，且寒热往来耳。今既有此而无彼，合而断之，脉平为人病脉不病，四脏之阴脉小弱，为脏真趋赴肾经以养胎，渴为津液下掣，不能食为生气上冲，故知为妊娠矣。桂枝汤养阳以益阴，故主之。养阳，则实上以御下冲之气，故能食；养阳以益阴，则阴脉不小弱，而渴亦可止也。六十日，胎气已成，则向上之机势上侵，而不能食，阴血奔赴，故阴脉小弱而渴也。设或医家以微渴而误清上焦之火，则上虚而胎气益张，因少不能食而误伤中土之阴，则胃干而脏真失养，胎气下张而上冲，故不食既早，脏真自虚而下顾，故干渴先形。前项脉症，遂减却一月，而于三十日见矣。若逆甚而因渴以吐之，因不能食而下之，吐则上提，而阴血不下贯，故不渴，下则下泄，而生气不上冲，故反能食，遂绝然无前此之脉症矣。然至阴血不下贯，生气不上冲，岂妊娠之佳兆乎哉。此处桂枝汤，当但服药，而不啜热粥为合。盖啜粥是助桂枝辛甘之性以祛邪，不啜粥则任芍药酸敛之性以养脏故也。钱塘娄氏谓绝止医治，本经从无此喷饭之文。橋李徐氏谓绝止吐下，仲景又无此不传之药，且于文于理，明明言常例该迟至六十日，治逆则早见三十天。逆甚则母气不相顾，子气不日增，而无此矣。盖危词也。呜呼！吾安得知音者，而与之读金匮之文耶！"高氏首先详细分析了三种妊娠脉的成因，总结其理：渴与不能食，皆由妊娠所致，可用桂枝汤调之；然医者若在妊娠30天不知妊娠而误治，则损伤脏真。

　　清·吴谦在《医宗金鉴》中解释道："妇人经断得平脉，无寒热，则内外无病，其人渴不能食，乃妊娠恶阻之渐也。故阴脉虽小弱，亦可断为有孕。但恶阻，于法六十日当有此证，设医不知是孕，而治逆其法，却一月即有此证也。若更加吐下者，则宜绝止医药，听其自愈可也。然脉平无寒热，用桂枝汤，与妊娠渴不能食者不合，且文义断续不纯，其中必有脱简。"吴氏说明妇人妊娠有渴不能食，若医不知是孕，则导致更加吐下，当止医药。

2　近现代中医学家病因研究

　　曹颖甫在《金匮发微》中说："妊娠之脉，关后有余，尺跳动，右甚为女，左甚为男，此历试不爽者也。今师云：'妇人得平脉，阴脉小弱。'何乃适得其反？盖妊娠停经之初，本无他病，故脉如平人。血凝子宫，胎气尚微，故阴脉小弱，非如四五月后，胎气壮盛无比。月事既停，统血之脾脏顿滞，脾精之上输者少，故渴。脾阳失运，消谷之力微，故不能食。更有湿痰停阻胸中时欲呕者，俗称恶阻。仲师不言者，盖已统于不能食中，非脱漏也。凡见此证，脉平而表无寒热，即可断为妊娠。主以桂枝汤者，所以助脾阳而疏胸中水气也。所以六十日方见此证者，为始停经时，中气尚疏，上中二焦未有所觉也。此证不当治渴及呕，治之为逆。设治渴而误用清燥滋阴之品，胃中必寒。设治不能食而误投下药，脾湿又将下陷。治不得法，后一月必加吐下，中气败也。绝无药，并斥其医，庶几勿药有喜乎。"曹氏首先辨明妊娠之初与四五月后的脉象不同，继而说明渴不能食亦由妊娠所致，可予桂枝汤，若医者不知，而误治，败伤脾胃，则导致中气败，当绝其药。

　　李今庸在《李今庸金匮要略释义》中说："本条论述妇人妊娠的脉证。妇人经停以后，诊得平和之脉，惟尺部脉象较关前稍见小弱，同时又见作呕、不能食等证，是为恶阻现象，亦称为妊娠反应。因身无寒热，知病不属外感，而为妊娠之证。妇人初孕，即出现上述诸症，是由脾胃不和之故，这时可用桂枝汤以调和之。一般妊娠反应，大都在两个月左右，出现呕恶、厌食等症，通常称为恶阻。假如在受孕时治疗不当，伤损中气，那么病者在一个月左右，就可见到本证，且病情往往增剧，见有吐泻症状，此时应随证施治，杜绝病根，不必泥于安胎之说。"李氏说明妊娠初期尺脉小弱、呕吐厌食为妊娠恶阻，可予桂枝汤调之，但若误治损伤中气，导致吐泻剧增，当随证治之。

　　何任在《何任金匮汇讲》中说："妊娠之初，血气养胎，胃中虚弱，故宜用桂枝汤和阴阳，调脾胃。若胃中有热，心烦呕吐，渴喜凉饮者，则不适宜。若治不得法，转伤脾胃，而使病势加剧。"何氏通过辨证施治，说明妊娠之初，若胃中虚弱，则当桂枝汤调之；若胃中有热，则当另治。反之误治伤脾胃，则导致病势加剧。

张家礼在《张家礼金匮要略讲稿》中说："'设有医治逆者'，是说假如医生不知道此为早期妊娠恶阻而进行误治，即'却一月加吐下者'，也就是第3个月增加了呕吐与下利的症状，胃气更伤，妊娠反应仍然存在。"张氏直接说明医者不知早起妊娠恶阻的病证，则会误治，导致病剧。

连建伟在《连建伟金匮要略方论讲稿》中指出，"'妇人得平脉'，即正常的脉象。由于妊娠早期，血以养胎，胎气未盛，阴血不足，所以尺脉稍弱。'其人渴，不能食'，《金匮要略心典》把这'渴'字作'呕'字，即'其人呕'，呕即妊娠恶阻。'无寒热'，没有表证者'桂枝汤主之'。因为不能饮食，时有呕吐，实际上是脾胃虚弱。桂枝汤外证得之解肌和营卫，内证得之化气调阴阳，实际上是补脾胃，补气血，所以，妊娠恶阻可以用桂枝汤治疗。本条讲了妊娠恶阻的证治，告诉我们治疗妊娠恶阻，应该要补脾胃，补气血。脾胃功能正常了，气血充足了，身体就好了，孩子也就发育得好，而不能给孕妇乱用吐下"。连氏详细说明了妊娠初期的异常脉证为恶阻现象，可用桂枝汤调理脾胃，若医者不知，而反用吐下之法，则败伤脾胃，导致流产。

谢萍等认为，妊娠恶阻主要责之于冲气上逆，有因脾胃虚弱，孕后冲脉之气旺盛，气逆而上以致呕吐者；亦有因肝胃不和，肝气上逆犯胃，胃失和降而致呕吐者；若呕吐日久，气阴两虚，阴津耗损，可见妊娠恶阻之重症。

3　按语

本条论述妊娠恶阻之脉象证治，注家释意大体相若，就病因而言侧重于"虚"。孕后胎元初凝，血聚养胎，阴血亏蚀，血脉不充；加之阴血已虚，冲脉之气偏旺，上冲于胃，导致胃失和降，而见呕恶不甘于食，故叶天士有云："冲脉上冲，犯胃为呕。"所以胃弱是妊娠恶阻发生的根本。唐代《备急千金要方》曰："凡妇人虚羸，血气不足，肾气又弱，……欲有胎而喜病阻"，宋代《妇人大全良方》载有"妊娠呕吐恶食，体倦嗜卧，此胃气虚而恶阻也"，指出了胃虚及胃弱或兼气郁都是本病的重要病因。因此，对于妊娠恶阻当顾护胃气为先。故仲景以桂枝汤治疗妊娠恶阻。桂枝汤有双向调节作用，能发汗以止汗，发汗而不伤正，止汗而不留邪。在外调和营卫，在内调和气血，而以调和中焦脾胃阴阳为主，故广泛应用于产后发热、试胎、妊娠反应等。

病因原文

妇人素有癥病，经断未及三月，而得漏下不止，胎动在脐上者，为癥痼害。妊娠六月动者，前三月经水利时，胎也。下血者，后断三月衃也。所以血不止者，其癥不去故也，当下其癥，桂枝茯苓丸主之。（二）

1 古代注解与病因探究

明·赵以德在《金匮方论衍义》中解释道："宿有癥痼内结，及至血聚成胎而癥病发动，气淫于冲任，由是养胚之血不得停留，遂漏不止；癥痼下迫其胎，动于脐上，故曰癥痼害也。凡成胎妊者，一月血始聚，二月始胚，三月始胎，胎成始能动，今六月动者，前三月经水利时，胎下血者，未成也。后断三月，始胚已成胎，方能动，若血下不止，为癥未去故也，必当去其癥。《内经》曰：有故无殒，亦无殒也，癥去则胎安也。桂枝、桃仁、丹皮、芍药能去恶血，茯苓亦利腰脐间血，虽是破血，然有散、有缓、有收、有渗。结者散以桂枝之辛；肝藏血，血蓄者肝急，缓以丹皮、桃仁之甘；阴气之发动者，收以芍药之酸；恶血既破，佐以茯苓之淡渗利而行之。"赵氏说明妊娠三个月左右，有漏下、胎动在脐上，是由素有癥痼不去所致，而桂枝茯苓丸可缓攻其癥，可达到祛病而不伤胎之目的，这也体现了中医"通因通用"的治法。

清·徐忠可在《金匮要略论注》中注解为"妇人行经时遇冷，则余血留而为癥，癥者，谓有形可癥，然癥病，女人恒有之，或不在子宫，则仍行经而受孕，经断即是孕矣。未及三月，将三月也，既孕而仍见血，谓之漏下，今未及三月，而漏下不止，则养胎之血伤，故胎动。假使胎在脐下，则真欲落矣，今在脐上，是每月凑集之新血，因癥气相妨而为漏下，实非胎病，故曰癥痼害。痼者宿疾，难愈曰痼，害者，无端而累之曰害。至六月胎动，此宜动之时矣，但较前三月，经水利时，胎动下血，则已断血三月不行，乃复血不止，是前之漏下，新血去而癥反坚牢不去，故须下之为安。药用桂枝茯苓汤者，桂枝、芍药，一阳一阴；茯苓、丹皮，一气一血，调其寒温，扶其正气，桃仁以之破恶血、消癥癖，而不嫌伤胎血者，所谓有病则病当之也。且癥之初，必因寒，桂能化气而消其本寒；癥之成，必挟湿热为窠囊，苓渗湿气，丹清血热，芍药敛肝血而扶脾，使能统血，则养正即所以去邪耳。然消癥方甚多，一举两得，莫有若此方之巧矣。每服甚少而频，更巧，要知，癥不碍胎，其结原微，故以渐磨之"。徐氏不仅说明妊娠未及三个月而漏下是由于癥痼所致，而且说明妇女行经时遇冷为癥病的病因。

清·尤在泾在《金匮要略心典》中注解为"癥，旧血所积，为宿病也。癥痼害者，宿病之气，害其胎气也。于法妊娠六月，其胎当动，今未三月，胎不当动而忽动者，特以癥痼害之之故。是六月动者胎之常，三月动者胎之变也。夫癥病之人，其经月当不利，经不利，则不能受胎。兹前三月经水适利，胞宫净而胎可结矣。胎结故经断不复下，乃未三月而衃血仍下，亦以癥痼害之之故。是血留养胎者其常，血下不止者其变也。要之，其癥不去，其血必不守，血不守，则胎终不安，故曰当下其癥。桂枝茯苓丸，下癥之力，颇轻且缓，盖恐峻厉之药，将并伤其胎气也"。尤氏说明生理胎动当在妊娠六个月时，若未至三个月有胎动，又下衃血，是由癥痼所致。

清·吴谦在《医宗金鉴》中解释道："经断有孕，名曰妊娠。妊娠下血，则为漏下。妇人宿有癥痼之疾而育胎者，未及三月而得漏下，下血不止，胎动不安者，此为癥痼害之也；已及六月而得漏下，下血胎动不安者，此亦癥痼害之也。然有血衃成块者，以前三月经虽断，血未盛，胎尚弱，未可下其癥痼也。后三月血成衃，胎已强，故主之桂枝茯苓丸，当下其癥痼也。此示人妊娠有病当攻病之义也。此条文义不纯，其中必有阙文，姑存其理可也。"吴氏简要阐明妊娠三个月或六个月出现胎动、漏下是由癥痼所致，其理可明，但考虑似有缺文当慎辨之。

2 近现代中医学家病因研究

曹颖甫在《金匮发微》中说："欲安良民，必除盗贼；欲养良苗，必先荑稗，此尽人之所知也。然则欲孕妇之安胎，不去其宿疾可乎！设宿癥不去，或经断未及三月，即有漏下之变。所以然者，养胎之血，不能凝聚子宫，反为宿癥所阻，从旁溢出，胎失所养，则动在脐上。其实胎元无损，癥痼害之也。然亦有三月后而胎动下血者，其证亦为癥。仲师言六月动者，赅四月至六月言之耳。前三月经水通调，忽然中止，当可决其为胎。若经断三月之后，忽然下血，其为衃血横梗，不能融洽何疑。新血与衃血不和，因有渗漏之隙，不下其癥，胎必因失养而不安。仲师设立桂枝茯苓丸，以缓而下之。盖癥之所由成，起于寒湿，故用桂枝以通阳，茯苓以渗湿，丹皮、桃仁、赤芍则攻瘀而疏达之。固未可以虚寒漏下之治治也。间亦有寒湿固瘕之证，阻隔腹中，不下血而胎元不足者。"曹氏阐明妊娠三个月出现漏下、胎动是由癥痼所致，当下其癥。

李今庸在《李今庸金匮要略释义》中说："本条论述妊娠有癥病的证治。妇人本有癥病，现复受孕成胎，经停未到三月，由于癥病之故，忽又漏下不止，脐上胎动，这是癥病妨害胞胎，所以说是'癥痼害'。'妊娠六月动者……后断三月衃也'，'其胎动在脐下，是胎已成六月，其停经前三个月经水利时即已成胎。后三个月经水止时而其血被宿癥所阻，不能于胞中养胎，遂积以成衃'。癥积不去，漏下不会停止，只有去其宿癥，才能使新血得以养胎，故用桂枝茯苓丸，祛瘀化癥。方中桂枝通血脉，茯苓安正气，芍药调营，丹皮、桃仁活血化瘀，合而用之，实为祛瘀化癥的小剂；特别是炼蜜为丸，每服一至三丸，剂量很小，使下癥而不伤胎。"李氏说明妊娠未到三个月或已六个月而有漏下，是由癥痼所致。

张家礼在《张家礼金匮要略讲稿》中说："癥病的病机为衃血不去，新血不能归经，而为血瘀、痰湿之癥病下血。所以其治则是活血化瘀，祛痰利水，消癥止血。为什么要用'祛痰利水'法呢？那是因为欲止其血，当下其癥，癥去则血自止，而消癥又当化瘀祛痰，因为痰瘀同源。"张氏说明癥病是由瘀血、痰湿所致。

连建伟在《连建伟金匮要略方论讲稿》中指出，"本条论述了癥病跟妊娠的鉴别，以及癥病的治法。'妇人宿有癥病，经断未及三月，而得漏下不止'，是指本来是有瘀血导致的癥病，患者又怀孕了，怀孕还没到三个月，出现了阴道出血。'胎动在脐上者，为癥痼害'，自觉肚脐之上有胎动，但这不是真正的胎动，而是'癥痼'。由于瘀血积块日久而导致了漏下不止。漏下不止，对于孕妇包括胎儿，造成了很大的伤害，故称'为癥痼害'，亦即癥痼伤害人，所以漏下不止。'妊娠六月动者，前三月经水利时，胎也'，应当是妊娠六个月才会出现真正的胎动，所以称为'妊娠六月动'。'下血者，后断三月衃也'，患者怀孕后三个月漏下不止，这不是胎儿的问题，而是'衃也'。'衃'，是紫黯的瘀血，《说文解字》：'衃，凝血也'，是凝滞的、紫暗的血块，也就是'癥痼害'，是由癥块、瘀积而造成的出血。'所以血不止者，其癥不去故也，当下其癥'，这时候要先把癥块瘀积治好，化瘀消癥，用桂枝茯苓丸来治疗。方中桂枝、芍药能调血脉，桂枝温通血脉，芍药在本方中应该用赤芍活血化瘀。丹皮、桃仁也能化瘀消癥，再加茯苓健脾化湿。因为往往癥块起始时是由于寒凝湿滞而致，所以用桂枝散寒，茯苓祛湿，其余药物均能活血化瘀。而且是用蜜和丸，'如兔屎大'，每日饭前，空腹服用一丸，如若'不知，加至三丸'，取其渐消缓散之功"。

3　按语

本条开宗明义，"妇女素有癥病"，妊娠未及三个月即见漏下不止，此乃胚胎发育挤压癥积而导致的瘀血下漏。《女科经论》论述癥病不外"气之所聚，血之所凝"明确指出妇女癥病乃气滞血瘀所致。桂枝茯苓丸，行调营卫、通血脉、化瘀消癥之功。现在这一处方除了治疗癥病的出血以外，常用于治疗瘀血痛经，产后恶露停滞，死胎，或胞衣不下，或宫外孕，也治疗不孕症。《素问·六元正纪大论》说："有故无殒，亦无殒也。"王冰是第二个注解《内经》的人，认为"故"，就是癥病，怀孕期间，按常理是不能吃活血化瘀药的，但如果有癥病，有病则当之，可以用活血化瘀药。"殒"，是死亡的意思，如果真的有癥病，用了活血化瘀药，既能保全母亲，胎儿也不会死亡。但活血化瘀药不可多用，所以仲景用量很小，制成丸药渐消缓散，而非峻剂。

小　结

妇人之病，张仲景在《金匮要略》中用"三十六病，千变万端"一语明确指出妇人之病的复杂性和多变性。《金匮要略·妇人杂病脉证并治第二十二》云："妇人之病，因虚、积冷、结气，为诸经水断绝，至有历年，血寒积结胞门。寒伤经络。"明确指出因虚、积冷、结气是导致妇女病的主要原因，三者之中，若有一方面失常，日久就会导致妇女杂病。妇女妊娠病也不例外。

1　妊娠病与水血运行有关

妊娠期女性，因受胎儿影响，除血聚养胎会引起血虚的情况外，妊娠病也多与胎儿影响母体水液、血液代谢运行有关。仲景本篇中，主要列举了妊娠期腹痛、下血、呕吐、水气、小便难、伤胎等疾病，详述妊娠病的病因病机及治法方药，从其描述中不难看出，仲景论治妊娠病，虚证多以养血补虚，实证则多从通阳化水、调理冲任入手。而后世唐容川之"水血调和则胎孕无病，所以有病者，皆水与血不和之故"，曹颖甫之"因怀孕之故，周身气血环转较迟，水湿不能随之运化"，亦可论证仲景之观点。

2　病因证治探究与医案精选

2.1　证治探究

妊娠期的异常生理反应，在不同阶段会有不同的脉证表现，均当仔细辨证，脾胃虚弱者可用桂枝汤调之；胃热而渴喜冷饮者则当清解；妊娠初期恶阻，医者不知而误用吐法或下法者，当立即停止治疗。因此，调理妊娠恶阻及停止误治均是中医在病因上直接解决问题的体现，可以说，探明病因是中医治疗疾病的重要步骤。

与此同时，由于生活习惯不良（如女性经期受凉或饮食生冷等）的问题，会给机体带来潜在的危害（如瘀血、痰湿等），当在人体虚弱或特殊生理（如女性妊娠）时就会暴露出来，产生新的致病因素（如癥瘕），导致疾病（如妊娠漏下衃血）。

本篇的病因研究，启示医者要正确辨明病因，知常方可达变。例如，知道女性妊娠恶阻的生理脉证，即可避免误治；医者在明确眼前疾病的病因时，要选择适当的治疗方法，不可畏首畏尾而耽误病情，对于宿疾积累的致病因素，当进一步溯源其病因，从源头上告诫人们避免病因。

2.2　病案精选

2.2.1　妊娠恶阻

同学祁君之妻妊娠二个月呕逆恶食，其父颇知医，治以参苓茹橘等药不应，延医诊视，有谓中气不足，痰聚胃脘；有谓气血壅滞秽气上攻者，愈治愈剧。祁翁阅《金匮要略》"设有医治逆者，则绝之"句，遂停药半月，而呕逆如故，症状寝起，如大病然。不得已，招余视之。其人面白，脉浮缓微弦，舌质淡红，苔白薄而滑。自诉头目重眩，口苦，胸胁满闷，默默不欲食，食下则脘胀，先吐清涎，继而吐食，吐后始舒，身体疼痛，四肢沉重不用，时方初夏，尚衣棉袄。询之，曰"本不恶风，自觉衣单怯寒耳"。即桂枝汤合小柴胡汤予之。果然药进两付而诸恙悉退。翁问此时可绝药乎？余曰：未也，中阳犹虚，不从本治，当复病。令隔日服小建中汤加参芪一剂，半月后，快步健谈，面色红润矣。

何炎燊，恶阻验案二则，广东中医，1962，9：36

2.2.2　胎兼癥瘕证

张某，女，38岁，社员，于1978年3月10日就诊。

闭经已三个月，午后发热，食欲减。诊见：形体枯槁，腹部按痛，曾经他医诊为血虚胃弱，血亏经闭，治以养血健胃舒肝之品，屡治罔效，病势渐重。且腹部膨隆显著，似妊娠五、六月状，按之坚硬如石，推之不移，痛当少腹。诊其脉沉滑有力，右关更属明显，舌紫有瘀点。余曰：此胎兼癥瘕也，恐有半产之虞。遵仲景桂枝茯苓丸方意。处以桂枝15克，丹皮15克，芍药20克，桃仁15克，2剂，水煎服。服后，病情如故。再诊，于前方将桂枝增至25克，桃仁增至20克再投2剂。服后，腹内雷鸣，翌日大便二次，便色紫黑且硬，腹痛稍减。三诊：积块坚硬，固定不移，拒按，皮肤不润，舌边紫，苔厚而干，脉沉涩。又投原方2剂，丹皮增至35克，服后，下血盈盆，家人大惊。自此腹部膨隆消失，按之柔软，不再疼痛，食欲渐佳。但细扪脐下，仍有似鹅卵大一枚悸动。余曰此胎气也。调理渐安，至足月顺产一女婴。

按　瘀血留滞作癥，故经闭三个月，腹已如釜。破其积聚，方可保胎元无虞，故用桂枝茯苓丸，以桂枝通脉，芍药调营。茯苓安正气，丹皮、桃仁活血化瘀。"有故无殒"，瘀血得下。胎元不伤，足见经方之妙也。

宋儒，治验简介.吉林中医药.1981，1：38

参 考 文 献

曹颖甫. 2014. 金匮发微[M]. 北京：中国医药科技出版社

冯瑶，侯玉敏，谢萍. 2015. 谢萍论治妊娠恶阻经验采撷[J]. 湖南中医杂志，4：40-41

何若苹. 2012. 何任金匮汇讲[M]. 北京：中国中医药出版社

李今庸. 2015. 李今庸金匮要略释义[M]. 北京：中国中医药出版社

连建伟. 2008. 连建伟金匮要略方论讲稿[M]. 北京：人民卫生出版社

张家礼. 2009. 张家礼金匮要略讲稿[M]. 北京：人民卫生出版社

妇人产后病脉证治第二十一

本篇论述了妇人产后的常见病症，开篇以产后病痉、郁冒、大便难三证为例，说明产后各种病证以气血亏虚、津液受损为基本病因，应结合临床不同病情，全面辨证分析，方可对症治疗。

病因原文

问曰：新产妇人有三病，一者病痉，二者病郁冒，三者大便难，何谓也？师曰：新产血虚，多汗出，喜中风，故令病痉；亡血复汗，寒多，故令郁冒；亡津液胃燥，故大便难。（一）

1 古代注解与病因探究

清·徐忠可在《金匮要略论注》中注解为"产妇与人同，杂病原无定，但从产上得之，则以三病而言，正言其病虽三，因则一也。一病痉，痉者，身热恶寒，足寒面赤，卒口噤，背反张也。《脉经》曰：痉家其脉伏坚，直上下。二者病郁冒，郁冒者，抑郁而昏冒也。三者大便难，难者，出之坚而非闭也。人不同而病同，故疑而问，不知新产血虚，血虚因多汗，而邪乘虚入，乃喜中风，喜者，易也，风入于血虚之体，无真气以御之，则风为主而痉，如枯木得风燥而翘矣。亡血复汗，则真气既耗，内寒自生，故曰寒多，寒留于阴阳两虚之体，则阴火郁而上冒，若或蒙之矣。血与汗，皆津液所生，血虚汗出，津液既亡，燥邪旋发，燥则热，热则干，干则大便难于出矣"。徐氏说明产后虽有不同病证，但其根本病因皆为生产所伤。具体又以体质、外感等因素不同而产生不同病证。病痉者，以风邪侵袭血虚之体为病因；郁冒者，由亡血复汗、内寒自生、阴火郁冒所致；大便难者，由血虚汗出、津液衰亡、燥热内生所致。

清·尤在泾在《金匮要略心典》中注解为"痉，筋病也。血虚汗出，筋脉失养，风入而益其劲也。郁冒，神病也。亡阴血虚，阳气遂厥，而寒复郁之，则头眩而目瞀也。大便难者，液病也。胃藏津液而渗灌诸阳，亡津液胃燥，则大肠失其润而便难也。三者不同，其为亡血伤津则一，故皆为产后所有之病"。尤氏既分别阐释了痉、郁冒、大便难的病因病机，又总括了三者皆以亡血伤津为根本病因。

清·高学山在《高注金匮要略》中注解为"新产妇人有三病四句，当是古医经之文，仲景设为问答，以明其病因耳。何谓也者，即何因而病痉、病郁冒、大便难乎？下文三段，正答问词，而曰新产妇人有三病，明非产前之宿病，因新产以虚其血，则阴不恋阳，而阳且逼阴，故多汗出。肝藏血主筋脉，且属风木，血虚风动，喜引同类，则喜中风，风入而筋脉劲急，故令病痉。寒滞为郁，风升则冒，郁冒之因于亡血复汗，与中风同。第亡血较虚为重，寒多亦风中所带之寒，若中风而寒多于风者，故令郁冒。津液统于胃，血虚汗出，津液大伤，因上源既涸，下流自干，则胃燥而肠亦枯，故大便难。约此三病，总因血虚，惟新产妇人其血骤虚者，故有此三病"。高氏阐明产妇病痉由血虚、汗多，内风与外风伤津所致；郁冒由亡血复汗，内寒与外风相感所致；大便难由血虚汗出、胃肠津枯所致。三者总因在新产妇血骤虚。

2　近现代中医学家病因研究

曹颖甫在《金匮发微》中说："妇人怀孕，周身血及水液，尽资养胎之用。至于临产，养胎之血及水液，载胎以出，譬之顺水行舟，水随舟下。产后血液虚耗，正不待言。阴亡于内，则阳张于外，阴耗阳张，故令肠胃内燥。肌腠外疏，营魄弱而汗液泄，风乘其虚，始则中风。风燥伤筋，因转为痉，此即栝蒌桂枝汤证也。脾为统血之藏，血虚则脾精不行，肠胃燥而大便难。此即脾约，麻子仁丸证也。血分与阳气合则温，与阳气离则寒。西医谓血中无气者，妄也。但内含而不外散耳。产后亡血而阳浮于上，阳浮则表虚而汗出，阴寒袭虚，内藏微弱益不能支，因致郁而上冒，若暴厥状，此桂枝去芍药加龙骨牡蛎汤证也。以上三证，并为亡阳伤津，要其为大便之难则一。设不大便无所苦，不妨徐俟津液之复，大便自通，虽不治亦可也。"曹氏分析了产后痉病由血虚汗出、风邪乘之所致；大便难由血虚脾弱胃燥所致；郁冒由血虚汗出、寒邪袭虚所致，并对证提出各自处方。

李今庸在《李今庸金匮要略释义》中说："本条指出产妇最易发生三种疾患：痉病、郁冒和大便燥结。痉病：由于产后失血过多，血液亏虚，营卫失调，必致腠理失固，汗出过多，抗力减弱，容易感染风邪。血虚不濡，则筋脉失养，这是产生痉病的内在因素，加以风邪侵入机体，又易化燥伤筋，因之痉挛抽搐等证随之而起，致成痉病。郁冒：由于产后失血过多，汗出亦多，必致气血两虚，抗力减弱，则寒邪容易乘虚侵袭。邪盛正虚，不能外达，则反逆而上冲，形成郁冒。大便难：由于产后血虚汗多，津液耗损较重，而致胃肠失濡，故见大便难。以上三病的形成，其内因特点，都是由于产后血虚汗多，抗力减低。但外因不同，故发病情况亦异。如感受风邪，入里化燥伤津，筋脉失养，则为痉病；邪不外达，逆而上冲，则为郁冒；或虽无外邪侵犯，而内部津液枯燥，胃肠不濡，则为大便难。这三种病，在总的治疗原则上，都必须照顾到津液。"李氏说明痉病、郁冒、大便燥结为产妇最常见疾病，三者内因皆为产后血虚汗出，正气虚弱，然痉病兼加风邪侵犯，郁冒尚有寒邪外袭，大便难则以内部津液亏耗为病因。

何任在《何任金匮汇讲》中说："本条论述新产妇人常见之痉、郁冒、大便难三证之病机。痉由血虚汗出，易中风；郁冒由亡血复汗，寒多；便难由亡津液所致。总之，亡血津液乃三证之肯綮。"何氏简明扼要地阐释了产妇常见三证病因，以及其共同病因基础。

张家礼在《张家礼金匮要略讲稿》中指出，"'新产妇人有三病，一者病痉'，仲景自释，是因为'新产血虚，多汗出，喜中风，故令病痉'，产后失血过多，阴血暴虚，血虚及气，气虚不能固护皮毛，营阴外泄故多汗出；营卫俱虚，腠理不固，易于招致风邪，故'喜中风'；风邪化热，更耗阴液，津枯液燥，血虚而肝无所藏，筋脉失养则拘急，'故令病痉'。对于'二者病郁冒'，重则突然昏厥不知人，轻则头眩而目瞀也。它的病因病理，多因素体正气不足，新产亡血，血虚而气亦衰，更'复汗'而损伤卫阳，抵抗力减弱，易感外寒，故曰'寒多'，多见于产后二三日以后，外寒郁闭，阳气不能外达，郁冒清阳，则头眩目瞀不知人，或郁闷不舒。据《伤寒明理论》云：'郁为郁结而气不舒也。冒为昏冒而目不明也。''故令郁冒'，从病机而言，郁者寒邪外郁，冒者阳气上冒。所以郁冒病机是阴亡失守，外邪郁闭，虚阳上逆（厥）。'三者大便难'，因新产后失血而多自汗，胃肠津液枯乏，不足濡润肠腑，'亡津液，胃燥'水涸舟停，'故大便难'"。张氏详细阐释了仲景所述"产妇三病"的病因病机。痉病由气血亏虚、汗出招风所致；郁冒由平素体虚，产后亡血复汗，寒邪侵袭所致；大便难由血虚汗出、津液枯乏所致。

连建伟在《连建伟金匮要略方论讲稿》中认为，"本条指出了产后往往有三个病，即产后病痉，病郁冒，再有大便难，并讲了这三大证的病机。痉就是四肢抽搐，项背强直。郁冒，是郁闷、冒眩之意。往往在产后都有大便难，这在临床上最为多见。为什么会有这三个病呢？老师说：'新产血虚，多汗出，喜中风，故令病痉。'新产就是刚生完孩子，因为生孩子肯定要流好多血，所以叫'新产血虚'。血虚以后，阴血亏损了，阳热就重，阳热重了以后就要汗出，汗出以后往往腠理开泄，腠理开泄以后容易为风邪所中。本来已经血虚，耗伤津液了，再感受了风邪。风为阳邪，又要化燥伤津，令经脉失养，造成痉挛、抽搐，产生痉病。'亡血复汗，寒多，故令郁冒'，也是同样的道理。由于亡失血液，再加上汗又出得多，产后往往多出汗，身上大汗淋漓。汗血同源，亡失血液以后再加上汗出得多，容易感受外邪的侵犯，所以称为'寒多'，这个寒就是风寒。体质差了以后，免疫功能相对低下，所以就容易感受外来风寒的侵犯。正因为阴血不足，孤阳上冒，所以就产生了眩晕，郁闷而冒眩，成为郁冒。'亡津液胃燥'，由于产后耗伤了津血，所以使得阳明胃燥，但这个'胃'包含了大肠，就是阳明胃和大肠干燥，失于濡润，故'大便难'。所以新产妇人往往就多见这三个病证，病痉，病郁冒，病大便难。这三个病的原因都是由于亡血、亡津液"。连氏详细阐述了产后病痉、郁冒、大便难的各自病因，以及三者的共同病因基础为产后气血津液亏虚。

3　按语

妇人新产后，由于产创出血，产程中耗力伤气，而致气血骤虚，阴不内守，腠理不密，易为外邪侵袭而发病。文中开首便列举产后病三则，示人以规矩，如"新产血虚，亡血复汗，亡津液"。除"中风""寒多"等外因外，其主要原因为"亡阴血虚，阳气独盛"，寥寥数语，揭示了产后病的病因病机特点。

产后三难，皆以亡血伤津为病理基础，其发病的具体机制，各家解释不尽相同。如痉病，《金匮要略论注》多强调血虚风入，"风为主而痉"，重点在外风。而《高注金匮要略》《金匮要略心典》则认为血虚风动，不能荣养筋脉，重点在内风，风入血虚之体，则无非"益其劲急"。编者认为产后痉病，其主要临床表现为手足抽搐、口噤项强等症状，就临床而言包括产后子痫、产后破伤风、产褥感染等，无须强分内外之风。关于产后郁冒病因，《金匮要略论注》解释为阳虚生"内寒"，如"内寒自生，古曰寒多"；"亡阳必畏寒，寒多遂令郁冒"；"阳虚则寒，故令郁冒"。《高注金匮要略》《金匮要略心典》更强调外寒的主导作用，如"寒多于风，故令郁冒"等。产后郁冒者多伴有发热症状，故不排除感受外寒因素存在。产后大便难，多由于分娩失血，营血骤虚，津液方耗，不能濡润肠道，肠道干燥，排便困难，常表现为大便干燥，数日不解，或解时艰涩难下等。由此可见，产后三难病情不同，临床表现各异，但其病因不离"亡阴血虚"，因此补虚为其治疗大法。

病因原文

　　师曰：产后腹痛，法当以枳实芍药散，假令不愈者，此为腹中有干血着脐下，宜下瘀血汤主之。亦主经水不利。（六）

1　古代注解与病因探究

　　明·赵以德在《金匮方论衍义》中解释道："血之干燥凝着者，非润燥荡涤不能去也。芍药、枳实不能治，须用大黄荡逐之，桃仁润燥缓中破结，䗪虫下血，用蜜补不足，止痛和药，缓大黄之急，尤为润也。与抵当同类，但少缓尔。"赵氏说明产后腹痛若芍药枳实不能治，则为血凝着所致，当缓下之。

　　清·徐忠可在《金匮要略论注》中注解为"此言产妇腹痛，果是脾虚气阻，枳实芍药散逐恶气、敛正气，决无不愈。有不愈，即不可责虚，必是有瘀血。然产后之血，不能瘀于上，故曰脐下。既有瘀血，即当专攻血，不得复狃虚寒二字，掣肘其药力。故直以大黄、桃仁、䗪虫峻攻之，谓病去即是补耳。唯专去瘀血，故亦主经水不利，既曰新血，又曰如豚肝，骤结之血也"。徐氏说明产后腹痛若非脾虚气阻所致，则有瘀血，当去之。

　　清·尤在泾在《金匮要略心典》中注解为"腹痛服枳实芍药而不愈者，以有瘀在脐下，着而不去，是非攻坚破积之剂，不能除矣。大黄、桃仁、䗪虫，下血之力颇猛，用蜜丸者，缓其性不使骤发，恐伤上二焦也。酒煎顿服者，补下治下制以急，且去疾惟恐不尽也"。尤氏说明产后腹痛服枳实芍药散不愈者，当知病因为瘀血在脐下。

　　清·高学山在《高注金匮要略》中注解为"产后腹痛，止留气、瘀血两因。服枳实芍药散不愈，则非留气，而为瘀血之痛可知，故宜下淤血汤，以下其瘀矣。以气重破血之桃仁，合性走缝络而行血之䗪虫，则直达瘀血之所。然后君以气味俱重，而善于攻血之大黄，逐而下之，酒煎顿服，取其性行而力并也。经水不利者，非由十二经脉，其渗灌血室之细络，为瘕病所阻，即血室之下通贴脊腰俞等之细络，为干血所瘀，故亦可主此，则瘀去而经自利矣"。高氏说明产后腹痛不外留气或瘀血两因，治留气不愈，则知病在瘀血。

2　近现代中医学家病因研究

曹颖甫在《金匮发微》中说："前证为血少不能流通，兼胃浊失降之故，故其腹痛，虽与虚寒有别，要犹未为实证也。惟用前方不效者，乃可决为产后瘀血，而利用急攻。胞中之血由冲任吸引而上者，以脐下为冲要，故血瘀必着脐下。按下淤血汤方治，大黄、桃仁与抵当同，惟用䗪虫而不用虻虫、水蛭，则与抵当异，此二方所以不同者，要不可以不辨也……䗪虫生于尘秽之中，善于攻窜，而又不伤新血，故于产后为宜，虽亦主经水不利，气体虚赢者或宜之，要未可去坚癖之干血也。"曹氏说明产后腹痛用治疗血虚、胃失降浊的汤方不效，则其病因为瘀血着脐下。

李今庸在《李今庸金匮要略释义》中说："本条论述产后瘀血腹痛的证治。产后腹痛，服枳实芍药散行气和血而不愈，是为干血凝着脐下，前方已不胜任。其证少腹痛，拒按，即当攻坚破积，以除癥结，宜用下瘀血汤。方中大黄、桃仁、䗪虫攻血之力颇猛，用蜜为丸，是缓其药性而不使骤发，酒煎是取其引入血分。如因瘀结而致经水不利，亦可采用本方治疗。"李氏说明产后腹痛或经水不利，病因为瘀血者，可用下瘀血汤治疗。

张家礼在《张家礼金匮要略讲稿》中说："产后腹痛，法当以枳实芍药散，如果有不愈的，说明并不是气滞腹痛，是因素体阳旺，产后恶露未净，瘀滞为热，瘀血蓄结胞宫，形成瘀热内结之实证。所以说：'此为腹中有干血着脐下。'它的病机是瘀热内结，干血着脐下。治疗当破血逐瘀，攻坚散结，佐以荡热，方用下瘀血汤。"张氏说明枳实芍药散可治疗因气滞所致腹痛，而素体阳旺、瘀热内结导致的产后腹痛当用下瘀血汤。

连建伟在《连建伟金匮要略方论讲稿》中认为，"临床上产妇腹痛往往与瘀血有关，常给予枳实芍药散理气活血。'假令不愈者，此为腹中有干血着脐下'，说明脐下少腹部位，瘀血相当严重，称为'干血'，一般的化瘀理气药很难奏效。有干血着于脐下，就需要用比较峻猛的药来治疗，所以'宜下瘀血汤主之'。下瘀血汤除了治疗产后有干血着于脐下造成的腹痛以外，还可以治疗妇女由于瘀血导致的经水不利"。连氏指出产后腹痛多由气滞血瘀所致，常规用枳实芍药散治疗，若无效，当思"腹中有干血"，即病因为严重的瘀血——干血，需用下血峻猛的下瘀血汤治疗。

3　按语

产后腹痛是妇科产后病中多发的一种，即产妇在产褥期内，发生与分娩或产褥有关的小腹疼痛。本条论述产后腹痛的病因病机，由于产后亡血伤阴，肝失濡养，气血郁滞，血脉痹阻，络脉拘急而致腹痛；气郁化热则烦，气机不畅则满，气血阻滞则痛，故调和气血之法治之，一般予枳实芍药散即可。方中枳实炒黑入血，去血中结滞，行血中之气，达到破气散结之效；芍药，调肝和营，和血止痛；麦粥，护胃，和肝气，养心脾；三药配合，调气破结而不伤正，气通血运则腹痛自解，为治疗产后气滞腹痛良药，更是对生化汤的补充。

如果服后不愈者，非气滞为患，乃瘀血阻滞，干血固着于脐下不去，症见小腹刺痛，拒按，口燥舌干，大便秘结，舌质紫红，苔黄而燥，脉沉涩有力等，宜以下瘀血汤主之。

亦主经血不利者，谓本方亦主经闭而腹痛者。下瘀血汤方用大黄，攻瘀血，推陈下瘀；桃仁，破死血，入血行瘀，润肠通便；蛰虫，逐瘀，善攻干血。该方为逐瘀攻下重峻之剂，适用于瘀血内阻之实证，但是产后毕竟体虚多见，目前临床上极少应用。用傅青主生化汤即可获效，且较平和安全。

病因原文

产后七八日，无太阳证，少腹坚痛，此恶露不尽，不大便，烦躁发热，切脉微实，再倍发热，日晡时烦躁者，不食，食则谵语，至夜则愈，宜大承气汤主之。热在里，结在膀胱也。（七）

1　古代注解与病因探究

明·赵以德在《金匮方论衍义》中解释道："太阳为表，膀胱为里。七八日，表证入里，故曰无太阳证。恶露已为病气所郁，不能尽去，邪因入里，与恶露相搏，结在膀胱，而小腹坚痛；下焦热极，故不大便，烦躁发热，更切其脉微实，再倍发热，日晡时烦躁。此邪又攻于胃，胃热则不食，食入则谷气之热更助，两热相并，故谵语，至夜愈。此产后血虚，邪易入血室，入血室则夜如见鬼状，言此以明其不在血室，而在膀胱与胃，故用大承气汤。"赵氏说明产后血虚，外邪易入血室，但其证不符，故此为邪热与恶露搏结于膀胱及胃，导致烦躁、谵语等。

清·徐忠可在《金匮要略论注》中注解为"此条言产后恶露不尽，有血瘀而病，实不在血，因腹内有热，致血结膀胱，其辨尤在'至夜则愈'四字。谓产后七八日，即本虚稍可矣，无太阳证，则非头痛、发热、恶寒之表证矣。乃少腹坚痛，非恶露不尽而何，然而不大便，则为肠胃中燥热；烦躁发热，则为实热上攻；脉微实，则又非虚比；更倍发热，日晡烦躁，则为脾胃郁热证；更食则谵语，胃热尤确。诸皆热结肠胃之证，而非恶露不尽本证也。况至夜即愈，病果在阴，则宜夜重，而夜反愈，岂非实热内结乎。故以大承气主之，意在通其热结，以承接其元气，则恶露自行。不必如前之单下瘀血，恐单去血而热不除，则并血亦未必能去也。故复总言之曰：热在里。即《伤寒论》表里之里，谓当攻里也。曰结在膀胱，是言血偶因热而结，非血自结之病，故不当攻血也。"徐氏说明本证由胃肠实热与血结所致，对于产后实热内结者，不可拘泥于"产后多虚"之说。大承气汤乃攻利邪热之剂，不仅可以通腑降浊，亦可起到顾护阴液的作用。

清·尤在泾在《金匮要略心典》中注解为"无太阳证者，无头痛恶寒之表证也。产后七八日，少腹坚痛，恶露不尽，但宜行血去瘀而已。然不大便、烦躁、发热、脉实，则胃之实也。日晡为阳明旺时，而烦躁甚于他时，又胃热之验也。食气入胃，长气于阳，食入而助胃之热则谵语，至夜阳明气衰而谵语愈，又胃热之验也。故曰热在里，结在膀胱。里即阳明，膀胱即少腹。盖谓不独血结于下，而亦热聚于中也。若但治其血而遗其胃，则血虽去而热不除，即血亦未必能去，而大承气汤中，大黄、枳实均为血药，仲景取之者，盖将一举而两得之欤"。尤氏说明此证候由血结于下、热聚于中所致，当血热同治，如此火热得解，无津液耗伤、燥热扰神之虞。

清·高学山在《高注金匮要略》中注解为"前第二条，申言郁冒；后文七八两条，申言喜中风之治例。盖所以防其痉也。本条是言大便难之变症耳，故前后诸症，总以不大便句为主。盖产后血虚而肠胃干涩，故大便难。便难至七八日，则肠实而气滞。气滞，故恶露不行，而种种危机，俱优于此矣。是恶露不行，由于便难之故，苟非下之以通其气而行其血，乌可施治哉。然产后自虚，务须诊得千真万确，方可任下，否则蹈虚虚之戒，而速之死耳。比如产后已七八日，是七八日之中，先曾饮食矣，却又无太阳之头疼恶寒等候，是不曾中风寒可知，又不该有烦躁发热之表证矣。今诊得少腹坚满，则知其为七八日中，但食而不大便，以致气滞阻血，故恶露不尽，结于少腹而坚满者也。夫不大便，则下干者上吸精华，故烦躁。又不大便，则内实者外托经脉，故发热也。但犹不敢径下，又须切脉微实，是内结气聚之诊；再倍发热，是内结愈久愈热之候；日晡烦躁，是手足阳明火炎官旺之乡；不食是肠胃实而莫容之应。食则谵语，津液既干，又因食而塞其神气转舒之位也。日为阳，主腑；夜为阴，主脏。病在手足阳明，属胃与大肠之腑，故日甚；与阴脏无关，故至夜则愈也。据种种之脉症，而以大承下之，岂过举哉！热在里，缴前无太阳证一句，结在膀胱，缴前少腹坚满两句。盖谓此为在里之热外蒸，故太阳无风寒而亦发表热，此为因热实而恶露之瘀血结在膀胱之后，故少腹坚满，统属下症也"。高氏认为，大便难是产后血虚津亏的常见症状，其肠实气滞又是恶露不行的病因，然产妇之虚体恐难以用攻下之法，但仲景用阳明实证的确切特点证实此为实热与瘀血搏结，当下其热与血。

2　近现代中医学家病因研究

曹颖甫在《金匮发微》中说："产后七八日，无太阳证，则不病痉及郁冒可知。若少腹坚痛，则为产后恶露不尽。外虽无热，正以热结在里而血瘀胞中，此节盖借热入血室，引起阳明实证，故'热在里'二语，当在'恶露不尽'下，今在节末，则传写之误也。设证情为热入血室，则营气夜行于阳，当得夜分谵语。设但见不大便烦躁发热，犹难断为阳明实证，惟切其脉滑大而实，乃可断为胃家实，加以日晡所太阴湿土当王，阳气衰而地中水气上行，此时不能稍抑其阳气，反见心中烦乱而手足无所措，热势倍于日中，即可断为阳明亢热，且不食则已，食即谵语，至夜中阴盛之时，谵语反止，其不为热入血室而为阳明实证明矣。仲师言宜大承气汤者，恐人误认为桃核承气证也。"曹氏明确辨析此条文有传写之误，并总结此证为阳明实证而非热入血室，病因为产后邪热侵入胃肠，血瘀胞中。

李今庸在《李今庸金匮要略释义》中说："本条论述产后瘀血内阻兼阳明里实的证治。产后七八天，又无太阳表证，但见少腹坚痛，此为恶露不尽的证候；如见不大便，烦躁发热，脉微实，且在日晡时烦躁发热更重等证象，这是邪在阳明。阳明胃实，故不欲食，食入即助胃热，热盛则影响神明而作谵语。入夜阴气复长，阳明气衰，所以谵语即愈。'热在里，结在膀胱'句，是总结全条精神，即本证不独血结于下，且热聚于中。在治疗时，当先治其胃热，而后下其瘀血，所以宜大承气汤。热除之后，自当酌用下瘀血汤等方以去其瘀血。"李氏说明本证为瘀血内阻兼阳明里实证，由瘀血在下、邪热结中所致。

连建伟在《连建伟金匮要略方论讲稿》中认为，"这一条是讲产后有瘀血内阻还兼有阳明腑实的证治。'产后七八日，无太阳证'，即没有表证，没有发热恶寒。主要是'少腹坚痛'，亦即少腹部位觉得硬，觉得痛。'此恶露不尽'，这是恶露不尽的缘故。现在有'不大便，烦躁发热，切脉微实'，说明兼有阳明腑实问题。腑气不通，热结在里，故发热、烦躁。'再倍发热，日晡时烦躁者，不食，食则谵语，至夜即愈'，说明阳明热结愈重，到了傍晚、晚上属于阴，阴气盛使得阳热有所减轻，所以到了晚上谵语就会停止。此时可用大承气汤来治疗，清阳明，泻其实。说明治疗产后病，必须要分辨寒、热、虚、实，如果是实证、热证，一般情况是'胎前宜凉，产后宜温'，但是在特殊的情况下，就算是寒凉的、攻下的方药也可以用"。连氏详细阐释了产后瘀血内阻兼阳明腑实证的病因病机与治法方药，同时告诫医者不仅要知道孕产妇的一般治疗原则，即"胎前宜凉，产后宜温"，同时对于特殊病情，如实热、瘀血等，当下则下，当攻则攻，做到知常也会达变。

3 按语

妇人新产，由于骤然失血过多，正气不足，既易导致邪从外入，又常发生邪自内生。故产后虽然多虚，实证亦复不少，如下瘀血汤、大承气汤等证需要峻剂攻逐。此条述产后瘀血浊液排出不畅，内结胞宫，并见实热结滞胃肠，属蓄血里证，血阻与热结，热在膀胱，阳明腑实证，当予下之，大承气汤攻其热结，不顾其虚，即兵法之所谓"无粮之师，贵在速战"，瘀血随热而下，一攻两得。但要能注意产后用大承气汤，定要中病即止，防止反伤正气。

小 结

1 产后病以多虚多瘀为基础

对于仲景本篇的病因研究，首先要知道产后的基本生理状态——多虚多瘀，易外感。产后气血亏空，元气受损，腠理不实，抗病能力低下，容易感受外邪而致病。所谓"产后百节空虚"，是易生内邪和易感外邪的病因基础；其次，产后瘀血浊液排出不畅易生瘀滞或胞衣残留或感染邪毒，均可导致瘀血内阻，因气虚无力运血，瘀阻更甚，因而又有"产后多瘀"的说法。因此，辨治产后病当以产后体质为前提，补虚、祛瘀为主要原则，再结合具体病情，方可准确把握病因，进行辨证施治。

2 产后病当灵活把握病因

产后体质，虽为多虚多瘀，且易感外邪。但不可见产后病一味补虚，而需根据病情结合个体体质、外感邪气及内生邪气等因素，正确分析病因，指导诊断与治疗。例如，原文中提到"产后七八日，无太阳证，少腹坚痛，此恶露不尽，不大便，烦躁发热，切脉微实，再倍发热，日晡时烦躁者，不食，食则谵语，至夜则愈，宜大承气汤主之。热在里，结在膀胱也"，体现仲景在辨治产后病的过程中，在充分考虑到妇女生产后体质的前提下，对于产后出现不常见的实热证兼瘀血证，亦能坚定用泻热逐瘀的方药，未拘泥于产后多体虚而放弃正确的辨证论治，值得医学工作者借鉴。

3　病案精选

3.1　产褥热

王某，25 岁，于 1953 年 11 月分娩。

产后高热持续 5 天，妇产科诊为"产褥热"，给予大量青霉素高烧不退。患者及家属要求服中药治疗，请余诊之。患者肌肤如烙，面赤，乍时汗出，头汗较多，恶热重，恶寒轻，头昏头痛，欲寐不寐，时有干呕，不能进食，舌苔尖黄根白，溲黄，问其大便，已 5 日未解。据此脉证，系产后少阳病实证。拟小柴胡汤加味：药用泡参 60 克，柴胡 12 克，法半夏 12 克，黄芩 15 克，炙甘草 6 克，生姜 12 克，大枣 12 克，加当归 15 克，黄芪 18 克，大黄 15 克，泡开水冲服，泻后即停服（停用西药）。中午服药，午后 4 时下大量黑色大便，晚上体温（口表）38℃。二诊；前方去大黄加竹叶 18 克，泡参易为党参 30 克，服 2 剂病瘥。

刘利新. 小柴胡汤的临床应用. 成都中医学院学报，1981，3：6

3.2　产后瘀滞感寒

吴某，24 岁，因产后腹痛，经服去瘀生新药而愈，继因深夜贪凉，致皮肤浮肿，气息喘急，余意腹痛虽愈，究竟瘀血未净，为今病皮肤肿胀之原因，是荣血瘀滞于内，复加外寒滞其卫气。且产后腹痛，病程已久，元气必亏，治应行血勿伤正，补虚而莫助邪，用《金匮要略》枳实芍药散，以枳实行气滞，芍药行血滞，大麦粥补养正气，可算面面周到，服完后，肿消喘定，宿疾皆除。

《湖南中医医案选辑》

3.3　胞衣不下

石某，女，37 岁。产后两日，胞衣不下，腹中冷痛，形寒怕冷。脉象弦迟，舌淡白。一医认为瘀血内阻，用抵当汤破血泻衣，胞衣不下；一医认为气血亏虚，用八珍汤扶正下衣，少腹胀痛更重。殊不知病因乃客寒外侵，血凝瘀阻，单用破瘀或纯用扶正，都不能下其胞衣。因为寒凝瘀阻，非温阳寒不解，非下瘀胞不下。所以用四逆汤温阳祛寒，下瘀血汤活血化瘀。处方：大黄 10 克，桃仁 10 克，䗪虫 8 克，附子 6 克，干姜 3 克，甘草 4 克，艾叶 5 克。1 日服两剂，胞衣即下，诸证消失。后用生化汤调治。

张谷才，从《金匮》方来谈瘀血的证治（续完），辽宁中医杂志，1980，3：13

参 考 文 献

曹颖甫. 2014. 金匮发微[M]. 北京：中国医药科技出版社

何若苹. 2012. 何任金匮汇讲[M]. 北京：中国中医药出版社

李今庸. 2015. 李今庸金匮要略释义[M]. 北京：中国中医药出版社

连建伟. 2008. 连建伟金匮要略方论讲稿[M]. 北京：人民卫生出版社

张家礼. 2009. 张家礼金匮要略讲稿[M]. 北京：人民卫生出版社

妇人杂病脉证并治第二十二

本篇论述了妇人杂病的病因病机与脉证特点及其治法处方，其中条文八为本篇的总纲，阐明了妇人杂病的病因与证候。妇人杂病的病因以虚、积冷、结气为主，继而由于个人体质因素、情志失调、外感新病等，出现不同的病证，有热入血室、经水不利、腹痛、转胞、梅核气、脏躁、阴吹等。仲景此篇涉及病因的条文较多，以下为历代医家对其注解的病因研究。

病因原文

妇人中风，七八日续来寒热，发作有时，经水适断，此为热入血室，其血必结，故使如疟状，发作有时，小柴胡汤主之。（一）

妇人伤寒发热，经水适来，昼日明了，暮则谵语，如见鬼状者，此为热入血室，治之无犯胃气及上二焦，必自愈。（二）

妇人中风，发热恶寒，经水适来，得七八日，热除，脉迟，身凉和，胸胁满，如结胸状，谵语者，此为热入血室，当刺期门，随其实而取之。（三）

阳明病，下血谵语者，此为热入血室，但头汗出，当刺期门，随其实而泻之。濈然汗出者愈。（四）

1 古代注解与病因探究

明·赵以德在《金匮方论衍义》中解释道："此下四条，皆出《伤寒论》中。成注：七八日，邪气入里之时，本无寒热而续得寒热，经水适断者，为表邪乘虚入于血室，相搏而血结不行，经水所以断也。血气与邪分争，致寒热如疟而发作有时，与小柴胡汤以解传经之邪（一）。成注：伤寒发热者，寒已成热也，经水适来，则血室空虚，热乘虚入血室。若邪入胃，邪客于腑而争也；暮则谵语，如见鬼状，是邪不入腑，入于血室，与阴争也。阳盛谵语则宜下；此热入血室，不可与下药，犯其胃气。热入血室，血结寒热者，与小柴胡汤，散邪发汗；热入血室，胸膈满，如结胸状者，可刺期门穴；此虽人而无满结，故不可刺。必自愈者，以经行则热随血去，血下已，则邪热悉除而愈矣。发汗为犯上焦者，发汗则动卫气，卫气出上焦也；刺期门为犯中焦者，刺期门则动荣气，荣气出中焦也（二）。中风，发热恶寒，表病也。若经水不来，表邪传里，则入腑而不入血室也；经水适来，血室空虚，至七八日，邪传里之时，更不入腑，乘虚而入于血室。热除脉迟身凉者，邪气内陷而表证罢也；胸胁下满如结胸状，谵语者，热入血室而里实；期门者，肝之募，肝主血，刺期门者，泻血室之热。审何经气实，更随其实而泻之（三）。阳明病，热入血室，迫血下行，使下血谵语。阳明法当汗，以夺血者无汗，故但头汗出也。刺期门以散血室之热，随其实而泻之，以除阳明之邪，热散邪除，荣卫得通，津液得复，濈然汗出而解。《明理论》：卫是血室，妇人则随经而入，男子由阳明而传也（四）。"赵氏说明太阳表邪或阳明热邪，乘虚（经期前后）入血室，是上述热入血室证的病因。

清·徐忠可在《金匮要略论注》中注解为"妇人热入血室有四。入血室，必谵语，此则不谵语，而但如疟状者，谓伤寒男女皆有之，而妇人有独异者，故首曰妇人中风，即伤寒中所主桂枝汤之风证也。七八日则表邪已解矣，复有寒热，故曰续来，然不长热，故曰有时。问其经水，则已来而适断，明是余热未尽，乘虚入之，则余血必有结者，故寒热有时。然非太阳传入少阳之比，其药仍用小柴胡者，盖血室之气，肝主之，肝与胆为表里，胆因肝受邪，而病如疟，非他药所宜，故亦主和其半表里。谓上焦气和，而骤结之血将自行，若峻攻之，如抵当汤证，则亦犯少阳之禁也（一）。此言热入血室，不必血结，而初即搏邪为患者。曰伤寒，即所谓无汗恶寒者也。曰发热，此病之初也。曰经水适来，来则经水初行之时也。邪盛经气亦盛，适相值，寒邪必伤荣，故邪与血搏，血属阴主夜，故昼则热，虽发而明了，暮则入阴分，邪挟阴气而为谵语，如见鬼状者，谵之甚也。此为热入血室者，言血室虽在内，而表邪实未尝犯胃及上二焦之内，故曰此者，只此而非表邪入里也。治法亦惟和表邪，而略兼清血室之热足矣。误以为客邪入内而攻之，则所伤实多，故曰：无犯胃气及上二焦，必自愈。必云者，内原无病可攻，故虽不治，而必愈也（二）。此言经与病值，不即为患，而病解后，反搏邪在胸胁作楚者。谓中风病，虽稍异于前之伤寒，然发热恶寒，经水适来，与前之邪盛经亦盛无二，后七八日，热除脉迟，身凉和，是经在病中，行而不碍也。却七八日后，反胸胁满，如结胸状，谵语，是入血室之热，不窜于经，而结于肝之腑，故脉之所过处为满，甚则如结胸状，阴火盛则谵语也。然满虽在胸胁，非少阳表邪，虽如结胸，非太阳表邪入里，虽谵语，非胃实，故曰此热入血室，亦见不可误攻胃及上二焦也。当刺期门，期门者，肝之分也，此肝实之病，泻其实则愈，故曰随其实而取之（三）。此言阳明病，亦有热入血室者，但下血、头汗出不同耳。阳明病，即头痛、鼻干、不眠是也。假如传入阳明之腑，则必有汗、谵语等，为可下之证，何缘而动血，乃下血谵语，故知为热入血室。然阳明宜通身有汗，此血中有热而血耗，耗则下虚搏邪，身为燥阴所把，故无汗，唯头则阴不能入，而阳仍通，故汗。此病亦由肝实，不当责阳明，故亦刺期门，而曰随其实而泻之。濈然者，通身微微似汗也，汗则肝不强而阴阳平，故愈（四）"。徐氏详细阐释了四段条文，其病因可概括为太阳或阳明之邪热入血室，或与血结。

清·尤在泾在《金匮要略心典》中注解为"中风七八日，寒热已止而续来，经水才行而适断者，知非风寒重感，乃热邪与血俱结于血室也。热与血结，攻其血则热亦去，然虽结而寒热如疟，则邪既留连于血室，而亦浸淫于经络。设攻其血，血虽去，邪必不尽，且恐血去而邪得乘虚尽入也。仲景单用小柴胡汤，不杂血药一味，意谓热邪解而乍结之血自行耳（一）。伤寒发汗过多者，邪气离表则入阳明；经水适来者，邪气离表则入血室。盖虚则易入，以惟虚者能受也。昼日明了，暮则谵语者，血为阴，暮亦为阴，阴邪遇阴乃发也。然热虽入而血不结，其邪必将自解，治之者但无犯胃气及上二焦阳气而已。仲景盖恐人误以发热为表邪未解，或以谵语为阳明胃实，而或攻之或汗之也（二）。热除脉迟身凉和而谵语者，病去表而入里也。血室者，冲任之脉，肝实主之。肝之脉布胁肋，上贯膈，其支者，复从肝别上膈，注于肺，血行室空，热邪独胜，则不特入于其宫，而亦得游其部，是以胸胁满如结胸状……期门，肝之募，随其实而取之者，随其结之微甚，刺而取之也（三）。阳明之热，从气而之血，袭入胞宫，即下血而谵语。盖冲任之脉，并阳明之经，不必乘经水之来，而后热得入之，故彼为血去而热入，此为热和而血下也。但头汗出者，阳通而闭在阴也。此虽阳明之热，而传入血室，则仍属肝家，故亦当刺期门以泻其实。刺已，周身濈然汗出，而阴之闭者亦通，故愈（四）"。尤氏说明此四段之"热入血室"证，其病因可概括为经期前后体虚，外邪乘虚而入里化热与血结。

清·程林在《金匮要略直解》中解释道："妇人伤寒中风，六经传变，治例与男子同法。唯经水适来适断，热入血室，与夫胎前产后，崩漏带下，则治有殊也。妇人经行之际，当血弱气尽之时，邪气因入血室，与正气相搏，则经为之断，血为之结也。血结则邪正分争，往来寒热，休作有时，与小柴胡解表里，而散血室之邪热（一）。伤寒发热，又值经水适来之时，则寒邪乘虚而入，搏于血室。夫邪去阳入阴，则昼日明了；阴被其邪，故暮则谵语，如见鬼状也。无者，禁止之辞，犯胃气以禁下言也。上二焦，以禁汗、吐言也。今邪在血室中，则非汗、吐、下所宜矣。上章以往来寒热如疟，故用小柴胡以解其邪；下章以胸胁下满，如结胸状，故刺期门以泻其实；此章则无上下二证，似待其经行血去，邪热得以随血出而解也（二）。发热恶寒则风邪在表，未入于里，值经水适来，至七八日，则邪热乘虚而内入，入则表证罢，故脉迟身凉和也。胸胁者，肝之部分……以肝藏血，邪入血室，故令胸胁满，如结胸状也。肝藏魂，热搏于阴，故令谵语也。期门者，肝之募，刺之以泻其实（三）。既下血，则邪热当随血去而愈。以谵语，则邪热尚在血室中，邪热内陷，不能外出，但熏蒸于头而令头汗。刺期门以越其热，则血室之邪，濈然从汗出而解（四）。"程氏说明外感风寒之邪，在妇人经期前后乘虚而入，邪热与血结是上述四段证候的病因。

清·高学山在《高注金匮要略》中注解为"妇人中风，其发热汗出，恶风脉缓，与男子同。第病已七八日，寒热去而续来，且发作有时，非复风邪之寒热矣。当病经来，因病适断，以致应去未去之血，结于营分，与疟邪伏于募原，卫气会之而不行，相争为寒热者，正同，故使如疟状，发作有时也。治宜和解，故主小柴。如热结血甚，可加丹皮、丹参，以泄热行血乎（一）。妇人伤寒，其证亦同。第病时经水适来，血室虚而邪入之，且妇人之营卫运行，暮升而昼降，当暮升之时，挟热邪而上扰神明，故轻则谵语，重则如见鬼状。仲景断为热入血室，恐后人误认为阳明胃热，故治之无犯胃气及上二焦为戒（二）。发热恶寒，为中风原有之证。若妇人中风，经水适来，得之七八日，热除脉迟，身凉和，是表里俱解，何复胸腹满如结胸状，且谵语乎！要知七八日前，发寒热时，经水适来，以其血室动而热入之。夫血资生于胃，藏于肝。胸胁为肝胃之部，血虚而邪随实于其处，虽状如结胸，不得用大小陷胸，但当刺期门以泻之（三）。前三条，与《伤寒论》少阳篇第十八、十九、二十条相同。注虽已见，因有未尽余义，故申释之。本条亦与阳明病篇第三十六条相同，其精义已详于该条下，故不赘。若夫宜刺宜小柴之别，以经水适来者宜刺，经水适断者宜小柴。以经水适来，则但有热入，而未尝结其血室中之血，故血仍来，刺期门以泻去血室中之热则愈。经水适断，则热入血室，而并结其血，故使经断，非小柴之解其热，而并因汗以散其血者，不可也（四）"。高氏阐释了条文一、二、三中的病因，可概括为外邪在月经刚来或刚结束时，乘虚而入，邪热与血结。

2 近现代中医学家病因研究

曹颖甫在《金匮发微》中说："妇人中风，延至七八日，适当经水初断，热除身凉，既而续发寒热，发作有时，不似病中风时昼夜无间，虽在中工，亦当知其非桂枝汤证。究其所以然，则以经水初断，表阳乘虚而陷血室，因是血结胞中，乘营气夜行于阳，发为寒热，旦则明了，一如疟之休作有时。但热邪甫陷，胞中定无干血，故但需小柴胡汤，使表阳之陷而入者，升发而出之，其病当愈，更不须桃核承气也。此虚实之辨也（一）。伤寒始病，有已发热、未发热之别。妇人当伤寒发热之期，经水适来，则胞中之血未虚。发热则周身血分热度已高，以至高之血热，合始行之经血，热乃并入血室。卫气昼行于阳，水分无热，故明了。营气夜行于阳，血分有热，故暮即谵语，如见鬼状。此证血热在下，但需攻瘀，其病当已，所谓'血自结，下之愈'也。断不可因谵语而妄用承气汤伤及胃气，亦不可发太阳之汗，损上中二焦水液，致血热益无控制，桃核承气汤、抵当汤丸、下瘀血汤，皆足以治之（二）。中风当翕翕发热之候，仍不免啬啬恶寒，此时病气全在肌表。在妇人虽经水适来，决无里证，乃得病七八日，脉迟身凉，则肌表邪热已解，似可无余病矣，乃一变为胸胁下满，如结胸状。设为太阳表热并水气结于胸胁，要惟有硬满而痛，不当谵语，谵语为阳明实证所常有，但此谵语，当如上节之发于暮夜，不在旦昼，以七八日经水适来推之，便可知表阳内陷血室。所以然者，经后血室空虚，邪热易为入也。热陷在经后，必无干血为患，故但刺乳旁一寸之期门，以泻肝胆之热，诸恙自平。盖胸胁主上中二焦，肾下至膀胱属下焦，并为少阳部分。热郁胸胁，则犹未及下焦，随少阳之热结于上中二焦者，先刺期门以泻之，不使下陷胞中，久成干血，所谓曲突徙薪也（三）。阳明为病，往往血热炽盛，迫水液而外泄。血热炽而肠燥，故谵语。水液涸于自汗，故阙上痛。斯二证，虽不下血，亦在所必有。若妇人病此，但头汗出，而一身无汗，似不当见谵语，则谵语固不由肠燥也。太阳阳热，随三焦而陷胞中，则为蓄血，蓄血者不下血，今乃热血妄行，则此证又不同血结也。盖水液不外泄，与热并居，若沸汤然，随三焦而下陷，胞中血海之血乃被灼而横溢，故惟泻期门以泄肝胆之郁，使血分之热得以外达表分，俾皮毛水分，受血热而蒸化成汗，则热退而病解矣（四）。"曹氏阐明了四段中"热与血结"的发病机制及其治法。

李今庸在《李今庸金匮要略释义》中说："太阳中风，为时已七八日，应无寒热，今续来寒热，发作有时，乃因经水适断，外邪乘虚入血室，与血相搏，而致血结不行。血室内属于肝，肝与胆相表里，故见寒热如疟状之少阳证。治以小柴胡汤清肝胆之热，从而散血室之结（一）。本条论述妇人患伤寒发热时，经水适来，外邪乘虚袭入血室的证治。与上条比较，出现日间神志清楚，入暮则谵语狂妄，其症状更严重。谵语由于血结，不可误为阳明府实而用下法，亦不可从上焦论治，应根据'经水适来''此为热入血室'等句，从下焦着手，病必自愈，但并非不用药物而待其自愈。至于具体方治，可参照上条酌加祛瘀之药（二）。本条亦为论述热入血室一证，但情况与前两条又有区别。妇人中风，发热恶寒，经水适来，热邪乘虚袭入血室。得之已七八日，故表证罢而出现热除、脉迟、身凉和等无外热之征，但由于瘀热尚结于血室，故见胸胁满痛有如结胸及谵语等证。血室属肝，期门为肝经之募穴，故刺之以泄其实而清瘀热（三）。以上三条所述的热入血室证，均与经水适来、适断有关。本条进一步说明妇人若患阳明病，由于里热太盛，虽不值经期，热邪亦可陷入血室，出现下血谵语、但头汗出等里热熏蒸、迫血妄行的症状。既已热入血室，则治疗即可按照上条处理，刺期门以泻实热，使周身汗出而愈（四）。"李氏在阐释四段条文文义的同时，对四段条文所述的"热入血室"进行对比。四者在病因上均与邪热和血结有关，区别在于，条文一是外感风邪乘虚入里化热，与血结；条文二是外感寒邪乘虚入血室，扰乱神明；条文三为风邪入里化热，与瘀血结；条文四为阳明里热与血结。

何任在《何任金匮汇讲》中说："本证与伤寒少阳证虽同用小柴胡汤，但少阳证则专以和解少阳之枢；热入血室证除解如疟之寒热外，又散血室之热结，故宜酌加活血凉血行瘀之品，俾使热邪解而乍结之血行耳（一）。本证虽发热，但邪陷不深，其血未结，月经并不因此而停，血室之热可随经水排出而愈。不可见其谵语，误认胃实而用下，亦不能因其寒热而发太阳之汗，但当治其下焦，采用活血行瘀之法，使经水流畅，郁热可解（二）。冲为血海，肝经所主，其脉上连胸胁，下通胞室。热入血室则上干胸胁，内扰神明，诚如《本事方》所云之'血结胸'证。刺期门以泻其实邪，即血室之热可随之而解（三）。上述三条，皆论热入血室之证，与《伤寒论》同，因多见于妇人，故复列于此。无论经水适断或适来，或表证已罢，邪热内陷；或阳明热盛，迫血下行。其病机均为邪热内陷，热入血室，故治疗不论针刺或用药，均以泻热为要（四）。"何氏总结了此四条条文皆为妇人之热入血室证，无论经期与否，或表证已罢而邪热内陷，或阳明热盛，迫血下行，治疗或针或药，均以邪热为要。

连建伟在《连建伟金匮要略方论讲稿》中说："第一条是讲妇女月经期间感受风寒邪气七八日，而后出现往来寒热，寒热发作有时，经停等症状，这个病就叫'热入血室'。由于外感风邪，风为阳邪，易于化热，热邪往里深入，和血结在一起，所以导致了经停。对'血室'的概念有不同的解释，或为子宫，又或肝经，或为冲脉，我个人认为是冲脉。热邪影响到冲脉，所以造就了热与血结的问题，月经停了，而寒热发作有时，跟疟疾一样。这一种热型就类似于少阳病证，可用小柴胡汤来治疗（一）。这条也是讲热入血室的问题，妇女月经期间感受寒邪，郁而化热，邪热乘虚入于血室，晚上属阴，血也属于阴，热与血结，故见'昼日明了，暮则谵语，如见鬼状''此为热入血室'。治疗时，不要'犯胃气及上二焦'，也就是不要用攻下阳明的方，邪热可以随着月经的排泄外出（二）。妇人外感风邪，出现了'发热恶寒'。适时月经来临，七八日后，血脉瘀滞难以流通，虽热退仍见脉迟。'热除'则'身凉和'。但'胸胁满''如结胸状'。《伤寒论》提到'结胸病，正在心下，按之即痛'。热与血结影响到少阳气机不通，肝胆经脉不畅，所以'胸胁满，如结胸状'。这'谵语'也是由于瘀血的原因，由于热入血室、瘀热上扰神明所致。治疗'当刺期门'，期门是一个穴位，是足厥阴肝经的募穴，在乳头下两胁之间。因为这个病是热与血结的实证，刺期门可以活血，可以理气，'随其实而取之'（三）。第四条是阳明病，也可以出现热入血室。因为妇女得了阳明病，虽然不一定在经期，但也可以影响到血分，而出现前阴下血，谵语。因为阳明就是阳气最旺的一经，是多气多血之经。正因为阳明多气多血，里热炽盛导致血热妄行，而出现前阴下血。阳明热盛还可以使心神不宁，出现谵语。'但头汗出'，也是由于阳明里热熏蒸所致。侵犯到血分，肝主藏血，所以还用'刺期门'之法。因为期门是肝经的募穴，通过泻血分实热，使邪热去，阴阳和，所以会周身'濈然汗出'而愈。以上四条都是讲热入血室，有的有表证，或是经水适断，或是经水适来，表热内陷而导致了热与血结，热入血室，也有阳明里热太盛，迫血妄行。虽然病情不同，但都是邪热陷入血室，病机是一致的，而且都是实证，所以都必须以泻热为主（四）。"连氏详细阐释了此四条"热入血室"的证候，四者有相同的病机，即热入血室，但病情不同，其病因有所不同。条文一的证候是由外感风邪，入里化热与血结所致；条文二的证候是由经期体虚，外感寒邪入里化热与血结所致；条文三的证候是由经后有瘀血，外感风邪入里化热，血热互结，上扰神明所致；条文四的证候是由阳明里热侵犯血分，上扰神明所致。

曾英坚等对"热入血室"的致病因素"热入"进行了辨析："热入"在《伤寒论》和《金匮要略》中，侧重指"寒风郁热""寒风入里化热"。此处之"热入"当为"邪入"之义，即"诸种邪气入里化热"之义。虽然仲景未展开论述，但在《金匮要略》中和后世温病中可以找到"邪气入里化热"的依据，进一步推想，"水湿痰饮"可不可入？《金匮要略》中"妇人少腹满……水与血俱，结在血室，大黄甘遂汤主之"，邪虽未化热，不能称为"热入血室"，然病因上给我们很大启示。"温邪"可不可入？后世的叶天士、王孟英正是从此处辨证下药的。由此说明诸多病因皆可致"热入血室"，而不仅仅是《伤寒论》所说的寒风郁热。

病因原文

> 妇人吐涎沫，医反下之，心下即痞，当先治其吐涎沫，小青龙汤主之。涎沫止，乃治痞，泻心汤主之。（七）

1 古代注解与病因探究

明·赵以德在《金匮方论衍义》中解释道："《伤寒论》：表不解，心下有水气者，用小青龙汤解表散水也。又曰：表未解，医反下之，阳邪内陷，实则结胸，虚则心下痞。由此观之，吐涎沫者，盖由水气之为病，因反下之为痞；吐涎沫仍在，故先以小青龙治涎沫，然后以泻心汤除心下之热痞也"。赵氏说明"吐涎沫"本是由水气所致，因医误下，导致痞证。

清·徐忠可在《金匮要略论注》中注解为"此条即后所谓凝坚在上，呕吐涎唾也。妇人下焦素有积冷，而凝于上之内为饮，又得客寒，故吐涎沫，是积寒为本，而客邪为标也。然邪高在肺，宜从伤寒心下有水气者论治。但彼无积寒，故干呕，此有凝寒，故有涎沫耳。医者下之，是胃未受邪，而诛责无过，故曰反。药伤其胃，客气动膈，故心下即痞。究竟下虽作痞，而上之客寒水气未服，当先治其本，故主小青龙，则水气与客寒俱去，而涎沫止。痞不过误下之阴邪，客于心下，故以大黄、芩、连，峻泻心下痞郁之邪，可一服而愈也。"徐氏说明"吐涎沫"是由于妇人素有积冷，又感受寒邪所致；由于医者不知其因，误用下法，导致痞证。

清·尤在泾在《金匮要略心典》中注解为"吐涎沫，上焦有寒也，不与温散而反下之，则寒内入而成痞，如伤寒下早例也。然虽痞而犹吐涎沫，则上寒未已，不可治痞，当先治其上寒，而后治其中痞，亦如伤寒例，表解乃可攻痞也"。尤氏说明本因上焦有寒邪，医者不知，误用下法，导致痞证。

　　清·程林在《金匮要略直解》中解释道："经曰：'水在肺，吐涎沫。'此水饮在上，而医反下之，伤其阴血，心下即痞也。先宜小青龙汤以去水，水去则涎沫止，后乃用泻心汤以治痞。"程氏说明本有水饮之邪，医者误用下法导致痞证。

　　清·高学山在《高注金匮要略》中注解为"水寒之气上泛，肺受逼而失分布之用，故吐涎沫。是温之燥之，渗之泄之，始为正治，乃反欲攻下以去涎沫，则误矣。故不特涎沫不止，而且胃阳以寒下而益虚，故痞气上塞于心下，此当先治其本病之吐涎沫。小青龙为发汗利小便之剂，则散水行饮，而涎沫自止，然后主半夏泻心以治痞，则填膈降逆，而痞亦平矣"。高氏说明本受水寒之邪，医者误用下法，则导致胃阳益虚而成痞证。

　　清·吴谦在《医宗金鉴》中解释道："吐涎沫，形寒饮冷也，不温散而反下之，则寒饮虚结成痞硬也。当先治其吐涎沫，以小青龙治外寒内饮，俟涎沫止，以半夏泻心汤，乃治痞也。"吴氏说明本形寒饮冷，需温散，医者误用下法，导致痞证。

2　近现代中医学家病因研究

　　曹颖甫在《金匮发微》中说："膈间有寒饮，乃吐涎沫，此宜温药和之者也。乃不用温药而反下之，上膈水痰，断不能一下而尽，加以卫气不行，水气郁于皮毛之里，一经误下，在表水液乘虚入里，乃留积心下而成痞，故治此者，当用小青龙汤。俾饮邪从汗外解，然后用大黄黄连泻心汤以泻心下之痞，否则饮邪方盘踞阳位，急于攻痞，正恐反被吸引，不得下达。盖先解表而后攻里，此固《伤寒》《金匮》之通例也。"曹氏说明膈间有寒饮导致吐涎沫，医者不知其因，误用下法，导致变生痞证。

　　李今庸在《李今庸金匮要略释义》中说："本条指出误下成痞的先后治法。吐涎沫，本是上焦有寒饮，治应温散，而反误用攻下，伤其中气，心下即痞，此与伤寒下早成痞同理。虽经误下成痞，但犹吐涎沫，为上焦仍有寒饮的征象。治应先用小青龙汤温散上焦寒饮，俟涎沫止，再用甘草泻心汤以治中焦之痞。这样分先后施治，亦与伤寒表解乃可攻痞同例。"李氏说明本因上焦有寒饮而吐涎沫，医者误下导致成痞证。

　　张家礼在《张家礼金匮要略讲稿》中说："本条论述上焦寒饮误下成痞的先后治法。《水气病》篇第2条指出'上焦有寒，其口多涎'，本条妇人'吐涎沫'亦是上焦寒饮所致，治当温化寒饮，医反误用攻下，伤其中阳而成心下痞证。此与伤寒下早成痞是同一机制。虽经误下，而犹吐涎沫，说明上焦寒饮仍在，先可用小青龙汤温散之，直到吐涎沫止，再用泻心汤治痞。"张氏说明上焦有寒饮，出现吐涎沫，医者误用下法导致痞证。

　　连建伟在《连建伟金匮要略方论讲稿》中说："'妇人吐涎沫'，是上焦有寒饮、水饮，因为有水饮，所以她要吐口水，即涎沫。'医反下之'，医生误用了苦寒攻下的办法，'心下即痞'，损伤了胃气，所以胃脘部就痞满不舒。治疗要'当先治其吐涎沫，小青龙汤主之；涎沫止，乃治痞，泻心汤主之'。既有吐涎沫之症未好，又有心下痞症，但是现在吐涎沫还在，说明上焦的寒饮还在，所以先用小青龙汤来治疗寒饮。寒饮去了，吐涎沫止了，再用泻心汤治心下的痞。这'吐涎沫'是上焦有寒饮，有表证，因为用了青龙汤，说明是外寒夹饮。现在由于误下出现了里证，出现了心下痞，既有表证又有里证，还是要先解其表，表解才可以攻里。"连氏说明本因外寒夹饮，出现吐涎沫，医者误用下法，导致生痞变证。

病因原文

　　妇人之病，因虚、积冷、结气，为诸经水断绝，至有历年，血寒积结胞门。寒伤经络，凝坚在上，呕吐涎唾，久成肺痈，形体损分；在中盘结，绕脐寒疝，或两胁疼痛，与脏相连；或结热中，痛在关元。脉数无疮，肌若鱼鳞，时著男子，非止女身。在下未多，经候不匀，冷阴掣痛，少腹恶寒，或引腰脊，下根气街，气冲急痛，膝胫疼烦，奄忽眩冒，状如厥癫，或有忧惨，悲伤多嗔，此皆带下，非有鬼神。久则羸瘦，脉虚多寒，三十六病，千变万端，审脉阴阳，虚实紧弦，行其针药，治危得安，脉各异源，子当辨记，勿谓不然。（八）

1　古代注解与病因探究

　　明·赵以德在《金匮方论衍义》中解释道："阴阳之运动，有上下、有中外、有归宿、有倡顺，得其道，则变化万象，各司其用。若乖其宜，则随所适而为病。然二者之要，则以阳为主，由阳主动，用以施化者也；而阴者惟虚其体，以受之生育而已。若夫邪气在阴，则凝结坚实，实则阳不得入而施化，致生诸病也，其病不可穷已。仲景叙是数证，冷积下焦，以见变易无穷也。所谓经水断绝，胞门寒伤，令阴掣痛，少腹恶寒，或引腰脊，下根气街，气冲急痛，膝胫疼烦，皆由阴结下焦，阳不得入，随所著冲任之脉而为病也；呕吐涎沫，久成肺痈者，必阴结在少阴经，其经上连于肺，水因溢上为涎沫，久迫上焦之阳，蓄以成肺痈也；绕脐寒疝，或两胁疼痛，与脏相连者，脐在人身正中面，四脏应之，其四脏则应与上下左右，盖是生气所出之原，五脏皆于此受之。今为冷邪凝结，生发之气绝少，正邪相击，而作寒疝；脐间冷结，连及两胁，少阳发生之分，并为疼痛，故曰与脏相连也；或结热中，病在关元者，及小肠火之募也，足三阴任脉之所会，足三阴任脉尽为积冷，于小肠火气不折，为郁热在中，冷热相搏，故痛在关元；脉数无疮，肌若鱼鳞者，阴不化血，无以输化生肌，滋润于外，徒是孤阳行脉，燥消皮毛耳；奄然眩冒，状如厥癫者，冲、任、督、阴跷之脉冲突而逆，阳乱于上，所以如尸厥癫痫；或忧惨悲伤，倘多嗔者，此在下肾肝脏阴结，而阳不得入，精泄不固，下泄为带，魂不舒、志不宁故耳，非鬼神使之也。阴由冷积，荣血内结，不与卫和，内外成病，求之于阴阳交变之道，不可一言而尽。仲景叙其证，复叙为三十六病，千变万端，同脉异证，恐后人胶柱鼓瑟，而不求于阴阳变易之道也。"赵氏在阐释此段条文的基础上，总结上述千变万化的病证，皆由冷积下焦而变易无穷。

　　清·徐忠可在《金匮要略论注》中注解为"此段叙妇人诸病之由，所以异于男子，全从经起，舍此则与男子等也。及其变为各病，因禀之强弱，时之虚实，上下寒热之偏胜，而见证不同。其治之，或从标，或从本，即前后所述诸病可推，此则言其大概也。妇人之病，至胞门数句，为一篇纲领，因虚、积冷、结气六字，尤为纲中之纲。谓人不虚，则邪不能乘之，因虚，故偶感之冷，不化而积，气热则行，冷则凝，冷气凝滞，久则结，结者不散也。血遇冷气而不行，则经水断绝，然有微甚上下不同，故曰：诸。至有历年血寒者，气冷则血寒也，胞门即子宫所通阴中之门也，为经水孔道，冷则瘀积，而碍其月水之来矣。寒伤经络，至损分数句为一段。谓冷积关元，始时尚微，阳衰之后，荣卫相干，结寒气注；经络受伤，相缘上入，而凝坚在上，客邪并之，呕吐涎唾；久则气壅而上焦热，热则肺伤而痈，初时止气受寒结，至此渐及形体，故曰形体损分，此为病之变而在上者也。在中四句为一段。谓上焦之元气或盛，而无客邪并之，则寒邪不能上侵，盘结在中。脐主中焦，故绕脐寒疝，寒疝，寒痛也。然两胁者，肝所主，肝之经为厥阴，起于下，治于胁，故每与脏相连，而痛者有之，不必尽然或有也。或热结中，至女身数句为一段。谓人之禀赋不同，中气弱者，为寒所侵而疝矣。若其人中气素热，下邪并之，即为热中病，而关元之寒，客热不能消之，故痛仍在。然胃热故脉数，不由荣分之热，故无疮。虽无疮而客热所至，荣气作燥，故肌若鱼鳞，鱼鳞者，肌粗不滑之状也。时着男子，非止女身，谓冷气收敛，不能及人，热中则气热，男女交合，感其热，而男子亦然，非止女身肌粗矣。此上两段，言病之变，而在中，本为寒，或为热者也。在下四句为一段。谓关元已下，寒冷或多，则冷低而经不全妨，但期候不调匀，冷近于阴，故阴痛掣，抽痛也，于是少腹阳气少，则恶寒矣。此言病之变，而在下者也。或引腰脊四句为一段。谓病侵下之经络，则骨节之间，上下无定，自腰脊、气冲膝胫，无往不疼者有之，此言病之变于骨节者也。奄忽四句为一段。谓邪入即深，神气受之，则阴火炽，而元首之阳衰，为眩为冒；阳气亏而神明无主，为厥为癫；脏气既燥，稍或有忧惨相感，则悲伤多嚏。此言病之变于神气间者也。然厥癫悲伤，似乎有鬼神者，不知前此皆带脉已下为病，而非鬼神，带下者，犹言带之下，非如今人所谓白带也。其病之初发，各因形体之寒热为寒热，久则元气耗，而肌肉削，故羸瘦；久则经脉虚而阳气少，故多寒；三十六病者，十二癥、九痛、七害、五伤、三痼也，详首卷。审脉阴阳，虚实紧弦二句，此总结全篇之治法，谓变虽万端，总不出乎阴阳虚实，而独以紧弦为言者，盖经阻之始，大概属寒，故气结则为弦，寒甚则为紧耳。示人以二脉为主，而参之兼脉也。针药者，各有相宜也，然病形虽同，脉有各异，所异之部，即为病源，故脉各异源。此段为妇科辨证论治之最要语，故令辨记，且戒之耳"。徐氏阐明妇人因月经而与男子有不同的病证，其病因之总纲领为"虚、积冷、结气"，因虚而邪乘之，冷气凝滞，久则结而不散。以此为万端之妇人病的根源。

清·尤在泾在《金匮要略心典》中注解为"此言妇人之病，其因约有三端：曰虚；曰冷；曰结气。盖血脉贵充悦，而地道喜温和，生气欲条达也。否则血寒经绝，胞门闭而经络阻矣。而其变证，则有在上在中在下之异。在上者，肺胃受之，为呕吐涎唾，为肺痈，为形体消损，病自下而至上，从炎上之化也。在中者，肝脾受之，或寒疝绕脐，或胁痛连脏，此病为阴；或结热中，痛在关元；或脉数肌干，甚则并着男子，此病为热中，为阴阳之交，故或从寒化，或从热化也。在下者，肾脏受之，为经脱不匀，为阴中掣痛，少腹恶寒，或上引腰脊，下根气街，及膝胫疼痛，肾脏为阴之部，而冲脉与少阴之大络，并起于肾故也。甚则奄忽眩冒，状如厥癫，所谓阴病者，下行极而上也，或有忧惨悲嚏，状如鬼神者，病在阴，则多怒及悲愁不乐也。故总之曰此皆带下。带下者，带脉之下，古人列经脉为病。凡三十六种，皆谓之带下病，非今人所谓赤白带下也。至其阴阳虚实之机，针药安危之故，苟非医者辨之有素，乌能施之而无误耶？三十六病者，十二瘕、九痛、七害、五伤、三痼也"。尤氏说明，妇人贵在血脉充悦、地道温和、生气条达，否则因虚、冷、结气则妇人万病生焉。

清·程林在《金匮要略直解》中解释道："妇人之病，必因于虚劳、因于积冷、因于结气即结热，三者皆能为妇人诸经作病。夫血得寒则凝，况有历年血寒，积在胞门，或在经络，或凝坚于上，或盘结于中，或外连两胁，或内连脏腑，致荣气不从，凝坚而为肺痈，寒气不散盘结而成为疝痛，形为之损，体为之伤矣。"程氏说明虚劳、积冷、结气（结热）为妇人病的万病之源。

清·高学山在《高注金匮要略》中注解为"虚即指此宗气空浅而言。盖谓妇人之病，皆因上焦如雾之气虚馁，则诸气渐寒，寒久则凡各处俱积冷矣。如下文所谓胞门、经络、绕脐、两胁、少腹、腰脊、气街、膝胫俱是矣。夫气以充满温和，为流行之本。因虚而积冷，虚则滞结，冷则寒结，故结气。但虚者气不运血，冷者气不温血，结者气不行血，三者得一，即能断经，非至结气而始不月者，故曰为诸经水断绝也。至有历年，谓宗气虚至日久，其血寒积结之地，虽不止二者，即此内而胞门寒伤，生机歇绝，外而经络凝坚，流通无气，则其经焉得不断绝耶！以上为一段，首四句，言妇人诸病，起于宗气上虚，成于经水下断。历年四句，又推所以经断之故。盖胞门之气，逼近血室，而司经水之总区；经络之血，趋归血室，而为经水之原委，故两揭之耳"。高氏说明上焦宗气亏虚为妇人病的百病之源，继而积冷、结气，导致气血失调，经水下断。

清·吴谦在《医宗金鉴》中解释道："此条为妇女诸病纲领，其病之所以异于男子者，以其有月经也。其月经致病之根源，则多因虚损、积冷、结气也。三者一有所感，皆能使经水断绝。至有历年寒积胞门，以致血凝气结而不行者。先哲云：女子以经调为无病，若经不调，则变病百出矣。"吴氏说明妇人病异于男子，原因在于妇人有月经，虚损、积冷、结气为妇人诸病的根本病因。

2 近现代中医学家病因研究

曹颖甫在《金匮发微》中说："此统述妇人经水之病也。人之一身，水分与血分平均，乃无有余不足之弊。若血分不足，水分不受血热蒸化，则寒凝气结而月事不行。血凝气结，则痛不及此时用附子汤以温之，至有历年寒伤胞门，瘕瘕凝瘤而坚癖，虽用抵当汤合桂枝茯苓丸下之，犹恐其无济也。大抵水寒血郁之证，久必生热，若冻瘃然，始则寒凝而痛，久乃热郁而溃，故有寒在上焦者，始则呕吐涎唾，久郁则成肺痿。肺痿肺痈篇云：'肺痿或从呕吐，亡其津液'，与此呕吐涎唾，久成肺痿正同。盖液伤而燥，病在外，不比血热壅阻，病在肺藏之里。外燥为痿，里实为痈，故肺痈但有辟辟燥咳，必无呕吐，此云痈者，误也。《内经》云：'肺热叶焦，乃生痿躄。'上痿下躄，故曰形体损分。或寒湿据于中部，由胃入肠，绕脐而痛，是名寒疝，此证脉必弦紧。寒在外则恶寒，在里则不欲食，发即白津出，手足厥冷，此大乌头煎证也。其痛连两胁，牵掣肾藏，甚则痛及少腹，此血虚水寒之当归羊肉汤证也。所谓热结于中者，亦缘水寒血凝，积久生热所致。始则痛，痛久则腐烂，瘀血生热，则脉数，外无疮伤，而血瘀在里，血不行于肌表，故肌若鱼鳞，此虚劳，大黄䗪虫丸证也。此证下后血必纯黑，下之不早，必至虚极而死……然后叹'时着男子，非止女身'之说，信而有征也。在下未多，于义未通，当系'来'字之误。温经汤方后月水来过多，当即此证，否则上既有血结胞门一证，此更别出经候不匀一证，岂得谓之未多耶。盖在下来多，即下经候不匀之说，或一月一中，经来二次，或月信过多，间月再来，或经行多日，以致前后参差不一，皆得以来多名之。厥阴之络，入于阴中，血亏而络燥，故令阴掣痛。血海在少腹左右，血海不温，故少腹恶寒。腰为水脏，后通督脉，水湿壅滞，阳气不通，则本藏及背脊酸疼。气街为足阳明动脉，在腿腹之交，亦名气冲，此脉由髀关抵伏兔，下膝膑，循胫外廉，下至足跗。寒湿上阻，阳气被压，故气冲急痛。膝胫疼烦，此脉水藏不足，则燥而掣痛，为阳明之大承气证。水湿太过，阳气内陷，乃见此证。肾藏寒水一日不泄，阳气一日不通，桂枝芍药知母汤、麻黄细辛附子汤，俱可参酌用之。血虚之人，往往猝然眩晕，颠仆道左，状如厥颠者，谓如暴厥而颠仆也。此证西医谓之脑贫血，治此者宜大补气血。近代所传防眩汤，大有成效。此证气血两虚，气虚则多悲，血虚则善怒，忽然颠仆，忽然悲哭，忽然嗔怒，状若神灵所作，其实非有鬼神，昔人谓之带下病。始病不觉，久乃羸瘦，此证多由血虚生寒，故但曰'脉虚多寒'，而无脉实多热之证。妇人有十二瘕九痛七害五伤三因，共三十六病，变端百出，皆当决之于脉。脉左为阴，属精与血，右为阳，属气与水。或水盛而血寒，或液枯而血燥，而论脉终以紧弦者，紧则以始病气结于外，在内之血热，犹足与之相抗。至于沉弦，则水寒而血热消泪矣。治此者或针泻期门，或针引阳气。血结者气实，药以泻之。水寒者阳虚，药以温之。所以针药异用者，谓验其脉而知病源不同也。此节或仲师自述师承，或门人述仲师之训，与全书文体不类，或亦因论列妇人杂病而附存之欤。"曹氏说明妇人之经水病皆由血虚、积冷、结气所致，若不及时治之，则易生变证（如癥瘕凝瘤之害）。

李今庸在《李今庸金匮要略释义》中说："本条论述妇人杂病的病因、病机和证治。第一段说明妇人杂病的病因，不外乎虚、冷、结气三个方面。'虚'谓气虚血少，'积冷'谓久积冷气，'结气'谓气血郁结，三者皆能影响经水不调，而致停闭。日久则肾水寒而肝木不荣，血因冷滞而不流通，致郁结于内。胞门为寒气所伤，气滞血凝，故经络凝坚。第二段说明病变在上、在中、在下的症状。在上则寒饮侵肺，呕吐涎唾，寒久郁而化热，乃成肺痈。遂致以虚羸之形体而患上实下虚之证，所以说形体损分。在中则寒邪盘结，绕脐寒疝，或两胁疼痛，与内藏相连着，皆属阴寒凝结、木郁乘土之病。或素禀阳盛，结为热中，痛在脐下关元，脉数，周身虽无疮疡痈毒，肌肤竟粗糙若鱼鳞，皆为内有瘀热，新血不荣之征。以上证候，不论男女均可出现，所以说'时着男子，非止女身'。在下则经候或前或后，每不应期而至，且经行不畅，阴中掣痛，少腹恶寒，或引腰脊，或连气街，冲气急痛，且膝胫亦疼烦；或奄忽眩冒，神志失常，状如厥癫；或有忧惨，悲伤多嗔。此皆属妇人带下之病。第三段指出妇人杂病的论治方法。妇人带下之病，设不按法医疗，病久则形体羸瘦，脉虚多寒，三十六病，千变万端，皆由此起。医者应审脉之阴阳虚实紧弦，分别寒热，行其针药，治危得安。其证虽同，脉各异源，学者应辨别清楚。"李氏分段解析了仲景此条文的含义，总结妇人杂病的病因不外乎虚（气虚血少）、积冷（久积冷气）、结气（气血郁结）三端。

何任在《何任金匮汇讲》中说："本条论述妇人杂病的病因。妇人经带病，其因有三：曰因虚、积冷、结气。因虚者，妇人以经带生产，脱血之机会多，其体自虚衰。因积冷者，旧时妇女多有乳子、烹饪之劳，或受风或入水，并食生冷果蔬是也。因结气者，多指情志间之病因。妇人有此三因，血病经带易作。"何氏在归纳妇人病因——虚、积冷、结气的基础上，进一步分析了虚由妇人之经、带、胎、产的脱血所致；积冷多由劳伤、受风、入水、食生冷所致；结气多由情志失宜所致。

张家礼在《张家礼金匮要略讲稿》中说："'妇人之病，因虚，积冷，结气'是对妇人杂病病因的高度概括。所谓'虚'是指'气血虚少'。因气血贵乎充盈，气虚则不能摄血运血，血少则不足以营濡冲任。而冲为血海，任主胞胎，冲任脉虚则经、带、胎、产等妇科疾患丛生。反之，经带胎产，伤损气血，累及肝脾肾，奇经八脉失养，诸虚百损，随之而起。而'积冷'指寒冷久积。因血脉贵乎温通，如果元阳虚衰，温煦功能减弱，外有风冷侵袭，内有阴寒结积，客于肝肾，任督功能失职，可导致痛经、经闭、癥瘕。'结气'则指气机郁结。因气机贵乎条达，气调则血调，气郁则血滞，气血郁结可导致多种妇科疾病，所以结气为妇科杂病的常见病因。总之，以上三种病因，虚则不能化生气血，冷则不能温血运血，结则不能调血行血，所以它们不仅能导致妇科多种疾病，又都能使月经停闭，所以说'为诸经水断绝'。如果迁延日久，则因肾阳虚，不能温调血脉，所以说'血寒积结''胞门寒伤'，子宫缺乏阳气温煦而被寒气所伤，影响冲任经脉运行畅通，气滞血凝，形成"经络凝坚"，甚至日久血瘀痰结，则可成癥瘕。"张氏说明妇人杂病的病因可概括为气血虚少、寒积久冷、气机郁结。若病因不除，迁延日久，可成血瘀痰结、癥瘕之害。

连建伟在《连建伟金匮要略方论讲稿》中说："妇人的疾病，主要有三个原因：因为气血的虚弱，即'因虚'；因为'积冷'，就是由于寒冷伤害了身体，而且冷积到了一定的程度；'结气'，或者由于气机郁结不开，到后来气滞血瘀。所以由于虚、积冷、结气这三个原因，造成了'为诸经水断绝'，到后来月经停止。月经停并不是"天癸竭"，到七七四十九岁月经停，而是一般的妇女，由于虚、积冷、结气，造成经水断绝。虚、积冷、结气是因，经断是果，这是因果关系。'至有历年'，就是月经停了好几年，后果是什么呢？是'血寒积结，胞门寒伤，经络凝坚'。瘀血跟寒邪凝结在一起；'胞门'就是子宫，子宫被寒邪所损伤；经络血脉不通，血变成了干血，'凝坚'就是凝固了，硬硬的，也就指经络血脉不通，有了干血。这一段是讲妇女月经病，往往原因是三个，因虚、积冷、结气，造成了经水断绝。又过了多年以后，病越来越重，瘀血和寒邪结在一起，寒伤了子宫。瘀血越来越严重，血脉不通，变成了干血。"连氏说明妇人疾病的主要原因为虚、积冷、结气，此种病因会导致经闭，日久不愈，则形成干血。

陈玲名等在分析仲景对妇人杂病病因认识的基础上，提出预防病因的措施：因为"虚、积冷、结气"为妇人临床常见的致病因素，故而在日常生活中要注重避免因过度劳累，感受寒邪，情志不遂而致体内正气虚损，寒凝血脉，气机郁滞，而致疾病产生。患者需从自身积极主动预防疾病的发生，做好自我调护。

病因原文

妇人少腹满如敦状，小便微难而不渴，生后者，此为水与血并结在血室也，大黄甘遂汤主之。（十三）

1 古代注解与病因探究

明·赵以德在《金匮方论衍义》中解释道："《内经》谓：水入经，其血乃成。则血由水化。今乃言血于水并何哉？尝思水有清浊，清则入经化血，浊则为溺、为唾。苟因气之浊乱者入之，则不能化血，而为血害；其清者，初虽为水而色白，至于坎离之变，从火化而变赤，如月之禀日光为盈亏，与阳随动，流转上下，行诸经脉，与水性异矣。水性惟能润下，苟下流不通，必注于泽，所以水失其道，入于肌表者，作身肿；止于筋骨者，作肢节肿；此入于血室，故作少腹如敦状。然血室虽与膀胱异道，膀胱是行水之府，水蓄血室，气有相感也，故膀胱之气亦不化，而小便微难矣。若小便自如而少腹如敦者，则不谓之水并，当是他邪血积可知矣。用甘遂取其直达水停之处，大黄荡瘀血，阿胶引为血室向导，且补其不足也。"赵氏说明水与血结在胞宫为产后少腹满诸症的病因。

清·徐忠可在《金匮要略论注》中注解为"'少腹满'，前之小腹满也。'如敦状'，如人敦而不起，则气从后注，今溺满在前，而血瘀在后，故曰'如敦状'。'小便微难'，是溺亦微有病而不甚也。'不渴'，知非上焦之气热不化，更在生病后，则知余邪未清，故使血室不净，血室在膀胱之后，病在彼，其气如后注而敦者然，明是溺与血俱病，故曰'此为水与血俱结在血室'。大黄以逐其瘀血，甘遂以去其停水，古人治有形之病，以急去为主，故用药不嫌峻耳。若阿胶，则养正而不滞，故加之，且以驱血中伏风也"。徐氏说明少腹满如敦状，小便微难，不渴，是由水与血俱结在血室所致。

清·尤在泾在《金匮要略心典》中注解为"敦音对。按《周礼》注：槃以盛血，敦以盛食，盖古器也。少腹满如敦状者，言少腹有形高起，如敦之状，与《内经》胁下大如覆杯之文略同。小便难，病不独在血矣。不渴，知非上焦气热不化。生产即产后，产后得此，乃是水血并结，而病属下焦也。故以大黄下血，甘遂逐水，加阿胶者，所以去瘀浊而兼安养也"。尤氏说明产后由于水血结于下焦则出现少腹满、小便微难、不渴的病证。

清·程林在《金匮要略直解》中解释道："敦，有形物也，是水与血俱结于少腹，满于内而不形于外也。小便微难则水饮不行，不行则津液不竭，故不渴也。未生者，但利其水，生后者，必恶露，得水寒而结于血室也。"程氏说明少腹满、小便微难、不渴的证候出现在未产妇，则由水邪所致，当利其水；若出现在产妇，则为水寒之邪与血结所致。

清·高学山在《高注金匮要略》中注解为"敦者，上小下大之象。妇人少腹如敦状，先就外症而言，然实包藏诸症在内，以胎气水积、血结，俱能作此状故也。曰小便难，则积有水气，可知。曰微难，则小便尚见，而积水不多又可知。若使渴而微难，则出少不胜入多，犹得断为纯是水气，而又不渴，则其如敦状者，非全水者更可知。又少腹满大，小便微难而不渴，颇似胎气。今且是生产之后，然既非全是水，又不必疑为胎，而与水共结为如敦状者，非生后之瘀血而何哉！则破血结之大黄，与逐水饮之甘遂，可直任而无疑矣。但生后血虚，攻其积水结血，恐致伤阴之弊，故以养血之阿胶佐之者，盖血短则留连外饮，是补血亦所以替去其水，生新则推出死血，是补血又所以逐去其瘀之义也”。高氏说明产后妇人少腹满如敦状，小便微难，不渴是由水邪结瘀血所致。

清·吴谦在《医宗金鉴》中解释道：“敦，大也。少腹，胞之室也。胞为血海，有满大之状，是血蓄也。若小便微难而不渴者，水亦蓄也。此病若在生育之后，则为水与血俱结在血室也。主之大黄甘遂汤，是水血并攻之法也。”吴氏说明产后出现此证候，则是由水邪结血于胞中所致。

2 近现代中医学家病因研究

曹颖甫在《金匮发微》中说：“少腹满如敦状，谓如敦之膨其外也。少腹为血室所寄，膨在少腹，则胞中有蓄血可知，设令小便自利，直抵当汤证耳。乃小便微难而不渴，水液略无亏损，此即为产后水与血俱结胞门之确证，而为平人之所无。盖养胎之血及水，混合不别，临产则送小儿及胞衣出产门，一时不能畅泄，余者遂积胞中，治此者便当水血同治。大黄甘遂汤，甘遂以泄水，阿胶入血分，以生新血而去瘀，大黄入大肠，令水与血俱从大便出，少腹之满，可以立除，此与桃核承气汤、抵当汤、下淤血汤之用大黄同意。盖取后阴容积较宽，瘀血之排泄易尽也。”曹氏说明妇人产后瘀血未排尽，水邪与瘀血互结于胞中，则导致上述诸症。

李今庸在《李今庸金匮要略释义》中说：“本条论述妇人水与血结在血室的证治。妇人少腹满，有蓄水与蓄血的区别：若满而小便自利，则为蓄血；满而小便不利、口渴，则为蓄水。今少腹满而小便微难，口不渴，且在产后，所以说是水与血俱结在血室。治用大黄甘遂汤。方中大黄、甘遂攻逐水与血之结，阿胶补虚养血，使邪去而正气即复，以达驱邪扶正的目的。”李氏在辨析妇人少腹满之蓄水与蓄血之区别的基础上，总结上述证候由水邪与血结于胞宫所致。

何任在《何任金匮汇讲》中说：“妇人少腹满，有蓄水、蓄血、水血互结之别。蓄水者宜五苓散，蓄血者宜抵挡汤，水血互结者宜本方。”何氏分别说明了妇人少腹满的三种病因：水邪、瘀血、水血互结。本条文所述证候为水血互结所致。

张家礼在《张家礼金匮要略讲稿》中说：“本条论述妇人水血俱结血室的证治。首先要明确的是，此处‘血室’是指‘胞宫’。‘妇人少腹满，如敦状’，为有形之邪凝结下焦。但所谓有形之邪，有水、血、食、痰等不同，此处‘少腹满’之有形之邪，有蓄水与蓄血之分。若‘少腹满而小便自利’证明膀胱气化正常，邪热与瘀血相结，则为蓄血；‘少腹满而小便不利，兼见口渴’，乃水与热结，则为蓄水。本条‘小便微难’，小便点滴而通，既非小便自利，亦非小便不利，说明膀胱气化略有障碍，有蓄水证的部分临床表现。但蓄水证有口渴，乃水气内停、气不化津所致，此处反‘不渴’说明（无膀胱结热，也非上焦气热不化）并非全是蓄水证，因此又兼部分蓄血证。因在‘生后’（有三说：产后；生病之后；曾生育的妇女），素体偏阳旺，而血室空虚，邪热未尽，气化紊乱则水不行，气不畅而血不运，所以仲景自释云‘此为水与血俱结在血室也’，说明在血室有邪热、水气、瘀血互结，并非结在膀胱，所以又与蓄水、蓄血证迥然不同。因此其治法为破血逐水，泻热养阴。"张氏首先辨明此证候包含蓄水证和蓄血证的部分症状，继而在"生后"中认识到血室空虚，邪热乘之。因此邪热、水气、瘀血互结为此证的病因。

连建伟在《连建伟金匮要略方论讲稿》中说"'妇人少妇满如敦状'，这'敦'是古代的一种器皿。妇女少腹部位胀满，有形高起来，这要考虑是蓄水还是蓄血。如果是蓄水的话，往往是小便不利；蓄血的话，往往是小便自利，这在《伤寒论》中学过。现在'小便微难'，说明还是有水，口也'不渴'，而且发生在'生后'，就是产后，产后往往就有瘀血，再加上小便微难，有水。瘀血和水停留在少腹部位，少腹部满满的且高高的，有形高起来，像敦状，所以说'此为水与血俱结在血室'。这里的'血室'当然是子宫，所以要用大黄甘遂汤来治疗。大黄入血分，破血下瘀；甘遂峻攻逐水。针对水与血俱结在血室，所以用大黄配甘遂。因为是'生后'，要考虑到产后偏虚的问题，也不能过分地攻，所以加了一味阿胶，养血扶正，使邪去而不伤正。这个病是水和血并结在少腹。"连氏首先辨别了蓄水和蓄血证，继而分析此证的病因为水与血结在少腹所致。

病因原文

　　问曰：妇人病，饮食如故，烦热不得卧而反倚息者，何也？师曰：此名转胞，不得溺也。以胞系了戾，故致此病，但利小便则愈，宜肾气丸主之。（十九）

1　古代注解与病因探究

明·赵以德在《金匮方论衍义》中解释道："此方在虚劳中，治腰痛，小便不利，小腹拘急。此亦用之何也？盖因肾虚用之，若饮而短气者，亦用此利小便，则可见其转胞之病，为胞居膀胱之室，因下焦气衰，惟内水湿在中，不得气化而出，遂至鼓急，其胞因转动不止，了戾其溺之宗，水既不出，经气遂逆，上冲于肺，肺所主之荣卫，不得入于阴，蓄积于上，故烦热不得卧而倚息也。用此补肾则气化，气化则水行，水行则逆者降而愈矣。然转胞之病，岂尽由下焦肾虚致耶？或中焦气虚土湿，下干害其胞，与上焦肺气壅塞，不化于下焦，或胎重压其胞，或忍溺入房，皆足成此病，必求所因以治之也。"赵氏结合肾气丸，辨明此处转胞病因为胞宫压迫膀胱，且下焦肾气衰，无以气化水湿所致，而且还说明了导致转胞的其他病因，脾虚下干尿胞；肺气壅塞不化于下焦；胎重压胞；忍溺入房。

清·徐忠可在《金匮要略论注》中注解为"不见寒热，而饮食如故，则表里俱无邪矣。然烦热不得卧，而反倚息，病形颇急，故疑而问。不知下气上逆，膈受之，则内热而烦，阳明之气下行，逆则不得卧，逆则气高，高则气急，故反倚息，不能循呼吸之常，乃倚息而如喘也。其所以气逆之故，盖小便因气化而出，下有热滞不得出，久则气乱而胞转，转则愈不得溺，故曰'以胞系了戾致此病'，了戾者，其系扭转也。然既无表里，自当但利小便，则胞中之气，有药使之仍出故道，乃气直而系不得扭也。然不用八正等，而以肾气丸主之者，谓胞系了戾，初因气涩而溺满，满则气乱而转，气涩之由，则因热聚，热聚之由，因元虚。故以六味补其下元，导之使出，又以桂枝化其气，附子健其气行之势，所谓补正以逐邪也。若一味淡渗，则元气削而馁，馁则反不能出矣"。徐氏说明转胞是由下元亏虚、热滞膀胱、气涩溺满所致。

清·尤在泾在《金匮要略心典》中注解为"饮食如故，病不由中焦也。了戾与缭戾同，胞系缭戾而不顺，则胞为之转，胞转则不得溺也。由是下气上逆而倚息，上气不能下通而烦热不得卧。治以肾气者，下焦之气肾主之，肾气得理，庶缭者顺，戾者平，而闭乃通耳"。尤氏认为转胞由胞系缭戾而不顺所致。

清·高学山在《高注金匮要略》中注解为"此条明言不得溺为本病，因而转胞。又因转胞而致烦热不卧，以及倚息，此属易解。但其所以不得溺，及所以不用他药利小便，而独主肾气丸者，解得透彻，则略无障碍矣。盖肾中先天之气，从贴脊之后道，上熏膈中，与饮食所生之悍气，从肺而上贮胸中者相会，则先天后天混合，而成在上之宗气。此气充满，则呵嘘蒸被，而水道流行。今肾中鲜上熏之妙，而膈气空浅，则水行自缓，缓则气愈滞而不得溺，不得溺，则膀胱满而拥起胞胎，令胞系松宽而微转，故曰转胞。夫膀胱之气，与胞胎之气，两皆上转，则气宇扁窄，其烦热不得卧，及倚坐以息也宜矣。于何知之，于饮食如故，故知上中二焦，及前行之后天气道中无病，而为先天之肾气虚微，因致胸中失传送之候也。了戾者，钉钩挂物，系松而摇曳旋扭之象。肾气丸中，茯泽渗泄以利水，山药培土以利水，则膀胱浅软，而胞胎已有下弛之地；且得地黄、山萸将桂附弹压，下入肝肾，而令丹皮直从贴脊而上引之，俾胸中氤氲之气下逼，则胞胎复安其位。而其系因直而自正，又何烦热不得卧，及倚息之患耶！此仲景不以他药利水，而独主肾气丸之精意，安得有心人，而与之共剔长沙之灯火哉。"高氏详细阐明肾气虚微为此转胞病的病因。

清·吴谦在《医宗金鉴》中解释道："病不在胃，故饮食如故也。病在于胞，故不得尿也。阳气不化，故烦热也。水不得下行，故倚息不得卧也。名曰转胞，以胞系乖戾不爽也，故致此病，但当利小便则愈。主之肾气丸，以温行下焦阳气，阳气化则尿出，诸病自解矣。胞者乃为尿胞，非血胞也。"吴氏认为此转胞为尿胞中阳气不化、水不得下行所致。

2　近现代中医学家病因研究

曹颖甫在《金匮发微》中说："饮食如故，则脾胃无病可知。烦热不得卧，又似阳明热证。若果阳明生燥，上膈决无水气湿痰，岂有反倚息如病痰饮咳逆之理，此甚可疑也。然究其所以倚息之故，则以小便不通之故。盖下流不通，则上源壅塞，其所以不通者，则以转胞了戾之故，通其小便，则上膈水气下行而倚息自平。所以烦热不得卧者，则以下焦闭结，而少阳之热上熏也。泄其水则邪热之上熏者息矣。然则何以不用泄水之五苓散？曰：'此阴阳两虚之证，恐其愈泄而愈不通也'，尝见有气闭而小便不通者，以木通、车前、猪苓等药治之，百无一效，或用当归身一两、川芎五钱，佐以柴胡、升麻，一服即通，可见地黄、山萸、山药之补阴，桂、附之扶阳，为至不可少，必非专用茯苓、泽泻同等之药所能奏功也。用丹皮者，所以通壅塞也。"曹氏说明此转胞小便不通由阴阳两虚而了戾所致。

李今庸在《李今庸金匮要略释义》中说："本条论述妇人转胞的证治。转胞的主证为脐下急痛，小便不通。由于病不在胃，故饮食如故。病在于膀胱，故不得溺。水气不化，阳浮于上，故烦热。水不得下行，故倚息不得卧。因肾气虚而影响胞系不顺，故名转胞。但当利其小便则愈。治用肾气丸，温肾以化膀胱之气，气化则溺出，而诸症悉解。"李氏说明此转胞由肾气虚所致。

张家礼在《张家礼金匮要略讲稿》中指出，本条论述妇人肾气虚的转胞证治。"问曰……何也"论述了转胞初期的症状。所谓转胞，是膀胱之系弯曲扭转（缭绕不顺）而致小便癃闭的病证（不局限于妊娠期），李孔定说："胞系，膀胱相联系的部分。了，全；戾，违反。了戾，完全违反正常生理活动之意。全句的意思是：胞系完全失去'津液藏焉，气化则能出矣'的正常生理功能。"此说亦通。因为其病位在膀胱，初期未影响脾胃消化功能，所以"妇人病饮食如故"，水气停滞下焦（肾上连肺），上逆冲肺，肺气不能宣降以通调水道，浮热上扰胸膈，心肾不交，所以又见"烦热不得卧，而反倚息"，但主症应为"脐下急痛"胀满而"小便不通"。"师曰……肾气丸主之"阐述了转胞的病位、病机与治法。"师曰：此名转胞"说明病位在膀胱（非指子宫，《脉经·卷二·膀胱实》有"病苦转胞，不得小便"为佐证）。"不得溺也，以胞系（输尿管或膀胱顶部的脐尿管索）了戾，故致此病"，"了戾"者，手弯曲（或纠结）曰"了"，扭转为"戾"。肾气不足则无力蒸动膀胱水气，久则溺满而气乱，气乱则胞系扭转不顺（不能伸直）不得溺。因此其病机为肾气虚弱，膀胱气化不行。治法为振奋肾（阳）气以行水，顺举胞系以转正。方用肾气丸。张氏在详细阐释此条文文义的基础上，分析此转胞的病因为肾气虚弱。

连建伟在《连建伟金匮要略方论讲稿》中指出，"妇人得病，'饮食如故'，即饮食跟过去一样没有改变，说明中焦没有病，病不在中焦，不在脾胃。'烦热不得卧，而反倚息'，自觉心烦有热，不能平卧，只能靠在桌子上或靠在被子上休息，躺不下去。'何也'即是什么原因呢？老师告诉学生：'此名转胞不得溺也'，这个病名叫'转胞'，'胞'，就是膀胱，就是尿胞。这不是女子胞，不是子宫的'胞'，而是膀胱，职司储存小便。'转胞'就是膀胱扭转了，实际上是讲膀胱气化失常了，所以不能正常地排泄小便。'以胞系了戾'，由于膀胱之系不顺，'了戾'，就是缭绕扭结在那里，不顺畅。仲景就举这个例，说膀胱好像被扭转了，实际上不是扭转，是指膀胱的气化失常，不能顺畅下行，不能通利水道，所以造成这样的病。难受得心烦有热，躺不下去。譬如说，十个小时不给你解小便，那还受得了？这按照西医说是尿潴留，尿潴留在膀胱里，相当难受，所以造成了'烦热不得卧，而反倚息'。这个病要怎么治呢？'但利小便则愈'，只要给她利小便就好了。因为膀胱者是'州都之官，津液藏焉，气化则能出焉'，这是《内经》里说的。膀胱藏有津液，这种水液必待气化则能出。靠什么气化？靠肾的气化作用。肾能帮助膀胱气化，能利小便，所以'但利小便则愈'。利小便用肾气丸，实际上肾气丸并不真正利小便，而是通过肾阳气的作用，来帮助膀胱气化使得小便通畅。所以本条讲了妇人转胞的证治。古人把妇女的小便不通，不得尿，成为转胞，认为是尿胞，即膀胱之系扭转，所以叫转胞，实际上我们应理解为膀胱气化失常，不能顺畅下行。而通过肾气丸补肾助膀胱气化能够利小便。小便通畅之后，就没有烦热了，睡觉也就正常了"。连氏详细阐释了此条文的内涵，说明此转胞是由肾虚膀胱气化不顺所致，相当于西医的尿潴留。

杨文喆等在考究"转胞""胞系了戾"的内涵基础上，提出了有益的见解：转胞的病因为胞系了戾。"胞"指胞中，胞系就不是指具体的组织形态，而是指属于胞中各器官之间的生理功能的维系。"胞系了戾"是指胞中正常的生理联系，在致病因素作用下而乖戾不顺的病理现象。

病因原文

胃气下泄，阴吹而正喧，此谷气之实也，膏发煎导之。（二十二）

1 古代注解与病因探究

明·赵以德在《金匮方论衍义》中解释道："阳明脉属于宗筋，会于气街。若阳明不能升发，谷气上行，变为浊邪，反泄下利，子宫受抑，气不上通，故从阴户作声而出。猪脂补下焦，生血润腠理；乱发通关格，腠理开，关格通，则中下焦各得升降而气归故道已。"赵氏说明阴吹由阳明不能升发，谷之浊邪从阴户出所致。

清·徐忠可在《金匮要略论注》中注解为"下泄与下陷不同，下陷为虚，下泄者，气从阴门而泄出，故曰阴吹。吹者，气出而不能止也，然必有不宜结而结者，于是有不宜泄而泄，故曰正结，谓大便之气燥而闭也。此有热邪，因谷气不运而来，故曰：此谷气之实也。既有实邪，非升提药可愈，故须猪膏之滋阴，发煎之养血，补其阴而润其气，大肠之气润，而此通则彼塞矣"。徐氏说明谷气不运而大便闭是阴吹之病因。

清·尤在泾在《金匮要略心典》中注解为"阴吹，阴中出声，如大便失气之状，连续不绝，故曰正喧。谷气实者，大便结而不通，是以阳明下行之气，不得从其故道，而乃别走旁窍也。猪膏发煎润导大便，便通，气自归矣"。尤氏说明阴吹由谷气实，大便不通，阳明气走旁窍所致。

清·程林在《金匮要略直解》中解释道："《内经》曰：'胃满则肠虚，肠满则胃虚，更虚更满，则气得上下。'今胃中谷气实，则肠中虚，虚则气不得上下，而肾又不能为胃关，其气但走胞门，而出于阴户。膏发煎者，导小便药也，使其气以化小便，则不为阴吹之证矣。"程氏说明阴吹是由谷气实、肠气虚、肾不能关胃、气走胞门所致。

清·高学山在《高注金匮要略》中注解为"从前阴失气，故曰阴吹；从后阴失气，为大肠之正路，故曰正喧。盖谓胃中之气下泄，以致由前阴之间道吹出，又由后阴之正道喧响者。此因胃能受谷，脾能消谷，但因大肠液燥而便结，以致谷气实。大肠正路喧传之而不足，又从小肠之岔路，而气与水化俱进也。夫实则失气，是非令其大便流通，俾谷气下平不可。然若投以攻下之剂，是责脾胃之无辜，必至反不能食而胀矣。故以滑肠胃之猪膏，滋血液之乱发，熬以为煎，则干结得之而润下，将谷气平而正喧者亦自止，复何阴吹之有哉！"高氏说明肠燥便结是阴吹的病因。

清·吴谦在《医宗金鉴》中解释道："肾虚不固，则气下泄。阴吹而正喧，谓前阴出气有声也。此谷气之实，谓胃气实而肾气虚也。"吴氏说明胃气实而肾气虚是阴吹的病因。

2　近现代中医学家病因研究

曹颖甫在《金匮发微》中说："凡大便燥实之证，由回肠灼烂前阴者，则小便已而阴中疼热。其有不兼阳明实热而燥实者，在妇人则有阴吹，此非可以大承气汤治之也。阴吹如转矢气声，实由大便不通，矢气无从下泄，转从间道出。此证但苦肠中燥矢与阴络固结，故但用膏发煎以和血滑肠，则大便通而阴吹止矣。"曹氏说明阴吹由肠燥便结所致。

李今庸在《李今庸金匮要略释义》中说："本条论述阴吹的成因和证治。由于大便秘结，压迫阴道变窄，浊气通过狭窄之处，发出声音，这就成为'阴吹而正喧'。治用猪膏发煎，以润导大便，大便通则阴吹自然消失。"李氏说明大便秘结为阴吹的病因。

张家礼在《张家礼金匮要略讲稿》中说："本条论述阴吹的病因和证治。《脉经·卷九》在本条之前，有'少阴脉弱而微，微则少血，弱则生风，微弱相搏，阴中恶寒，胃气下泄，吹而正喧'。可供大家参考。本条'胃气下泄'者，徐忠可云：'与下陷不同，下陷为虚，下泄者，气从阴门而泄出，故曰阴吹。吹者，气出而不能止也'。所谓'阴吹而正喧'，'正喧'，只有声大而繁闹的音响，而无别的症状。阴吹为病，'此谷气之实也'，为什么谷气实而致阴吹？尤在泾云：'谷气实者，大便结而不通，是以阳明下行之气，不得从其故道，而乃别走旁窍也。'为什么阳明之气不从故道而走旁窍呢？究其机制，与脾胃，肝肾，冲任等功能失常有密切关系。具体来讲，脾精不足，血虚津亏，影响脾胃升降，则谷气不运而虚秘于后。胃之浊气，不由大肠而出，加之肾虚而冲任不固，肝气疏泄失职，胞宫无权，虚则受邪，邪从阳明借气街入于冲脉，则浊者反走清道，即秽浊之气反泄于前而为阴吹。因此其治法为润导补虚（化瘀）而通便，使浊气下泄而归于常道——肠。"张氏通过对古代医家注解的研究，说明脾精不足，血虚津亏则谷气不运，且肝肾失职是阴吹的病因。

连建伟在《连建伟金匮要略方论讲稿》中指出，"此病名为'阴吹'。为什么叫阴吹？就是前阴会排气，就跟放屁一样。放屁是从后阴排气，而阴吹是前阴排气，故名'阴吹'。虽有这种病，但妇女一般都不肯说出来，所以临床比较少见，但实际上是有的。而且阴吹的声音还很响，所以叫'正喧'。其病因是由于'谷气实也'。'谷气'，就是水谷之气，谷气实，就是吃得多，大便不通，结在大肠。阳明胃气要下行，由于大肠里大便不通，堵塞了胃气下行之路，就不往后阴排气，胃气反而往前阴走泄，所以出现'阴吹而正喧'。治法是以'膏发煎导之'，用猪油再加乱发一起煎，然后吃猪油。因为猪油能润燥通大便。猪膏发煎实际上是养血、润肠、通便。因为血余有养血作用，猪油润燥通大便。通过养血润燥通便，大便通了之后，'谷气之实'就消除了，'胃气下泄'就可从原来的道路走，不会再从前阴走了。实际上前后阴是有所通的，所以用膏发煎导之。之所以叫'妇人杂病'，是各种各样的妇人病都有"。连氏说明食多便结，大肠不通是阴吹的病因。

耿琦认为阴吹的病因病机大抵可概括为：一是气血脾肾亏虚；二是瘀血阻滞；三是下焦湿热；四是肝气郁结；五是肠腑积滞。

小　结

1 妇人杂病，以"虚、冷、结气"
2 为病因

"妇人之病，因虚、积冷、结气，为诸经水断绝，至有历年，血寒积结胞门，寒伤经络"是妇人杂病篇的总纲领，其中"因虚、积冷、结气"六字又是纲中之纲。妇人杂病，是胎产之外之病，许多杂病是因胎产而引起，反之，也有许多杂病病证不愈，或治疗不彻底而会影响胎产。本篇仲景所论涉及的妇人疾病较多，其病因病机与证候分析较详细。妇人由于特殊的生理（经、带、胎、产），其疾病病因的把握首先要以"虚、积冷、结气"为纲，继而结合具体病情探明是否与其妇科生理有关。在明确病因的基础上，当攻则攻，当补则补，否则会导致无效、误治，而延误病情。

2　病因证治探究与病案精选

2.1　证治探究

本篇中，仲景探讨的杂病内容较为广泛，以月经病、带下病论述较为详细，还包括腹痛、转胞、阴吹、阴疮等多种病证。值得一提的是，梅核气与脏躁亦可见于男子，但因其多发于妇人，故列于此篇。

月经病，本篇首四条为"热入血室"证，仲景在《伤寒论》中已有论述，但因妇人经期体虚，其证或有不同，在此详论。其中前三条病因为太阳表邪乘虚，入里化热，或与血结；第四条病因为阳明热邪乘虚，热入血室。可用小柴胡汤调和少阳，或以针法随证治之。漏下，主因冲任虚寒，瘀血内阻者可用温经汤温经暖胞、调理冲任，虚寒内盛者可用胶艾汤温散寒邪、滋养血脉，肝络失养者则可用旋覆花汤养肝和络，并散寒气。其余各经水不利的情况，则多与瘀血有关，可予土瓜根散、大黄甘遂汤、抵当汤等逐瘀散结，令瘀血去，新血生，则病愈。

带下病病因以湿邪为主，分为湿热及寒湿，湿热带下可用矾石丸，寒湿带下则需用蛇床子散。

腹痛，亦需根据病因的不同，分别确立治法与方药。感受风邪，可用红蓝花酒行气活血；瘀血湿滞，可用当归芍药散和营止痛；中气虚弱，则可用小建中汤培中补虚。

脏躁与梅核气，属情志病范畴。脏躁主要由于心血不足，虚火内扰，而致神志不宁，方用甘麦大枣汤缓急补虚，养心安神，为现代医学治疗更年期综合征提供了思路与方向。"咽中如有炙脔"即为梅核气，多因情志不畅、气郁痰凝所致，用半夏厚朴汤化痰理气，受到后世推崇。

至于转胞、阴吹、阴疮等病，仲景未作过多描述。转胞，对其病因的分析，需首先理解条文中难以理解的古文，如"转胞""胞系了戾"，从历代医家的注解中可以明确此"胞"为膀胱，"了戾"为缭绕扭结。其次需要从仲景的处方——肾气丸分析，此处"转胞"为肾气虚所致，可排除其他病因。最后，通过确定的病因，进而循因论治。而对于阴吹病因的分析，历代医家略有不同，概之为食多，胃肠燥而实，肾虚"关门"失职所致，方用膏发煎。至于阴疮，多为湿热聚于前阴，腐蚀而致糜烂成疮，方用狼牙汤。

2.2 病案精选

2.2.1 月经周期性发热

徐某，女，20岁，1978年6月30日初诊。

2年来每逢月经周期前后发热5天，体温波动在38～39.6℃，用退热针及抗生素可暂时退热，退后复升。发热时血白细胞升高，有时伴咽部干痛，扁桃体Ⅱ°肿大，渗出，颈淋巴结肿大，经后肿痛消失。月经周期正常，经色黑，脉弦，苔白腻。曾根据周期性发热、苔白腻等特点，作湿温病辨证，用蒿芩清胆汤月余，该月经期未发热，再用则下一月经期又发热。蒿芩清胆汤只有祛邪不扶正之弊故停用。注意到患者反复发热3年不能根除，平时又不发热，说明这种发热是邪微正衰相争所致。病机是正虚邪恋，咽部余邪乘经期体虚外发。治拟和解少阳，处方：柴胡、黄芩、制半夏、党参、藏青果各10克，大枣5枚，生姜3片，生甘草3克，马勃1克（包）。水煎服，每日1剂。随访患者连服上方2个月，2次经行未发热，停药又发热，续用1个月未再复发。

按 该方对正气不足、邪气不盛的发热有很好效果。伏邪发热之病程缠绵，关键在根除病邪，不在求得一时退热。过早停药，容易复发。一般应治疗2～3个月。

金谷成. 月经周期性发热. 中医杂志, 1980, 11: 42

2.2.2 更年期月经不调

刘某，女，52岁，工人。1976年1月6日来诊。

少腹胀痛，前阴部疼痛感，心悸神疲，口臭，眼眵多。年已52岁，癸水未绝，且患者主诉经常小便似带血性分泌物，淋沥不易净，是所谓崩漏者。似带下而又非带下，实系气血不能调摄固秘之所致。脉虚弦滑，舌苔薄黄，更年期月经不调，病涉奇经，虚中有实，以温经汤法化裁。炮吴茱萸4克，全当归9克，粉丹皮6克，烊党参15克，川桂枝2.5克，干地黄12克，大麦冬9克，法半夏9克，紫丹参12克，益母草9克，鲜生姜3片，大枣12克。5剂。药后经行即止，小便似带血性分泌物已愈。

按 本证虚中挟实，系挟瘀为患，故去阿胶加丹参、益母草寓通于补，园机活泼，标本两得，因而取效甚速。

陈伯涛. 温经汤临床应用的体会. 辽宁中医, 1980, 9: 33

2.2.3 不孕症

王某，女，32岁，农民。1981年3月16日初诊。

结婚12年，未曾受孕，经水半年，或七八个月，或一年一行不等，每次2～5天即净，量少色淡，少腹隐痛，曾多方求医，自述服活血调经类药100多剂，病况依然。刻诊：畏寒肢冷，少腹欠温，性欲淡漠，腰酸腿软，精神疲惫，白带多而清稀，舌淡苔白，脉沉细无力。此肾元虚惫，无以化生精血，命门火衰，胞宫失于温煦，致宫寒不能摄精之故。治宜温肾暖宫，补气生血，方用肾气丸化裁：熟地黄、党参、黄芪各30克，山药、山茱萸、当归、茯苓、巴戟、菟丝子、补骨脂（炒）、白芍各12克，泽泻、炮附子各6克，肉桂3克，鹿角霜9克。前后复诊12次，连服36剂，神旺纳增，血海充盈，天癸月潮，诸恙十去八九，守原方加制首乌、枸杞子各 15 克，继进 30 剂，诸证悉除，遂生一女孩。

按：本例为肾虚宫寒，累及气血之不孕证，所谓"无阳则阴无以生"。傅青主说："寒冰之地，不生草木，重阴之渊，不长鱼龙，今胞宫既寒，何能受孕。"有鉴于此，以肾气丸补肾助阳而微微生火；配巴戟天、补骨脂等暖煦胞宫；合当归补血汤益气生血，故阳壮宫暖，气旺血生，冲任充盈，经调而能生育也。

刘光福. 肾气丸临床运用举隅. 陕西中医，1986，10：455

参 考 文 献

曹颖甫. 2014. 金匮发微[M]. 北京：中国医药科技出版社

陈玲名，沙明荣. 2014. 浅谈对《金匮要略》妇人病之病因理解[J]. 天津中医药大学学报，5：309-312

耿琦，崔晨，王巍峰，等. 2015. 以芍药甘草汤为主治疗阴吹探析——附蒋健验案 1 则[J]. 上海中医药杂志，1：25-27

何若苹. 2012. 何任金匮汇讲[M]. 北京：中国中医药出版社

李今庸. 2015. 李今庸金匮要略释义[M]. 北京：中国中医药出版社

连建伟. 2008. 连建伟金匮要略方论讲稿[M]. 北京：人民卫生出版社

杨文喆，张再良. 2004. 《金匮要略》转胞析[J]. 上海中医药杂志，5：46-48

张家礼. 2009. 张家礼金匮要略讲稿[M]. 北京：人民卫生出版社

曾英坚，符小聪，胡正刚. 2007. 从方经之厥阴试论热入血室的证治[J]. 广州中医药大学学报，24（6）：514-516

后　记

　　《金匮要略》是张仲景历时多年，呕心沥血之作。仲景先生用寥寥数万字便讲述了杂病的病因、病机、治法、方药，还包括了养生、调摄、饮食禁忌等多个方面，在当时极其艰苦的条件下，实属不易。即使在科学技术迅猛发展的今天，张仲景的许多思想仍被今人沿用，"医圣"的称号当之无愧。

　　《〈金匮要略〉病因学研究》一书原本是本人博士学位论文的选题，其初衷是尽可能透过古代医家对仲景条文的理解及近现代中医学者对《金匮要略》的认识，将张仲景《金匮要略》中有关病因的部分进行详尽剖析，以挖掘仲景《金匮要略》中各个疾病的病因内涵，并试将仲景的病因思想进行学术总结，从而对《金匮要略》学术体系进行扩充，对提高临证水平亦能有所帮助。但因多种原因，最终改弦易帜，另选他题，然本人对此一直难以释怀，希望有朝一日能够成书面世。两年前，机缘巧合，得到了大家的鼎力支持，期臻如愿。

　　本书据底本和参校本，审慎比勘，择善而从，然限于精力和水平，仍然存在许多不尽如人意之处。从古至今，对《金匮要略》进行过注解、发挥的不下百余家，我们主要选取了明·赵以德《金匮方论衍义》、清·徐忠可《金匮要略论注》、清·尤在泾《金匮要略心典》、清·吴谦《医宗金鉴》、清·黄元御《金匮悬解》等古代医家金匮注本二十余种，曹颖甫《金匮发微》、赵桐《金匮述义》、何任《何任金匮汇讲》、刘渡舟《金匮要略诠解》、李今庸《李今庸金匮要略释义》、连建伟《连建伟金匮要略方论讲稿》、张家礼《张家礼金匮要略讲稿》等近现代医家金匮注解十余种进行仲景病因思想分析。与浩然《金匮要略》学术体系相比，我们选取的资料范围非常有限，除录入本书的注解外，他家精辟之言并未一一收录，非常可惜。希望今后有机会再版或修订时，能尽力弥补这一遗憾。

　　经过此次系统性研究，我们发现张仲景《金匮要略》在病因方面确有许多值得后人学习与借鉴之处，但在这个快节奏的时代，加之《金匮要略》的历史定位和留给世人的普遍印象，鲜有学者能潜下心来，认真品尝仲景条文背后的韵味。希望在本书付梓之后，能起到抛砖引玉之效，让更多中医学者、中医爱好者以病因为突破口，细细品味，认真领悟，打破后世研究者在研究《金匮要略》乃至整本《伤寒杂病论》重方药轻理论的研究僵局，不断挖掘张仲景及其他大家医学著作背后的奥梓，突破中医发展瓶颈，让中医更好地造福世人。

张志奇

2018 年 6 月 27 日